Max Wellmann

Die pneumatische Schule bis auf Archigenes

Verlag
der
Wissenschaften

Max Wellmann

Die pneumatische Schule bis auf Archigenes

ISBN/EAN: 9783957005205

Auflage: 1

Erscheinungsjahr: 2015

Erscheinungsort: Norderstedt, Deutschland

Hergestellt in Europa, USA, Kanada, Australien, Japan
Verlag der Wissenschaften in Hansebooks GmbH, Norderstedt

Verlag
der
Wissenschaften

PHILOLOGISCHE
UNTERSUCHUNGEN

HERAUSGEGEBEN

VON

A. KIESSLING UND U. v. WILAMOWITZ-MOELLENDORFF.

VIERZEHNTES HEFT:

DIE PNEUMATISCHE SCHULE

BIS AUF ARCHIGENES

IN IHRER ENTWICKELUNG DARGESTELLT

VON

MAX WELLMANN.

BERLIN
WEIDMANNSCHE BUCHHANDLUNG.
1895.

DIE PNEUMATISCHE SCHULE

BIS AUF ARCHIGENES

IN IHRER ENTWICKELUNG DARGESTELLT

VON

MAX WELLMANN

BERLIN
WEIDMANNSCHE BUCHHANDLUNG.
1895.

EINLEITUNG.

ÄUSSERE GESCHICHTE DER PNEUMATISCHEN SCHULE BIS AUF ARCHIGENES.

1.

Athenaios.

Das erste Jahrhundert der christlichen Zeitrechnung bezeichnet für die Medizin die Zeit der letzten Blüte. Die vermehrte Genufssucht und die kolossale Lasterhaftigkeit der Bevölkerung des neuen römisch-hellenischen Weltreiches waren die indirekte Veranlassung derselben. Die neuen Krankheiten, welche die allgemeine Demoralisation im Gefolge hatte [1]), die verheerenden Epidemicen, die in den gröfseren Städten infolge des unverhältnismäfsig schnellen Wachstums der Bevölkerung und besonders in den Handelsstädten infolge des Zusammenströmens eines bunten Gemisches korrumpierten Gesindels von den Nationen dreier Weltteile ausbrachen [2]), gaben den Ärzten reichlich Gelegenheit zur Vervollkommnung ihrer Wissenschaft. Dazu kam das rege Interesse, das die römischen Kaiser von Augustus an der Medizin entgegenbrachten und das in der Wiederaufnahme einer alten Institution, der Archiatrie, die an den Höfen

---

[1]) Plin. n. h. XXVI 1 ff.

[2]) Gal. XII 839: Pamphilos erwarb in Rom grofse Reichtümer mit einem Mittel gegen Mentagra, als dort eine Mentagra-Epidemie herrschte. Oribas II 68 (D.): Zur Zeit des Pneumatikers Apollonios aus Pergamon wurde Asien von der Pest heimgesucht. Vgl. Friedländer, Sittengeschichte Roms I⁶ 39.

der Nachfolger Alexanders des Grofsen allgemein verbreitet gewesen war[1]), einen sichtbaren Ausdruck fand.

In der Geschichte der Medizin dieser Zeit sind zwei Erscheinungen besonders auffallend. Während in vorchristlicher Zeit Kos und Alexandreia die Hauptsitze gewesen waren, gehören seit der Zeit des ersten Jahrhunderts v. Chr. die bedeutendsten Ärzte durch ihre Geburt Kleinasien[2]) an: an die Stelle der früheren Centren treten die Schulen von Pergamon, Ephesus, Tralles, Milet, Attalia u. s. w. Die andere durchgehende Erscheinung dieser Zeit liegt in dem Umstande, dafs gerade die bedeutendsten Ärzte entweder vorübergehend oder ständig in der Hauptstadt des römischen Reiches gewirkt haben[3]). Es erklärt sich dies in erster Linie aus rein äufserlichen Gründen: Rom bot mehr Aussicht auf Erfolg und Verdienst als jede andere Stadt. Dann hat aber auch die Einrichtung der Archiatrie sehr viel dazu beigetragen, dafs gerade die tüchtigsten Ärzte nach Rom gingen: die ἀρχιατροί hatten nicht blofs als Leibärzte der Kaiser, sondern auch in andern ärztlichen Funktionen reichliche Gelegenheit[4]), ihr umfangreiches Wissen und ihre reiche Erfahrung zum Wohle der Menschheit zu verwerten.

Die drei grofsen Schulen der vorchristlichen Zeit, die dogmatische, empirische und die Schule des Asklepiades bestanden in dieser Zeit fort. Daneben aber gab es eine nicht geringe Zahl von Ärzten, die unbefriedigt von den bestehenden Systemen entweder die Lehren derselben weiter ausbildeten oder durch Verquickung der Medizin mit der Philosophie die Grundlage zu einem neuen System schufen. Gleichzeitig machte sich das Bestreben geltend, die Gegensätze der

---

1) Briau, L'archiatrie romaine ou la médecine officielle dans l'empire romain. Paris 1877. Homolle Bull. de corr. hellén. IV 218 (1880). Bull. de corr. hellén. VII 359 (1883). In der litterarischen Überlieferung ist Themison der erste ἀρχιατρός. Vgl. schol. Juven. sat. X 221 p. 327 (Jahn). Es ist eine lohnende Aufgabe, die auf Inschriften vorkommenden Ärzte zusammenzustellen.

2) Asklepiades stammte aus Prusa in Bithynien, Themison und Archigenes aus Syrien, Thessalos aus Tralles, Athenaios aus Attalia, Menemachos aus Aphrodisias, Magnus, Soran und Rufus aus Ephesus, Olympiakos aus Milet, der Pneumatiker Apollonios aus Pergamon, Dioskorides aus Anazarba, Aretaios und Heras aus Cappadocien u. s. w.

3) So z. B. Asklepiades, Themison, Thessalos, Andromachos, Athenaios, Agathinos, Herodot, Heliodor, Soran u. s. w.

4) Briau, a. a. O.

herrschenden Schulen mit einander zu versöhnen und so eine synkretistische Richtung zu fördern, die uns auf philosophischem Gebiet schon ein Jahrhundert früher begegnet.

Aus der Schule des Asklepiades ist der Arzt hervorgegangen, der durch Popularisierung der Theorieen seines Lehrers der Begründer der methodischen Schule wurde, Themison aus Laodicea. Die grofse Zahl der Anhänger[1]) dieser Schule spricht für den Beifall, den ihre straffe Systematik gefunden hat. Der bekannteste Vertreter ist Thessalos aus Tralles, ein Schüler des Themison aus neronischer Zeit, ein Arzt von schamloser Selbstsucht und marktschreierischer Grofsthuerei, der mit Unrecht für die Folgezeit der typische Vertreter dieser Schule geworden ist.

Für die weitere Entwicklung der Arzneiwissenschaft war die methodische Schule mit ihrer allerdings einfachen, aber höchst einseitigen Lehre von den *κοινότητες* und der daraus abgeleiteten Therapie von untergeordneter Bedeutung im Verhältnis zu einer anderen Ärzteschule, deren Anfänge in etwas spätere Zeit, etwa in die des Claudius fallen — ich meine im Verhältnis zu der pneumatischen Schule. Das Charakteristische derselben besteht in einer eigenartigen Verknüpfung der stoischen Philosophie mit den Hauptsätzen der dogmatischen Schule. Diese Verquickung der Medizin gerade mit dem Stoicismus wird verständlich durch die hinlänglich bekannte Thatsache, dafs in jener Zeit der Stoicismus zu weitverbreiteter Herrschaft gelangt war. Die Verdienste der Pneu-

---

[1]) Ich nenne von den Schülern des Themison: Meges aus Sidon (schol. Oribas. III 688, 17. Gal. X 454. Cels. V 28, 7 u. öfter), Eudemos (Cael. Aur. A. M. II 38 u. öfter), Proculus (Cael. Aur. M. Ch. III 8. Er ist identisch mit dem von Galen erwähnten Methodiker Proclos: Gal. X 52. XIV 684. Oribas. V 130. Vgl. Grotefend, Die Stempel der röm. Augenärzte. Hannover 1867 u. 83. 84, dessen Bedenken gegen die Identität unbegründet sind) und Menemachos aus Aphrodisias (Gal., a. a. O. Da Celsus bereits ein Zahnmittel von ihm anführt VI 9, 247 D., so mufs er ebenfalls Schüler des Themison gewesen sein. Als solcher giebt er sich dadurch zu erkennen, dafs er genaue Vorschriften über die zuerst von seinem Lehrer verwandten Blutegel gegeben hat: Orib. II 72. Vgl. II 417 f.). Ferner Dionysios (Gal. X 52. XIV 684), Mnaseas (er gehört schon der zweiten Hälfte des 1 Jahrh. an. Soran benutzte ihn: Cael. Aur. M. Ch. II 7. *περὶ γυν. παθ.* I 6, 27. 29 R. Andrerseits ist er jünger als Dionysios: Sor. a. a. O.). Antipatros, Olympikos aus Milet und Apollonides aus Cypern (Gal., a. a. O.).

matiker sind nicht auf ein Gebiet der Medizin beschränkt, sondern erstrecken sich gleichermafsen auf die Physiologie, Diätetik, Pathologie und Therapie. Als Stifter galt Athenaios aus Attalia, aber schon unter seinem Schüler Agathinos nahm sie eine eklektische Richtung an, die sie nicht zu ihrem Schaden unter den späteren Vertretern beibehielt.

Über das Leben des Stifters sind uns fast gar keine Nachrichten erhalten, nicht einmal über die Zeit seiner Thätigkeit liegt eine directe Überlieferung vor. Eine Möglichkeit, dieselbe zu bestimmen, ergiebt sich aus der bei Suidas s. v. Ἀρχιγένης erhaltenen, durch Juvenal[1]) bestätigten Angabe über die Lebenszeit des Archigenes. Da dieser Arzt unter Trajan blühte, sicher nicht nach Trajan, weil er schon von Rufus[2]) und Soran benützt[3]) ist, und da er ein Alter von 63 Jahren erreicht hat (Suid.), so mufs er spätestens 54 n. Chr. geboren sein; demnach kommen wir mit seinem Lehrer Agathinos (Suid.) in die Zeit der Flavier oder wenn wir für ihn eine längere Lebenszeit in Anspruch nehmen, in die neronische Zeit, und mit seinem Lehrer Athenaios[4]) in die Zeit des Claudius. Des Athenaios Lehrthätigkeit bis in die Zeit des Tiberius hinaufzurücken, verwehrt uns die Thatsache, dafs Celsus, der unter Tiberius seine acht Bücher de medicina schrieb[5]), die Anhänger der pneumatischen Schule mit keinem Worte erwähnt, während er die Theorien der etwas älteren methodischen Schule bereits berücksichtigt hat, ferner eine Notiz des Galen[6]), nach welcher der Lehrer des Scribonius Largus, Tryphon[7]) oder dessen Sohn bereits von Athenaios benüzt ist. Der erste Arzt, der beide Pneumatiker erwähnt, ist der jüngere

---

[1]) Juv. sat. VI 236. XIII 98. XIV 252.

[2]) Rufus d'Éphèse ed. Ruelle 496, 2.

[3]) Cael. Aur. A. M. II 10.

[4]) Gal. VIII 787.

[5]) M. Schanz, Die Schriften des Cornelius Celsus. Rh. Mus. XXXVI 362 ff.

[6]) Gal. XIII 847.

[7]) Vgl. Scrib. Larg. comp. c. 175, 71 H. Seine Verdienste liegen auf dem Gebiet der Pharmacie und Chirurgie. Vgl. Cels. VII prooem. 263 D. Galen nennt ihn zweimal Τρύφων ἀρχαῖος: Gal. XII 843 = Scrib. Larg. 203, 82. Gal. XIII 745 = Scrib. Larg. c. 201, 81. Der Tryphon pater (Cels. a. a. O.) setzt einen Tryphon filius voraus. Vielleicht ist sein Sohn der von Galen mit dem Distinktiv Γορτυνιάτης angeführte Tr. XIII 246 = 253 (aus Asklepiades).

Andromachos aus der Zeit der Flavier in seinem pharmaceutischen Werk περὶ φαρμάκων σκευασίας[1]).

Nachdem wir eine Grundlage für die Zeitbestimmung der beiden ältesten Pneumatiker gewonnen haben, halte ich die Vermutung Osanns[2]) für höchst wahrscheinlich, dafs der in der vita Persii als Freund des Stoikers Cornutus erwähnte Claudius Agaturinus[3]) (so oder Agaturrinus die Hds.) medicus Lacedaemonius kein anderer ist als der Pneumatiker Agathinos. Alle persönlichen Anzeichen passen vortrefflich auf ihn: sein wirkliches Nomen war Claudius[4]), er wirkte wie sein Schüler Herodot[5]) und Archigenes in Rom, ferner stammte er thatsächlich aus Sparta[6]), endlich glaubt man gern, dafs ein Vertreter der ärztlichen Schule, die sich nach dem Zeugnis des Galen[7]) direkt an die Lehren der Stoa angeschlossen hat, in dem Hause eines Cornutus verkehrte. Athenaios stammte aus Attalia[8]) (in Pamphylien?), ging von dort nach Rom und wurde hier das Haupt einer eigenen Schule. Er mufs hohes Ansehen genossen haben, da er einen grofsen Kreis von Schülern um sich scharte, ὁ τῶν ἀπ' Ἀθηναίου χορός, οἱ ἀπ' Ἀθηναίου τοῦ Ἀτταλέως oder πνευματικοί[9]) genannt. Selbst die Nachwelt wagte es nicht, seinen Ruhm zu schmälern: der schmähsüchtige Galen spricht von ihm mit grofser Achtung[10]) und verdankt nicht wenige seiner Theorien dieser Schule. Die von ihm besonders bei Oribasius erhaltenen

---

[1]) Gal. XIII 296. 299.

[2]) Corn. de nat. deor. XVIII.

[3]) Vgl. Zeller, Gesch. d. Phil. IV 689 A. Simon Sepp, Pyrrhoneïsche Studien. Freising 1893, 120. Reinesius hat Claudius Agathemerus vermutet, den wir als Arzt aus C. I. S. I. 1750 kennen. Prof. v. Wilamowitz schliefst sich ihm an, wie er mir brieflich mitgetheilt hat; den Sarkophag des Claudius Agathinus hält er für jünger.

[4]) C. I. S. I. 2064: Κλαύδιος ἰητὴρ Ἀγαθεῖνος.

[5]) Gal. VIII 750 f.

[6]) Gal. XIX 353. Vgl. Suet. Tib. 6.

[7]) Gal. VIII 631. 642.

[8]) Der Athenaeus Tarsensis bei Cael. Aur. A. M. II 1 ist höchst wahrscheinlich verderbt. Doch ist auch möglich, dafs er thatsächlich eine Zeit lang in Tarsus gewirkt hat. Bei Sor. περὶ γυν. παθ. II praef. 2 R. ist Ἀθηνίων für Ἀθήναιος zu lesen: vgl. Cels. V 25, 9.

[9]) Gal. VII 295. VIII 749. 787 u. öfter.

[10]) Gal. I 457: Καίτοι σχεδὸν οὐδεὶς τῶν νεωτέρων ἰατῶν οὕτως ἅπαντα τὸν κατὰ τὴν ἰατρικὴν τέχνην ἐξειργάσατο λόγον ὡς Ἀθήναιος. Vgl. Gal. VII 174.

ziemlich umfänglichen Bruchstücke zeugen von grofser Einfachheit und Klarheit der Darstellung und sind voll von richtigen Beobachtungen und treffenden Bemerkungen. Er ist die liebenswürdigste Erscheinung unter den Ärzten dieser Zeit: mit gründlicher philosophischer Bildung verband er einen scharfen Blick für die Mifsstände seiner Zeit. Es klingt wie eine verhaltene Klage, wenn er in seinen platonisch gehaltenen Vorschriften über Jugenderziehung seinen Zeitgenossen den Vorwurf macht, dafs die meisten von ihnen mehr Geld für kundige Pferdeknechte ausgäben als für tüchtige Pädagogen[1]), oder wenn er den Frauen im Interesse ihrer Gesundheit und ihrer Nachkommenschaft ein einfaches, in der Sorge für das Hauswesen aufgehendes Leben anempfiehlt[2]).

Seine Kenntnis der grofsen Meister der philosophischen und medizinischen Litteratur ist nicht gering anzuschlagen[3]): unter ihnen waren es vor allem die Werke des Aristoteles[4]), Plato[5]) und der Stoiker, besonders des Chrysipp[6]), die er zur Begründung seines Systems heranzog; daneben benützte er von Philosophen den Empedokles[7]), Theophrast[8]), Straton von Lampsakos[9]), Herakleides Pontikos[10]), von Ärzten den Hippokrates[11]), Diokles[12]), Andreas[13]) und Asklepiades[14]), jedoch so, dafs er mit Urteil und Kritik sich seinen Standpunkt wahrte[15]).

Athenaios vertrat die Ansicht, dafs die Unterweisung in der Arzneikunde einen wichtigen Bestandteil des Jugendunterrichts bilden müsse; er verlangte also, dafs jeder Mensch Arzt sein müsse, da es keine Beschäftigung gebe, in der man nicht der Heilkunde bedürfe (Orib. III 164). Es ist daher begreiflich, dafs er, um dieser Forderung die Möglichkeit der Durchführung zu verschaffen, ein grofsartig angelegtes Werk verfafste, in dem er die gesamte Arzneikunde behandelte, streng nach seinen Grundsätzen und mit vielem wertvollen gelehrten Material, unter dem Titel περὶ βοηϑημάτων (Orib.

---

1) Orib. III 163 f. 2) Orib. III 97.

3) H. Diels, Sitzungsber. d. B. Ak. 1893, S. 102, Anm. 2 hat zuerst auf das doxographische Interesse dieses Mannes aufmerksam gemacht.

4) Gal. I 486. IV 610. 612. 613. 620. 626.

5) Gal. VII 609. 6) Gal. I 486. 523. 7) Orib. III 79. 8) Gal. I 523.

9) Gal. VII 615 f. 10) Gal. a. a. O. 11) Orib. III 98.

12) Orib. III 78. 13) Orib. III 108. 14) Gal. VII 615. I 486.

15) Gal. I 486. VII 615.

II 302) in mindestens 30 Büchern (Orib. a. a. O.). Die Anordnung des Ganzen läfst sich nicht mehr erkennen, aber soviel ergiebt sich aus den Bruchstücken, dafs er alle[1]) Gebiete der Medizin darin bearbeitet hat. So behandelte er in den ersten Büchern die Diätetik: im 1. Buche die Nahrungsmittel, die verschiedenen Getreidearten, wie Weizen (Orib. I 10), Gerste (Orib. I 26) und die daraus bereiteten Brote (Orib. I 24)[2]), wahrscheinlich auch das Wasser (Orib. I 337), im 3. Buche die Physiologie (Gal. XIX 356), im 7. Buche die Entwicklungsgeschichte (Gal. IV 604), im 24. pathologische Fragen (Gal. VII 165), im 29. die Beschaffenheit der atmosphärischen Luft (Orib. II 291), im 30. endlich die Lage der menschlichen Wohnung (Orib. II 302).

Fraglich ist, ob die von Galen einmal (XV 444) erwähnte Schrift eines Athenaios über die Kunst des Wahrsagens aus dem Flug der Vögel mit unserm Arzte etwas zu thun hat. Namentlich citiert wird die Schrift von Galen nicht, vermutlich führte sie wie die Spezialschrift des mit ihm von Galen zusammen genannten Arztes Polles[3]) von Aegä den Titel *οἰωνοσκοπικά*

2.
Agathinos.

Unter den Schülern des Athenaios ist der bedeutendste Claudius Agathinus aus Sparta[4]), von dessen Lebenszeit im vorhergehenden Paragraphen die Rede war. Mit ihm und einem nicht weiter bekannten Petronius Aristocrates[5]) aus Magnesia, die beide in der vita Persii als „doctissimi et sanctissimi viri" bezeichnet werden, wurde im Hause des Cornutus der an Jahren jüngere Persius bekannt. Er galt als Stifter[6]) der eklektischen oder episynthetischen oder hektischen

---

[1]) Vgl. Gal. I 457.

[2]) Das an den beiden letzten Stellen bei Oribasius überlieferte *λ' λόγου* ist in *α' λόγου* zu ändern. Vgl. Daremb. I 564.

[3]) Vgl. Suid s. v. Orib. IV 528.

[4]) Gal. VIII 787. XIX 353.

[5]) Vielleicht auch Arzt. Einen Aristocrates grammaticus kennt Gal. XII 878. 879. Unter den Ärzten der Zeit war Neigung zur Stoa: so wird Julius Bassos, der Freund des jüngeren Niger, geradezu als *Στωικός* bezeichnet. Gal. XIII 1033.

[6]) Gal. XIX 353.

Schule, deren Streben darauf gerichtet war, die Lehren der pneumatischen Schule mit denen der Empiriker und Methodiker zu vereinigen. Eine treffende Charakteristik dieses Mannes giebt sein Schüler Archigenes: *πάντα ἀκριβὴς ὢν καὶ οὐ πιστεύων τῇ ἐκλογῇ, ἀλλὰ καὶ πεῖρας εἰς ἀσφάλειαν δεόμενος*[1]) und berichtet von ihm, dafs er auf empirischem Wege den Nutzen des Nieswurz festgestellt habe. Galen rühmt ihn ebenfalls als *ἀνὴρ οὐχ ὁ τυχὼν εἰς τὴν τοιαύτην ὑπεισῄει διδασκαλίαν*[2]). Als er einmal an einem heftigen, mit Delirien verbundenen Fieber erkrankt war, wurde er von seinem Schüler Archigenes durch Übergiefsungen mit warmem Öl geheilt[3]). In seinen Schriften behandelte er die von seiner Schule besonders ausgebildeten Gebiete der Medizin: die Pulslehre[4]), die Lehre von den Fiebern[5]) und hygienisch-diätetische Fragen[6]). Dem Titel nach kennen wir nur die Schrift *περὶ σφυγμῶν*, welche seinem Schüler Herodot gewidmet war[7]) und deren erstes Buch von den Pulsdefinitionen[8]) handelte: in dieser Schrift zeigt er dasselbe doxographische Interesse wie sein Lehrer.

---

[1]) Orib. II 158. [2]) Vgl. Gal. VIII 937.
[3]) Aet. III 172. [4]) Gal. VIII 749.
[5]) Gal. VII 367. 369. 373. XVII A. 120. 228. 942.
[6]) So handelte er über den Gebrauch der Nieswurz (Cael. Aur. A. M. III 16), die er gegen Wassersucht empfahl, solange die Krankheit im Entstehen war. Vgl. Orib. II 158. Ferner über den Nutzen der kalten Bäder: Orib. II 394.
[7]) Gal. VIII 751.
[8]) Ein Abschnitt desselben läfst sich aus Galen rekonstruieren. Im vierten Buche seiner Schrift *περὶ διαφορᾶς σφυγμῶν* giebt Galen eine Zusammenstellung und Kritik der verschiedenen spitzfindigen Definitionen des Pulses von der Zeit des Herophilos bis auf Archigenes. Hermann Schoene hat in seiner tüchtigen Doktorarbeit de Aristoxeni *περὶ τῆς Ἡροφίλου αἱρέσεως* libro tertio decimo, Bonn 1893, richtig erkannt, dafs die von Galen gegebene Zusammenstellung von Definitionen der Herophileer aus Aristoxenos, einem Schüler des Alexander Philalethes, also aus der Zeit des Augustus oder Tiberius, stammt. Seine Abgrenzung des aristoxenischen Excerptes ist nicht ganz richtig: es reicht nur bis Gal. VIII 748, 8. An dieser Stelle setzt eine neue Quelle ein: daraus erklärt sich, dafs er noch einmal auf die Definition des Bakchios zu sprechen kommt, trotzdem er sie schon 732, 8 abgethan hat. Angeführt werden in diesem Abschnitt die Definitionen des Asklepiadeers Philonides, des Herophileers Bakchios (748), des Agathinos (750), Athenaios (750. 756), Archigenes (754), Magnus (756), Asklepiades (757), Moschion (758) und des Erasistrateers Apollonios aus Memphis (759). Die beiden jüngsten der hier erwähnten Ärzte sind Agathinos und Archigenes. Zeitlich steht von ihnen Archigenes dem Galen am

3.

Theodoros. Magnus.

Von den übrigen Schülern des Athenaios ist nur wenig bekannt. Ein *Θεόδωρος ἰατρὸς Ἀθηναίου μαθητής* wird von Diogenes Laertius[1]) erwähnt, den ich mit dem *Θεόδωρος ὁ Μακεδών* identificiere, der in dem von E. Rohde[2]) edierten Auszuge aus Archigenes citiert wird. Auf Archigenes gehen auch die sonstigen Erwähnungen[3]) dieses Arztes zurück.

---

nächsten. Trotzdem spricht gegen die Annahme, dafs er die Quelle dieser Zusammenstellung ist, der Umstand, dafs er in seiner Schrift *περὶ σφυγμῶν* keine doxographische Übersicht über die Ansichten seiner Vorgänger gegeben hat; ferner ist es unwahrscheinlich, dafs er die Ansicht des Athenaios, dem er zeitlich doch nicht so fern stand, aus Agathinos gekannt haben sollte wie Galen (750, 19). Die Quelle des Galen ist vielmehr sein Lehrer Agathinos. Es folgt aus seinen eigenen Worten 748, 8: *ὥσπερ δ' ἐνταῦθα πολλῶν λόγων ὑπόθεσιν ἑαυτῷ τις πορίσασθαι δύναται, κατὰ τὸν αὐτὸν τρόπον, ἐὰν τὰ γεγραμμένα Φιλωνίδῃ τῷ Σικελῷ κατὰ τὸ περὶ τῆς ἰατρικῆς ὀκτωκαιδέκατον προχειρίζηταί τις, ὧν ἐπὶ βραχὺ καὶ Ἀγαθῖνος ἐμνημόνευσε μεμφόμενος αὐτῷ πρῶτον μὲν ὡς μοχθηρῶς ἀποφηναμένῳ τὸν σφυγμὸν ἐν ἀρτηρίαις μόναις γίγνεσθαι, δεύτερον δὲ ὡς καὶ τὸν Βακχεῖον οὐκ ὀρθῶς ἑαυτῷ συνεπισπωμένῳ* . . . . 750, 19: *καὶ μέντοι καὶ τὸν Ἀθήναιόν φησιν* (sc. Agathinos) *οἴεσθαι καὶ τὴν συστολὴν ὀνομάζεσθαι σφυγμόν* etc. Die Definitionen des Philonides, Bakchios, Athenaios stammen also aus ihm, folglich hatte er wie sein Lehrer doxographisches Interesse. Dafs er sich nicht auf die Definitionen der Pneumatiker beschränkte, sondern auch die der Erasistrateer und Asklepiadeer erwähnte, erklärt sich aus seinem eklektischen Standpunkt. Nunmehr wird es auch klar, wie Galen (715, 4— 719, 10) darauf kam, sich gegen den Wert von Definitionen auszusprechen: er referiert einfach die Ansicht des Agathinos. Vgl. Gal. 719, 5: *ταῦτα οὖν εἰκότως μεμφόμενος ἀεὶ τοῖς ἐπιχειροῦσιν ἅπαντα δι' ὅρων διδάσκειν εἵνεκα παραδείγματος ἐπί τόνδε τὸν λόγον ἧκον* = Gal. 749, 13: *ὁ γοῦν Ἀγαθῖνος . . . καίτοι τοῖς δι' ὅρων ἐπιχειροῦσιν ἅπαντα διδάσκειν ἐπιτιμῶν, ὅμως κτλ.* 750, 9.

[1]) Diog. L. II 103: *Θεόδωροι δὲ γεγόνασιν εἴκοσι* — (104) *ἑπτακαιδέκατος ἰατρὸς Ἀθηναίου μαθητής.*

[2]) Rhein. Mus. XXVIII 270. 282.

[3]) Aet. VI 91. VIII 46. XII 5. XIV 24. 48. XVI 49. Alex. von Tralles I 559 (P.). Das Citat Alex. v. T. I 563: *ἐκ τοῦ νη' Θεοδώρου Μοσχίωνος* (*Μακεδόνος?*) halte ich trotz Rose Sorau XVII für verderbt. Mit dem Skeptiker Theodas, der etwas jünger zu sein scheint, hat er trotz Simon Sepp a. a. O. 119 nicht das mindeste zu thun. Der von Plinus XX 103, XXIV 186 erwähnte Theodoros ist sicher ein älterer Arzt.

Ferner gehört noch Magnus hierher, der von Galen[1]) zusammen mit Archigenes, Athenaios und Agathinos als Pneumatiker genannt wird. Auch von Caelius Aurelianus[2]) wird er zusammen mit Agathinos und Archigenes erwähnt. Da er von ihm als älter bezeichnet wird als Agathinos, so kann er nur Schüler des Athenaios gewesen sein. Er stammte aus Ephesos und verfafste Briefe medizinischen Inhalts in mindestens zwei Büchern[3]). Eine zweite Schrift von ihm führte den Titel *περὶ τῶν ἐφευρημένων μετὰ τοὺς Θεμίσωνος χρόνους*, einem Demetrios gewidmet, in mindestens drei Büchern[4]).

4.

Herodot. Leonidas.

Als Schüler des Agathinos werden Archigenes[5]) und Herodot[6]) genannt. Der letztere gehörte demnach dem Ende des 1. Jahrh. n. Chr.[7]) an und hat mit dem skeptischen Philosophen gleichen

---

[1]) Gal. VIII 646: *ὁ γάρ τοι Μάγνος καὶ αὐτὸς ἀπὸ τῆς πνευματικῆς αἱρέσεως εἶναι προσποιούμενος.* Vgl. 674.

[2]) Cael. Aur. A. M. II 10: Nam ex nostris primus Magnus eius (sc. *καταλείψεως*) argumenta constituit atque mox Agathinus, dehinc Archigenes. Er war also wie diese Eklektiker.

[3]) Cael. Aur. A. M. III 14.

[4]) Gal. VIII 640. Von ihm zu unterscheiden ist der Archiater Magnus, der unter Marc Aurel in Rom lebte und sich um die Lehre von den Giften verdient gemacht hat (Gal. XIV 261. 262. 263. 267). Es gab verschiedene Ärzte dieses Namens, deren Identificierung die reinste Willkür wäre: einen Magnus *ὁ Φιλαδελφεύς* (Gal. XIII 296. 829. 831), der gleichfalls dem I. Jahrh. n. Chr. angehört, ferner einen Magnus aus Tarsus (Gal. XIII 313), einen Magnus *ὁ κλινικός* (Gal. XII 829) und einen Magnus *ὁ περιοδευτής* (Gal. XII 844). Der von Theophilos *περὶ οὔρων* erwähnte *M. ἰατροσοφιστής* (Ideler med. et phys. I 261) gehört einer jüngeren Zeit an.

[5]) Suid. s. v. [6]) Gal. VIII 750.

[7]) Der erste, der ihn citiert, ist der Leibarzt des Trajan (Gal. XII 445. Martial XI 60, 6. Suid. s. *Ῥοῦφος*. F. H. G. IV 373 f.) Kriton (Gal. XIII 789. 801), der ein Handbuch der Toilettenkunst (*Κοσμητικά*) verfafste, eine fleifsige, aber dürre Zusammenstellung der kosmetischen Mittel des Herakleides von Tarent, der Cleopatra *ὅσοι τ' ἄλλοι μετ' αὐτοὺς ἐν τῷ μεταξὺ γεγόνασιν ἰατροί* in 4 B. (Gal. XII 446), d. h. des Damokrates (XII 486), Moschos (XII 401), Antonius Musa (XII 994), Artemidor (XII 828) und anderer. Eine Inhaltsangabe s. *κοσμητικά* hat Galen (XII 446 f.) erhalten. Die Cleopatra-Citate bei Galen gehen auf ihn zurück (Gal. XII 492. 403). Aufserdem schrieb er *περὶ τῆς τῶν φαρμάκων συνθέσεως*

Namens nichts zu thun. Gegen die von Zeller[1]) und nach ihm von Simon Sepp[2]) vermutete Identificierung spricht allein schon die Nachricht des Galen[3]), dafs er keine medizinische Sekte aufser der pneumatischen anerkennen wollte. Schwerlich hätte dieser Mann, der darnach zu den starrsinnigsten Anhängern dieser Schule gehörte, sich zu einer andern Schule bekannt, zumal den Pneumatikern nachgesagt wurde[4]), dafs sie lieber ihr Vaterland verraten hätten, als ihre Schule aufgegeben. Aufserdem läfst sich selbst bei den gewaltsamsten Reckungsversuchen seine Zeit (etwa 70—100) schlechterdings nicht mit der des Lehrers des Sextus Empiricus (170—200) vereinen.

Herodot war ein angesehener Arzt in Rom[5]); ihm war das Buch seines Lehrers *περὶ σφυγμῶν* gewidmet. Von seinen Schriften sind zwei dem Titel nach bekannt: ein *Ἰατρός*[6]) und ein umfängliches Werk *περὶ βοηθημάτων*[7]), von dem mehrere Teile angeführt werden: *περὶ κενουμένων βοηθημάτων*[8]), *περὶ ποιουμένων βοηθημάτων*[9]) und *περὶ τῶν ἔξωθεν προσπιπτόντων*[10]). Er war

(XIII 786) oder *βίβλοι φαρμακίτιδες* (XIV 103), wie der von ihm benutzte Heras aus Cappadocien. Von diesem Werke hat Galen ebenfalls umfängliche Bruchstücke erhalten. Von Simon Sepp, a. a. O. 121, wird er zum Freunde des Herodot gestempelt auf Grund von Gal. XIII 788 f.; dafs diese Stelle weiter nichts besagt als dafs Kriton ihm das Hikesiosrecept entnommen, beweist Aet. XV 13. Archigenes benützte den Herodot ebenfalls schon: Orib. IV 587, 6. Aet. X 29.

[1]) Zeller, Ph. d. Gr. III² p. 6. [2]) Simon Sepp, a. a. O. 120.

[3]) Gal. XI 432: *ἐγὼ δὲ πρὸς τούτοις ἔτι κἀκεῖνο εἴποιμ' ἄν, ὡς Ἡρόδοτος μὲν ἁπάσας τὰς ἄλλας αἱρέσεις μοχθηρὰς ὑπολαμβάνων πλὴν τῆς πνευματικῆς κτλ.* [4]) Gal. VIII 630. [5]) Gal. VIII 751.

[6]) Gal. XVII A 999. Ihn für den Verfasser des unter Galens Namen erhaltenen *ἰατρός* zu halten, liegt kein Grund vor; der Verfasser desselben gehört einer späteren Zeit an.

[7]) Über die Anlage solcher Werke vgl. Gal. XVI 315. Stobäus Floril. III 263 M.

[8]) In diesem Teile seines Werkes handelte er u. a. über die Frage, zu welcher Zeit des Fiebers der Aderlafs anzuwenden ist (Orib. II 42, von Gal. XVI 134 benutzt aus Antyll), über die Wirkung der Schröpfköpfe (Orib. II 62), über den Gebrauch des Helleboros (Orib. II 163).

[9]) Orib. I 496 f. Dieser Abschnitt behandelte die von Asklepiades eingeführten Friktionen.

[10]) Orib. II 419. 461. Dies Buch handelte von den Bädern (Orib. II 386), den Sandbädern (II 403), den Sonnenbädern (II 407), den Meerwasserbädern (II 466), den Ölbädern (II 461. 468), den Mineralwassern (II 386) u. s. w.

wie sein Lehrer Eklektiker. Von seinem Eklekticismus zeugen die von ihm erhaltenen Bruchstücke: die Grundlage seines Systems bildet die pneumatische Lehre von der Qualitätenmischung [1]), er giebt genaue Vorschriften, um das Übermafs einer Qualität zu bekämpfen [2]), er rechnet mit dem Einflufs, den Geschlecht, Lebensalter und Jahreszeit auf den menschlichen Körper ausüben [3]). Andrerseits treten uns in seinen Lehren ganz unverkennbare Spuren methodischer Doktrin entgegen: er nahm auf die methodische Lehre von den *κοινότητες* Rücksicht [4]), er ist Anhänger der von Thessalos zur Beurteilung des Verlaufs einer Krankheit aufgebrachten Theorie von der *διάτριτος* [5]), er wandte bei chronischem Fieber ein der Metasynkrise verwandtes Verfahren [6]) an und suchte wie Thessalos [7]) die Metasynkrise durch passive Bewegung und Friktionen herbeizuführen [8]). Sogar in seiner Terminologie sind methodische Anklänge nachweisbar: der von Asklepiades geprägte Kunstausdruck der *ἐνστάσεις*, der die durch Verstopfung der Poren entstandenen Krankheiten bezeichnet [9]), kehrt bei ihm wieder [10]), ebenso der von den Methodikern zur Bezeichnung der Centralorgane des menschlichen Körpers aufgebrachte Ausdruck *τὰ μέσα* [11]).

Die Zugehörigkeit des Leonidas aus Alexandreia [12]) zu dieser Schule beweist der Umstand, dafs er von Galen und Soran [13]) als Episynthetiker bezeichnet wird. Da er vor Soran, d. h. im Ausgange des 1. Jahrh. n. Chr. lebte, so scheint er Schüler des Agathinos, des Begründers der episynthetischen Schule [14]), gewesen zu sein. Er war fast ausschliefslich Chirurg. Die von Aetius und Paulus Aegineta erhaltenen Bruchstücke [15]) zeugen von genauer

---

1) Orib. I 407. 2) Aet. IV 45. 47. 3) Orib., a. a. O. und öfter.
4) Orib. I 406. 5) Gal. X 264. Orib. I 413. 6) Orib. I 500.
7) Gal. X 250. 8) Orib. I 496. 519.
9) Daremberg zu Orib. I 418, 12. 646, 26.
10) Orib. I 418. 11) Orib. I 407. 497.
12) Gal. XIV 684. Er gehörte zu den berühmtesten Ärzten des Altertums: Cramer A.P.IV 196,1 f., wo an vorletzter Stelle *Λεωνίδης* für *Διονίδης* zu lesen ist.
13) Cael. Aur. A. M. II 1. 14) Gal. XIX 353.
15) Aet. VI 1 = Antyll bei Orib. IV 200. Paul. Aeg. VI 3. Aet. X 30. XIV 8. 9. 11. 13. 14. 21. 22. 23. 50. 85. XV 5. 7. 8. XVI 40. 43 f. 50. Paul. Aeg. VI 32. 44. 64. 67. 69. 78. 79. 84. schol. Orib. III 588. Die aus Leonidas stammende Partie bei Oribasius steht III 631, 2—9 in einem aus Antyll entlehnten Kapitel. Vgl. Paul. Aeg. VI 78.

Kenntnis der schwierigsten chirurgischen Operationen. Er knüpfte dabei an die grofsartigen Erfindungen der alexandrinischen Chirurgen des 1. Jahrh. v. Chr. an, deren Kenntnis uns Celsus übermittelt hat, und ist die Hauptquelle für die Chirurgen der pneumatischen Schule, für Heliodor[1]), Archigenes[2]) und Antyll[3]). Sein chirurgisches Werk war vermutlich wie das der andern Chirurgen seiner Zeit *Χειρουργούμενα* betitelt.

5.

Apollonios aus Pergamon. Heliodor.

Apollonios aus Pergamon lebte sicher vor Antyll (c. 150 n. Chr.)[4]), der ihn bereits in seiner Schrift *περὶ βοηϑημάτων* benutzt hat. Die Vorschriften, die er über den Aderlafs giebt[5]), beweisen, dafs er auf dem Boden der pneumatischen Schule stand. Das wichtigste Axiom der Pneumatiker, dafs Krankheit und Gesundheit durch das Verhalten des *πνεῦμα* bedingt ist, findet in seinen Bruchstücken volle Beachtung: so widerrät er häufige Anwendung des Aderlasses mit der Begründung, dafs mit dem Blut zuviel *πνεῦμα ζωτικόν* dem Körper entführt werde[6]); andrerseits hält er es für schädlich, wenn die Gefäfse und Eingeweide zum Platzen voll und zu sehr gespannt sind, weil das *φυσικὸν πνεῦμα* in diesem Falle nur schwer den Körper durchdringen könne[7]). Das einzige Persönliche, das wir von ihm erfahren, ist die Notiz des Oribasius, dafs, als zu seiner Zeit Asien von einer Pest heimgesucht und er selbst von der Krankheit befallen wurde, er sich durch Scarifikation das Leben rettete[8]).

---

1) Orib. IV 3 ff. = Paul. Aeg. VI 36. Quelle ist Antyll, der aus Heliodor schöpft. Mit diesem Bericht deckt sich wieder in vielen Punkten Leonidas bei Aetius XV 7. 8. Vgl. schol. Orib. IV 527, 25 (Heliodor) = Leonidas bei Aet. XV 5.

2) Aet. X 30. XVI 43.

3) Vgl. Anm. 15, S. 15.

4) Orib. II 64—68. Dafs der an dieser Stelle citierte Apollonios identisch ist mit dem Pergamener, folgt aus Orib. V 575 = V 20 21. 814. 815. Vgl. V 418 = VI 413. Seine Benutzung durch Antyll folgt aus der Vergleichung von Orib. II 64 mit Gal. XI 322. XVI 95. Mit dem Landwirt gleichen Namens, der ebenfalls aus Pergamon stammte (Plin. Ind. I S. 10. 14. 16—18. Varro, r. r. I 1, 8. Col. I 1, 9) hat er nichts zu thun.

5) Orib. II 64.

6) Orib. II 65.

7) Orib. II 66.

8) Orib. II 68.

Ungefähr in derselben Zeit wie Archigenes lebte Heliodor[1]. Dafs er dieser Schule zugehört, folgt daraus, dafs er den Leonidas benützte und wieder von Antyll, der gleichfalls Pneumatiker war, in seiner Chirurgie in umfänglicher Weise[2]) benützt ist. Er war als Chirurg berühmt und verfafste eine Schrift *Χειρουργούμενα* in fünf Büchern[3]) und ein *μονόβιβλον περὶ ἐπιδέσμων*[4]) das die Hauptquelle für das 48. Buch der Compilation des Oribasius ist[5]).

---

[1]) Juv. sat. VI 373 uud das Scholion.

[2]) Orib. III 615 und öfter.

[3]) Seine Chirurgie läfst sich zum grofsen Teil aus Oribasius mit Hilfe der Scholien rekoustruieren. In das 1. Buch gehören folgende Kapitel: *περὶ στεατωμάτων* (Orib. IV 526, 6), *περὶ σκληρώματος* (Orib. IV 13, 11 = IV 527, 11), *περὶ γαγγλίου* (Orib. IV 15, 11 = IV 527, 16), *περὶ τερηδονισμοῦ κρανίου* (Orib. IV 187, 14 = IV 533, 32), vermutlich auch *περὶ τῶν ἐν κεφαλῇ τραυμάτων* (Orib. IV 147, 9), *περὶ τοῦ ἐπὶ μεγάλῳ τραύματι ἐπὶ πλεῖον ἐψιλωμένου ὀστέου* (Orib. IV 153, 4 = IV 531, 6) und *περὶ τῆς τῶν σωμάτων ἀναστολῆς* (Orib. IV 154, 6 = IV 531, 7). In das 2. Buch folgende: *περὶ φλεγμονῆς διαφράγματος τῶν μυξωτήρων* (Orib. III 590, 1 = III 686, 15), *περὶ τῆς ἐν τοῖς παρισθμίοις φλεγμονῆς* (Orib. III 590, 7 = III 686, 17), *περὶ τῶν ἐν οὔλῳ συρίγγων* (Orib. III 627, 2 = 688, 8), *περὶ στεατωμάτων, μελικηρίδων, πώρων, τῶν ἐν τοῖς βλεφάροις ἀθηρωμάτων* (Orib. IV 10, 11 = IV 527, 8). In das 3. Buch folgende: *περὶ φλεγμονῆς καὶ τοπικῶν ἀποστημάτων* (Orib. III 572, 12 = III 686, 1), *τίνες τῶν ἀφισταμένων τόπων ὑποπίπτουσι χειρουργίᾳ καὶ τίνες διαίτῃ καὶ φαρμακείᾳ* (Orib. III 577, 1 = III 686, 5), *τῶν ἐν μεσοπλευρίῳ ἀποστημάτων χειρουργία* (Orib. III 579, 1 = III 686, 7), *περὶ τῶν κατὰ τοὺς βουβῶνας ἀποστημάτων* (Orib. III 687, 12), *περὶ τῶν κατὰ τὸν πῆχυν παθῶν* (Orib. III 621, 3 = III 688, 5), *περὶ τῶν γιγνομένων κατὰ τοὺς δακτύλους* (Orib. III 633, 5 = III 688, 14. Vgl. IV 249, 8 = IV 537, 1), *περὶ τῶν κατ' ἀγκῶνα παθῶν* (Orib. IV 10, 4 = IV 527, 6), *περὶ χοιράδων* (Orib. IV 527, 25). In das 4. Buch folgende: *περὶ τῶν ἐν τῇ ἕδρᾳ ῥαγάδων καὶ κονδυλωμάτων* (Orib. III 573, 13 = III 686, 3), *περὶ τῶν ἕδρᾳ συρίγγων* (Orib. III 627, 6 = III 688, 10), *περὶ τοῦ σκληρώματος τοῦ ἐν τῷ τραχήλῳ τῆς κύστεως* (Orib. IV 14, 6 = IV 527, 13), *περὶ ὑποσπαδιαίας* (Orib. IV 463, 13 = IV 540, 15), *περὶ σύσσαρκωθείσης οὐρήθρας* (Orib. IV 472, 1 = IV 540, 22) und die folgenden Kapitel. In das 5. Buch: *περὶ τῆς τοῦ ὀσχέου φλεγμονῆς* (Orib. III 590, 11 = III 686, 19. Vgl. 633, 14 = 688, 16), *περὶ τῶν ἐν ὀσχέῳ κιρσῶν* (Orib. IV 44, 1 = IV 528, 7. Das letzte Kapitel war betitelt: *περὶ ἀκρωτηριασμοῦ* (Orib. IV 247, 12 = 536, 28). Er benützte in dieser Schrift aufser Leonidas den Archibios uud Menodoros (Orib. IV 161).

[4]) Orib. IV 281, 10. schol. IV 537, 12.

[5]) Schol. Orib. a. a. O. Darnach stammen Orib. B. XLVIII c. 20—70 (IV 281—332) aus ihm.

6.

Archigenes.

Der bedeutendste Anhänger der pneumatischen Schule ist ohne Frage Archigenes aus Apamea in Syrien[1]). Er ist der einzige Pneumatiker, der bei Suidas eine vita hat, die leider nur wenig Detail enthält: darnach hiefs sein Vater Philippos[2]), sein Lehrer Agathinos;

---

[1]) Suid. s. v. Gal. XIV 684. Cramer A. P. IV 196. Vgl. Harles, Analecta historico — critica de Archigene medico et de Apolloniis medicis. Lipsiae 1816. 1 ff.

[2]) Vielleicht war er der Arzt Philippos, der des öfteren von Galen mit Archigenes zusammen erwähnt wird und dessen Verdienste um die Arzneimittellehre von ihm gerühmt werden (Gal. XIII 14. 502. 642). Mehrere Mittel von ihm hat Asklepiades ὁ Φαρμακίων (Ende des 1. Jahrh. n. Chr.) erhalten: gegen Ruhr und Blutspucken (Gal. XIII 88), gegen Schwindsucht und innere Geschwüre (105), gegen chronische Ruhr (304). Vgl. XII 735. Möglich, dafs er der Philippos ὁ Μακεδών ist, von dem Galen ein Gegengift ἀμβροσία kennt (XIV 149). Er hatte auch pathologisches Interesse: so handelte er über die Starrsucht, deren Symptome er genau beschrieb (Cael. Aur. A. M. II 10. Gal. XVI 684. XVII A 640, der ihn wieder mit Archigenes zusammen nennt). Ein zweiter Träger des Namens Philippos war ein Zeitgenosse des Galen (XIX 16), gehörte der Schule der Empiriker an und war ein so eingefleischter Anhänger dieser Schule, dafs er in einem Disput mit dem Arzte Pelops, dem Lehrer des Galen in Smyrna, die Behauptung vertrat, dafs die Medizin allein mit der Erfahrung auskommen könne. Dieser Disput war der Gegenstand einer dem Galen bekannten Schrift: περὶ τῆς ἰατρικῆς ἐμπειρίας (Gal. XIX 16). Im Alter von vierzig Jahren verfafste er eine Schrift über die Frage, wie man dem Menschen ewig die Jugend erhalten könne. (Gal. VII 670. VI 399). Galen bekämpft an erster Stelle diese Behauptung ohne Nennung ihres Vertreters: der Name des Philipp stand bei Aet. IV 106, der diese Stelle excerpiert hat: ὡς εἴγε δυνατὸν ἦν ἀεὶ διαφυλάττειν ὑγρὰν τὴν κρᾶσιν τοῦ σώματος, ὁ τοῦ σοφιστοῦ Φιλίππου λόγος, ἀθάνατον ἐπαγγειλάμενος ποιήσειν τὸν αὐτῷ πειθόμενον ἀληθὴς ἂν εἴη. Infolge der Polemik gegen ihn verfafste Philippos eine zweite Schrift περὶ τῆς θαυμαστῆς ἀγηρασίας, in der er seine Ansicht dahin änderte, dafs nur derjenige in ewiger Jugend erhalten werden könne, bei dem durch die Erziehung die richtige Grundlage gelegt sei (VII 671). Endlich gab es einen Pneumatiker Philippos, der eine Schrift über die Abzehrung verfafst hat, die den Galen zur Abfassung seiner Schrift περὶ μαρασμοῦ (VII 667) veranlafste. In dieser Schrift hatte er über die Entstehung dieser Krankheit, ihre verschiedenen Arten und die Diagnose derselben eingehend gehandelt, die Therapie dagegen unberücksichtigt gelassen (VII 689). Ein Arzt Philippos wird von Plin. Ind. 29. 30 citiert. Vgl. Juv. XIII 125.

ferner erfahren wir, dafs er 63 Jahre alt wurde, unter Trajan in Rom lebte und *πολλὰ ἰατρικά τε καὶ φυσικά* schrieb. Er war ebenfalls Eklektiker[1]) und einer der fruchtbarsten medizinischen Schriftsteller. Obgleich seine Werke, insbesondere seine Schrift *περὶ σφυγμῶν* nicht frei von Vulgarismen waren, weshalb der Atticist Galen ihn des öfteren tadelt[2]), standen sie doch bei der Nachwelt in höchstem Ansehen. Antyll[3]), Soran[4]), Galen, Philumenos[5]), Philagrios[6]), Alexander von Tralles[7]) und aus diesen wieder Oribasius, Aetius, Paulus von Aegina haben ihn häufig benützt. Alexander von Tralles[8]) nennt ihn *ὁ θειότατος* und Galen, der seine Schriften genau kannte, hat die hohen Verdienste dieses Arztes anerkannt[9]): „er war, um seine Worte zu gebrauchen, wie kaum ein anderer bemüht, die Arzneiwissenschaft von Grund aus zu durchforschen und hat viele bedeutende Schriften hinterlassen. Freilich hat er nicht in allem, was er überliefert, das Richtige getroffen, ebensowenig wie seine Vorgänger; er war ja ein Mensch, und es ist deshalb schwerlich anzunehmen, dafs er sich nicht in manchen Dingen geirrt haben sollte; er hat manches nicht gekannt, anderes unrichtig gedeutet, anderes wieder nur oberflächlich beschrieben". Bezeichnend ist es, dafs Galen das Lob des Archigenes durch den Hinweis auf seine Abhängigkeit von den Vorgängern wieder einschränkt.

Von seinen Schriften sind uns folgende dem Titel nach bekannt: *περὶ τῶν κατὰ γένος φαρμάκων*[10]), *περὶ πυρετῶν σημειώ-*

---

[1]) Gal. XIV 684. Er heifst deshalb bald Empiriker (Gal. XII 469), bald Methodiker (Cael. Aur. A. M. II 10). Nach Cramer A. P. IV 404 war er auch als Arzt der castra praetoriana thätig (*Α. ὁ στρατόπεδον θεραπεύων*).

[2]) Gal. VIII 578. 932.

[3]) Aet. III 167 = Orib. II 383. Aet. III 180 = Orib. II 409. Aet. III 181 = Orib. II 410.

[4]) Cael. Aur. A. M. II 10.

[5]) Aet. IX 3. Orib. IV 65 (Philumenos = Archigenes bei Aet. XIII 120 ff.

[6]) Aet. XI 4.

[7]) Alex. v. Tralles (Puschm.) I 556. 560. 562. 566; II 154. 264.

[8]) Alex. v. Tr. II 265. 72. Gal. XII 534f.

[9]) Gal. XII 534f.

[10]) Gal. XII 533f. Dieses Werk, das zwei Bücher umfafste (Gal. XIII 217), gehörte zu den berühmtesten Heilmittellehren des Altertums. Es ist von Galen in seinen beiden pharmakologischen Schriften *περὶ συνθέσεως φαρμάκων τῶν κατὰ τόπους* und *τῶν κατὰ γένη* so stark benützt, dafs es sich zum grofsen Teil rekonstruieren läfst. Galen wirft ihm allerdings des öfteren vor,

σεως[1]), περὶ τόπων πεπονθότων[2]), περὶ τύπων[3]), περὶ τῶν ἐν ταῖς νόσοις καιρῶν[4]), περὶ σφυγμῶν[5]), τῶν ὀξέων καὶ χρονίων παθογνωμονικά[6]), θεραπευτικὰ τῶν ὀξέων καὶ χρονίων παθῶν[7]), σύνοψις τῶν χειρουργουμένων[8]), περὶ καστορίου χρήσεως[9]), ἐπιστολαί[10]), vermutlich auch περὶ βοηθημά-

---

dafs ihm die ἀκρίβεια τῶν ὁρισμῶν, d. h. genauere Angaben über den Gebrauch der Mittel gefehlt haben (Gal. XII 514. 969. 1002). Selbst die Haarfärbemittel fanden in dieser Schrift gebührende Beachtung. Es wäre unrecht, daraus einem sonst verständigen Arzte wie Archigenes einen Vorwurf zu machen, da die Damen der vornehmsten Kreise (βασιλικαὶ γυναῖκες) darnach verlangten (Gal. XII 443). Er gehörte wie Kriton zu den galanten Modeärzten (vgl. Iuv. VI 236) jener Zeit.

[1]) Gal. IX 668f. Von dieser Schrift, die in 10 Büchern die Fieberlehre der pneumatischen Schule behandelte, gab es auch eine Epitome (669).

[2]) Diese Schrift war eine örtliche Pathologie und bestand aus drei Büchern (Gal. IX 670). Galen rühmt sie als die beste auf diesem Gebiet; durch sie ist er zur Abfassung seiner Schrift περὶ τῶν πεπονθότων τόπων angeregt worden (VIII 1 ff.).

[3]) Gal. IX 672. Galens Schriften περὶ τύπων (VII 463) und πρὸς τοὺς περὶ τύπων γράψαντας ἢ περὶ περιόδων (VII 475) verdanken ihre Entstehung dieser Schrift des Archigenes. Vgl. Gal. IX 672: ἴσως μὲν γὰρ καὶ ἡμεῖς εἰς τοὺς αὐτούς ποτε τύπους γράψομεν, ἵνα τά τε προσεξευρημένα διέλθωμεν ἀφέλωμέν τέ τινα τῶν ὑπ' Ἀρχιγένους οὐκ ὀρθῶς εἰρημένων ἅπαντά τε σαφῶς ἑρμηνεύσωμεν.

[4]) Dieses Werk, das aus zwei Büchern bestand (Gal. VII 461), ist von Galen in seiner gleichbetitelten Schrift (VII 406 f.) ebenfalls benützt.

[5]) Gal. VIII 754. Über diese Schrift wird später ausführlich gehandelt werden.

[6]) Gal. VIII 203. Die Schrift bestand vermutlich aus 4 Büchern.

[7]) Orib. II 146.

[8]) Vgl. Orib. III 646 mit dem dazu gehörigen Scholion III 689, 9: ἀπὸ τοῦ α' βιβλίου τῆς συνόψεως τῶν χειρουργουμένων, μετὰ τὸ ἥμισυ τοῦ βιβλίου, κεφάλαια τοῦ ὁμοίου. Im ersten Buch dieser Schrift handelte er περὶ γαγγραινῶν (Orib., a. a. O.), περὶ ὑποδραμόντος αἵματος (Orib. IV 193, 4 = IV 534, 1), περὶ ὑπερσαρκώσεως (Orib. IV 195, 9. 197, 10. schol. IV 534, 5), περὶ τῶν ἀφαιρεθησομένων μερῶν (Orib. IV 244, 9. schol. IV 536, 44), περὶ λοιμικῶν ἑλκῶν (Orib. IV 517, 8. schol. IV 541, 10).

[9]) Gal. XII 337. Möglich ist aber auch, dafs dies Buch ein Teil eines gröfseren Werkes gewesen ist.

[10]) Gal. VIII 150: βιβλίων ἐπιστολικῶν ἕνδεκα. In diesen 11 Büchern hat er Freunden ärztliche Ratschläge erteilt in Briefform. Das erste Buch enthielt einen Brief an Marsus, in dem er über Wiederherstellung des verlorenen Gedächtnisses handelte. Galen (VIII 150f.) hat daraus ein längeres Excerpt

των[1]), endlich περὶ ἰοβόλων θηρίων καὶ δηλητηρίων φαρμάκων[2]).

---

erhalten. Ein zweiter an denselben Marsus gerichteter Brief handelte über Melancholie (Aet. III 114; vgl. Gal. XIII 129). Ein Brief πρὸς Ἀρίστωνα enthielt eine Beschreibung der Iberis nach Damokrates: Aet. III 184; vgl. Aet. XII 2 (aus Archigenes), Gal. XIII 349. 353. Endlich wird von Paulus von Aegina III 45 ein Brief an einen Atticus erwähnt.

[1]) Der Titel ist allerdings nirgends überliefert. In dem Abschnitt περὶ τῶν ἔξωθεν προσφερομένων handelte er über Bäder (Aet. III 167 = Orib. II 383), über das Ausziehen der Haare mittels der Pechmütze (περὶ δρωπάκων Aet. III 180 = Orib. II 409), über Sinapismus (Aet. III 181 = Orib. II 410), aufserdem weise ich dieser Schrift zu Orib. II 202: περὶ ἐμέτου ἀπὸ σιτίων und Orib. II 270: καθαρτήρια ἐπὶ πυρεττόντων, vermutlich dem Abschnitt περὶ κενουμένων βοηθημάτων.

[2]) Erwin Rohde, Aelius Promotus. Rh. Mus. 28, 264.

I. Teil.

QUELLEN FÜR DAS SYSTEM DER PNEUMATISCHEN SCHULE.

1. Aretaios.

Eine der wichtigsten Quellen für unsere Kenntnis der Theorieen der pneumatischen Schule, insbesondere ihrer Pathologie und Therapie sind die beiden Schriften des Kappadokiers Aretaios *περὶ αἰτιῶν καὶ σημείων ὀξέων καὶ χρονίων παθῶν* in vier Büchern und eben so viele *περὶ θεραπείας ὀξέων καὶ χρονίων παθῶν*. Der geniale Verfasser der einzigen wissenschaftlichen Geschichte der Arzneikunde, Kurt Sprengel[1]), hat richtig erkannt, dafs der Verfasser ein Anhänger der eklektisch pneumatischen Schule gewesen und dafs er „in aller Rücksicht mit Archigenes in eine Klasse zu setzen sei.“ Heutzutage erfreut er sich bei den modernen Ärzten und Litterarhistorikern grofsen Ansehens: fast einstimmig wird die hohe Naturwahrheit seiner Krankheitsbilder, die schlichte Einfachheit seiner Darstellung, seine reiche Erfahrung und die strenge, bis ins kleinste gehende Berücksichtigung der Diät in seiner Therapie gerühmt. Das sind in der That Vorzüge, die Niemand verkennen wird. Merkwürdig ist nur, dafs die Hochschätzung der Modernen in krassem Widerspruch steht zu dem Ansehen, das er im Altertum genofs. Trotzdem seine Schriftstellerei sich über die verschiedensten Gebiete der Medicin erstreckte — aufser den beiden erhaltenen Schriften schrieb er *περὶ πυρετῶν*[2]), *περὶ γυναικείων*[3]), *χειρουργίαι*[4]), über

---

[1]) Geschichte der Arzneikunde II³ 114f. Nach ihm Locher, Aretaios aus Kappadocien, Zürich 1847.

[2]) Aret. ed. Kühn 185. [3]) Aret. 209. [4]) Aret. 295.

Pharmakologie[1]) und περὶ φυλακτικῶν[2]) — wird er doch nur von wenigen Ärzten citiert. Er teilt darin das Schicksal eines ihm geistesverwandten Schriftstellers, des Nicander. Abgesehen von Pseudodioskorides, der von ihm ein Mittel gegen Nierenkrankheit erwähnt[3]) kennt seine Hauptschrift nur noch Philagrios[4]), während seine beiden Schriften περὶ πυρετῶν und περὶ φυλακτικῶν einzig und allein von dem Verfasser der unter dem Namen des Alexander von Aphrodisias erhaltenen Schrift περὶ πυρετῶν benützt sind. Wie ist diese auffallende Thatsache zu erklären? Diese Frage, die von den Modernen gar nicht aufgeworfen worden ist, läfst sich in befriedigender Weise damit beantworten, dafs Aretaios kein selbständiger Schriftsteller ist, sondern dafs er seine pathologisch-therapeutischen Theorieen dem grofsen Meister seiner Schule, dem Archigenes von Apamea verdankt. Der Beweis dafür kann mit Hilfe der bei Aetius zahlreich erhaltenen Excerpte dieses Arztes erbracht werden. Der Hauptwert des Aretaios liegt in dem tollen Ionisch, das er schreibt: er will weiter nichts als Stilist sein, und darin liegt ein weiterer Grund, weshalb er von einem leidlich verständigen Arzte verschmäht wurde.

In den Krankheiten, deren genaue Beschreibung und therapeutische Behandlung das Verdienst der nachchristlichen Ärzte ist, gehört die Elephantiasis, eine Art Aussatz, die vornehmlich in Ägypten verbreitet[5]), in Italien aber noch zur Zeit des Celsus[6]) ziemlich unbekannt war. Die erste Erwähnung derselben findet sich bei einem Arzte des 3. Jhds. v. Chr., bei dem Erasistrateer Straton[7]), der richtig das Wesen derselben in der schlechten Beschaffenheit des Blutes erkannte und sie deshalb κακοχυμία nannte. Aber Gegenstand sorgfältiger Behandlung ist sie erst seit der Zeit des Asklepiades geworden[8]). Sein Schüler Themison ist für uns der

---

1) Aret. 213. 254.
2) Alexander Aphrod. in Idelers phys. et med. gr. minores I 97.
3) Dioscorides ed. C. Sprengel II 34.
4) Bei Aetius VIII c. 47. XI c. 1. Paul. Aeg. IV c. 1.
5) Gal. XI 141.
6) Cels. III 25, 116 D. Plin. XXVI 7.
7) Rufus in seinem παθογνωμονικὸν τῶν χρονίων citierte ihn nach Orib. IV 63, 4.
8) Plut. quaest. conv. VIII 9 c. 1, 2. Plin. a. a. O.

erste, der sie in seiner Therapie behandelt hat[1]). Ungefähr in dieselbe Zeit mag die auf den Namen des Democrit gefälschte Schrift *περὶ ἐλεφαντιάσεως* gehören, in der als Ursache derselben nach dem Vorgange des Straton die schlechte Beschaffenheit des Blutes bezeichnet und als Mittel der Aderlafs und das Decoct einer in Syrien und Cilicien wachsenden nicht genauer bestimmten Pflanze empfohlen wurde[2]). Seit dieser Zeit fehlt die Behandlung dieser Krankheit in keinem therapeutischen Werke, von Celsus[3]),

---

[1]) Cael. Aur. M. Ch. IV 1. Im 2. Buch seiner Briefe empfahl er gegen diese Krankheit: Aderlafs, Brechmittel auf nüchternen Magen, Abführmittel, besonders den Helleborus, Reibungen des Körpers mit einer Salbe aus *μυροβάλανον* mit Essig, Rosenöl, Myrrhenöl, Tropfen von Ammoniakharz mit Alaun. Ferner liefs er die Kranken zweimal am Tage kalt baden in einer Abkochung von Rebhühnerkraut oder Wegerich oder Myrten oder Brombeeren, verordnete *ψίλωθρον* zur Glättung der Haut, ferner Cataplasmata, erweichende Umschläge, Rubefacientia und das Pflaster des Archagathos (Cels. V, 19, 27 p. 176 D. Orib. VI 201). Als Nahrung schrieb er leicht verdauliche Speisen und Wasser vor; aufserdem empfahl er körperliche Bewegung und darnach Schwitzbäder, dagegen verbot er das Salben des Körpers, weshalb er von Philumenos-Archigenes bei Orib. IV 73 angegriffen wird.

[2]) Cael. Aur. M. Ch. IV 1. Rufus bei Orib. IV 63. R. Fuchs, anecdota medica graeca, Rh. Mus. XLIX 557. Das von ihm edierte Anecdoton führte den Titel *διάγνωσις περὶ τῶν ὀξέων καὶ χρονίων νοσημάτων*. Kennt der Verf. wohl den Caelius Aurelianus?

[3]) Cels. III 25, 116 D. Seine Kenntnis von den Krankheitserscheinungen ist im Verhältnis zu derjenigen der späteren Ärzte noch gering: als charakteristische Symptome bezeichnet er die Geschwulste und Flecken, welche die Körperoberfläche bedecken und anfangs rötlich, später schwarz erscheinen, ferner die Risse in der Haut, das Anschwellen des Gesichts und der Füfse unter gleichzeitigem Abmagern des Körpers, das Umsichgreifen der Geschwüre an den Fingern und Zehen, endlich das Fieber. Seine Behandlung ist im Wesentlichen dieselbe wie die des Themison. Die Beschreibung der Krankheit berührt sich mit Plin. XXVI 7; diese Berührung ist derart, dafs meiner Ansicht nach eine gemeinsame Quelle zu statuieren ist. Eine Gegenüberstellung beider Berichte wird jeden Unbefangenen davon überzeugen:

Cels. III 25, 116, 15.	Plin. XXVI 7.
Ignotus autem paene in Italia, frequentissimus in quibusdam regionibus is morbus est, quem ἐλεφαντίασιν Graeci vocant isque longis annumeratur. Totum corpus afficitur ita, ut ossa quoque vitiari dicantur. Summa pars	*Diximus elephantiasim ante Pompei Magni aetatem non accidisse in Italia, et ipsam a facie saepius incipientem, in nare prima veluti lenticula, mox inarescente per totum corpus maculosa variis coloribus et inaequali cute, alibi*

Rufus[1]), Archigenes[2]), Soran[3]), Galen[4]), Philumenos[5]) an bis auf die späteren Compilatoren.

Die Elephantiasis galt im Altertum für sehr gefährlich und hatte verschiedene Namen, die ihr Wesen nach verschiedenen Seiten

---

corporis crebras maculas crebrosque tumores habet; rubor earum paulatim in atrum colorem convertitur; summa cutis inaequaliter crussa, tenuis, dura mollisque, quasi squamis quibusdam exasperatur; corpus emacrescit; os, surae, pedes intumescunt: ubi vetus morbus est, digiti in manibus pedibusque sub tumore conduntur, febricula oritur, quae facile tot malis obrutum hominem consumit.

crassa, alibi tenui, dura alibi ceu scabie aspera, ad postremum vero nigrescente et ad ossa carnes udprimente, intumescentibus digitis in pedibus manibusque .....

Dasselbe gilt für die bei Plinius unmittelbar vorhergehende Beschreibung des Carbunkel (§ 6):

Cels. V, 28, 205:

Eius (sc. carbunculi) hae notae sunt: rubor est superque eum non nimium pusulae eminent, maxime nigrae, interdum sublividae aut pallidae .... somnus urget; nonnumquam horror aut febris oritur aut utrumque .... circumque exiguae pusulae oriuntur: et si circa stomachum faucesve incidit, subito spiritum saepe elidit.

Plin. a. a. O.

Nascitur in occultissimis corporum partibus et plerumque sub lingua duritia rubens vari modo, sed capite nigricans, alias livida, in corpus intendens neque intumescens, sine dolore, sine pruritu, sine alio quam somni indicio, quo gravatos in triduo aufert, aliquando et horrorem adferens circaque pusulas parvas, rarius febrem, stomachum faucesque cum iuvasit, ocissime exanimans.

Plinius hat seine Angaben über den Carbunkel und die Elephantiasis höchst wahrscheinlich aus Varro. Ich schliefse es aus dem Varrocitat (§ 14) in dem unmittelbar folgenden sich ebenfalls mit Celsus (prooem. I 2, 14. D. I 3 p. 18, 24) berührenden kurzen Überblick über die Entwicklung der Medicin. Simon Sepp a. a. O. 56 ist anderer Meinung. Die dritte von ihm zum Beweis für die Benutzung des Celsus durch ihn angeführte Stelle: Plin. n. h. XXXI 38 = Cels. II 18 p. 66, 28 geht sicher auf Varro zurück. Vgl. Rusch, De Posidonio Lucreti Cari auctore, Greifswalder Dissert. 1883 p. 38. Die Quellenschrift des Celsus wäre darnach das 8. Buch der Encyclopädie des Varro. Diese Frage bedarf einer Specialuntersuchung.

[1]) Er behandelte diese Krankheit in seinem παϑογνωμονικὸν τῶν ὀξέων καὶ χρονίων παϑῶν: Orib. IV 63 und das schol. IV 529, 13.

[2]) Aet. XIII 120f.

[3]) Cael. Aur. a. a. O.

[4]) Gal. XI 140f. u. öfter.

[5]) Orib. IV 65ff.

charakterisierten: Leontiasis[1]), weil bei dem an Elephantiasis Erkrankten ähnlich wie beim ergrimmten Löwen die Haut oberhalb der Augen (das *ἐπισκύνιον*) stark herabgezogen und dadurch die Augen verdeckt werden. Satyriasis[2]) wegen der Ähnlichkeit des Gesichts eines solchen Kranken mit dem eines Satyrn oder wegen des durch diese Krankheit hervorgerufenen satyrhaften Triebes nach Geschlechtsgenufs, endlich Krankheit des Herakles wegen ihrer furchtbar vernichtenden Macht[3]).

Nach Aretaios ist die Krankheit schrecklich anzusehen und deshalb so gefährlich, weil sie dieselbe Ursache hat wie der Tod, nämlich Erstarrung der eingepflanzten Wärme, und weil sie in ihrem Anfangsstadium schwer zu erkennen ist, da sie auf der Oberfläche des Körpers erst im vorgerückten Stadium erscheint, wenn das Innere des Menschen schon von ihr zerfressen ist. Vortrefflich ist seine Beschreibung der Symptome: Trägheit, Schläfrigkeit, Hartleibigkeit, übelriechender Atem, dicke, schlammige, schaumige Beschaffenheit des Urins, Erschlaffung der Verdauungsorgane, zahlreiche dicke Geschwulste an verschiedenen Stellen des Körpers derart, dafs der Zwischenraum zwischen den einzelnen Stellen birst und Risse bekommt, Ausfallen der Haare, frühzeitiges Ergrauen und Kahlwerden, tiefe Risse in der Kopfhaut, Nachlassen des Pulses, Anschwellung der Venen an den Schläfen und unter der Zunge, hagelkornartige Knötchen auf der Zunge, flechtenartiger Ausschlag an den Extremitäten, Röte und Anschwellung der Wangen, Trübung und metallene Färbung der Augen, übelriechende Geschwüre an Wangen, Kinn, Fingern und Knieen, Absterben und Abfallen einzelner Körperteile, unnatürliche Geilheit, völlige Apathie, Schwere in den Gliedern und endlich Erstickungsanfälle.

Vergleicht man diese Beschreibung des Aretaios mit der von Aetius (XIII 120) erhaltenen Beschreibung des Archigenes, so mufs die fast wörtliche Übereinstimmung jedem in die Augen springen: dieselbe Erklärung der verschiedenen Namen, dieselbe Begründung ihrer furchtbaren Gefahr, endlich dieselbe Reihenfolge in der Be-

---

1) Rufus a. a. O. kennt dieselben Namen, giebt aber eine etwas verschiedene Erklärung. Vgl. Pseudogalen *εἰσαγωγή* XIV 757.

2) Gal. VII 29. 727 f.

3) „Krankheit des Herakles" hiefs auch wegen ihrer Grauenhaftigkeit die Epilepsie: Gal. XVII B 341.

schreibung der Symptome. Diese Übereinstimmung ist um so auffallender, als die Beschreibung bei beiden so ins Einzelne geht, wie es in den sonst erhaltenen Beschreibungen derselben Krankheit nirgends der Fall ist.

Aret. caus. ch. m. II 13, 178:

Ἐκίκλησκον δὲ καὶ λέοντα *τὸ πάθος τοῦ ἐπισκυνίου τῆς ὁμοιότητος εἵνεκεν, ἣν ὕστερον φράσω. οἳ δὲ*[1]) σατυρίησιν *τῶν τε μήλων τοῦ ἐρυθήματος καὶ τῆς ἐς*[2]) *συνουσίην ὁρμῆς ἀσχέτου τε καὶ ἀναισχύντου, ἀτὰρ καὶ* ἡράκλειον, *ὅτι τοῦδε μέζον οὐδὲν οὐδὲ ἀλκιμώτερον.*

Μέγα μὲν οὖν τὸ πάθος ἐς δύναμιν· κτεῖναι γὰρ πάντων μᾶλλον δυνατώτατον· ἀτὰρ καὶ ἰδέσθαι αἰσχρὸν καὶ δειματῶδες τὰ πάντα, ὡς ἐλέφας τὸ θηρίον· ἀλλ' ἄφυκτος ἡ νοῦσος.

---

[1]) *ἠδέ* Hds. *οἳ δέ* Wil. [2]) *τῆς ἐκ συνουσιῶν ὁρμῆς* Hds. Die Verbesserung rührt von Fr. Z. Ermerins, Aretaei Cappadocis quae supersunt p. 150, her.

Aet. XIII 120:

Περὶ ἐλεφαντιάσεως. Ἐκ τῶν Ἀρχιγένους.

Ἡ ἐλεφαντίασις καλεῖται παρά τισι λεοντίασις, παρ' ἑτέροις δὲ σατυρίασις. ἐλεφαντίασις μὲν οὖν κέκληται[1]) *διὰ τὸ μέγεθος καὶ τὸ πολυχρόνιον τοῦ πάθους, οὐ μὴν ἀλλὰ καὶ διὰ τὴν ἐπιγινομένην τισὶν αὐτῶν τραχύτητα τοῦ δέρματος.* λεοντίασις *δὲ*[2]) *κέκληται, ἐπειδὴ τὸ μέτωπον τοῦ πεπονθότος μετ' οἰδήματος τινὸς χαλᾶται ὁμοίως τῷ ἐπισκυνίῳ τοῦ λέοντος.* σατυρίασις *δὲ λέγεται, διότι τὰ μῆλα τοῦ προσώπου ἐπαίρεται τοῖς τοιούτοις μετ' ἐρυθήματος, οἷον σπασμὸν τινὰ ὑπομενόντων τῶν σιαγονιτῶν μυῶν· πλατύνεται γὰρ*[3]) *τὸ γένειον καθάπερ τοῖς γελῶσιν ἐμφερῶς ταῖς τῶν σατύρων γραφαῖς, οὐ μὴν ἀλλὰ καὶ πρὸς συνουσίαν προθυμία σφοδρὰ αὐτοῖς προσεδρεύει, ὥσπερ λέγεται.*

Ἔστι δὲ χαλεπὸν τὸ πάθος καὶ ἐγγὺς τοῦ ἀνίατον εἶναι, καὶ βαρὺ μὲν αὐτῷ τῷ πάσχοντι, εἰδεχθὲς δὲ καὶ ἀποστροφὴν παρέχον τοῖς ὁρῶσιν, ὥστε πολλοὶ τῶν ἀναγκαίων καὶ

Ich gebe den griechischen Text nach dem cod. Weigelianus (W.), sechzehn Bücher s. XV, jetzt cod. Berol. gr. fol. 37 und nach dem cod. Philipp. 1534 ex bibl. Meerman. s. XVI (P.), ebenfalls in Berlin.

[1]) *καλεῖται* P. „Elephantiasis quidem a magnitudine ... nomen accepit." Cornarius. [2]) *δέ* fehlt in W. „autem" Corn. [3]) *γάρ* fehlt in P.

5. 341, 9: *ἀτερπὲς μὲν καὶ φοβερὸν ἰδεῖν· θηρίου γὰρ ⟨ἡ⟩*[1] *ἰδέη· δέος δὲ ξυμβιοῦν τε καὶ ξυνδιαιτᾶσθαι οὐ μεῖον ἢ λοιμῷ· ἀναπνοῆς γὰρ ἐς μετάδοσιν ῥηϊδίη βαφή.*

5. 183, 7: *τοιούσδε οὖν ἐόντας τίς οὐκ ἂν φύγοι ἢ τίς οὐκ ἂν ἐκτραπείη, κἢν υἱὸς ἢ πατὴρ ἔῃ, κἢν κασίγνητος τύχῃ; Δέος καὶ ἀμφὶ μεταδόσιος τοῦ κακοῦ· πολλοὶ γοῦν ἐπ' ἐρημίης καὶ ἐς ὄρεα τοὺς φιλτάτους ἐξέθεσαν, οἱ μὲν ἐς χρόνον ἐπαρήγοντες τῷ λιμῷ, οἱ δὲ ὡς ὤκιστα*[2] *σφέας ἐθέλοντας ἐκθανεῖν.*

5. 178, 14: *ἀτὰρ οὐδὲ ἴσχει τέκμαρ οὐδὲν ἡ ἀρχὴ τῆς νούσου[μέγα]*[3]*, οὐδέ τι ξενοπρεπὲς κακὸν τὸν ἄνθρωπον ἐπιφοιτᾷ· οὐδὲ ἐπὶ τοῖσι*[4] *ἐπιπολῆς τοῦ σκήνεος φαντάζεται, ὡς ἰδεῖν τε εὐθὺς καὶ ἀρχομένῳ ἀρῆξαι, ἀλλὰ τοῖσι σπλάγχνοισιν ἐμφωλεῦσαν ὅκως αἴδηλον*[5] *πῦρ ἤδη τύφεται καὶ τῶν εἴσω κρατῆσαν αὖθις ποτε ἐπιπολαίως ἐξάπτεται . . .*

[1] Wil. [2] Wil. *ἥκιστα* Hds. [3] Glossem Wil. [4] *ἐπὶ τῇσι ἐπιπολῇσι* Hds. Verbessert von Erm. [5] Wil. *ἀΐδι* Hds.

οἰκείων τῷ πάσχοντι[1] *ἐξέκλιναν τὴν διατριβὴν [αὐτοῦ]*[2]*. Καὶ γὰρ δὴ ὑπόνοιαν παρέχει πολλοῖς τὸ πάθος, ὡς μεταδόσιμον ὑπάρχον*[3]*. Κἄγωγε φημι μοχθηρὸν εἶναι τὸ συνδιατρίβειν τοῖς τοιούτοις· μολύνεται γὰρ ὁ εἰσπνεόμενος ἀὴρ ἐκ τῆς τῶν ἑλκῶν δυσωδίας καὶ τῆς μοχθηρᾶς ἐκπνοῆς. χαλεπὸν δέ ἐστι τὸ πάθος οὐ μόνον διὰ τὴν κατασκευὴν δύσλυτον ὑπάρχουσαν*[4]*, ἀλλὰ καὶ διὰ τὸ δυσδιαγνώστους σχεδὸν ἔχειν τὰς ἀρχὰς*[5] *τῆς γενέσεως· οὔτε γὰρ περὶ τὴν ἐπιφάνειαν ἤδη ἴχνη αὐτοῦ [γένηται ἢ]*[6] *φαίνεται, οἷ γίγνεται τότε, ἀλλὰ τελειοῦται, ἔνδοθεν ὡς εἰπεῖν ἀπὸ τῶν σπλάγχνων ἀρχόμενον καὶ διαβαῖνον ἐπὶ τὴν ἐπιφάνειαν· ὥστε οὐκ ἀπεοικός ἐστι τὰς ὀχθώδεις ἐπαναστάσεις καὶ κατὰ τὸ ἐντὸς γεγονέναι.*

ἁλίσκονται δὲ τῷ πάθει ἄνδρες μᾶλλον τῶν[7] *γυναικῶν καὶ τούτων μᾶλλον οἱ πολὺ γλίσχρον καὶ μελαγχολικὸν ἔχοντες τὸ αἷμα καὶ οἱ φλέγμα πολὺ γεννῶντες ἁλμυρὸν ἢ ὀξῶδες οἵ τε τροφῇ παχείᾳ καὶ δυσδιοικήτῳ χρώμενοι καὶ οἱ ἀργόβιοι· οὐκ ἔλαττον δὲ τούτων οἱ ἀτάκτως πολλοῖς γυμνασίοις χρώμενοι καὶ διὰ τούτων εἰς πῆξιν ἄγοντες τὸ αἷμα οἵ τε διαφθείροντες συνεχῶς τὰς τροφάς. ὅσον δὲ*[8] *ἐπὶ τῇ ἡλικίᾳ παῖδες καὶ νέοι μάλιστα καθ' ὃν καιρὸν ἥβης γίνεται ἀρχή. χώρα δὲ τοῦ πάθους ποιητική*[9] *ἥ τε ἄγαν*

[1] *τῷ πάσχοντι* W. *τοῦ πάσχοντος* am Rande von anderer Hand. [2] Wil. *αὐτῷ* W. *αὐτῶν* P. [3] *ὑπάρχει* W. *ὑπάρχων* P. [4] *διὰ τὸ . . . ὑπάρχειν* P. [5] *τὴν ἀρχὴν* P. [6] Dittographie Wil. [7] *τῶν* fehlt in P. [8] *δέ* fehlt in W. [9] *τοῦ πάθους ποιητική* fehlt in W., von anderer Hand erst am Rande er-

5. 179, 8: Νωθέες μὲν γὰρ ὡς ἀπὸ σχεδίου προφάσιος, ὑπναλέοι, ἡσύχιοι, τὴν κοιλίην ἐπίξηροι. Τάδε καὶ τοῖσιν ὑγιαίνουσι κάρτα οὐκ ἀήθεα. Ἐπὶ δὲ τῇσιν αὐξήσεσι τοῦ πάθεος ἀναπνοὴ βρωμώδης ἐκ τῆς ἔνδον διαφθορῆς[1]) τοῦ πνεύματος. τοιάδε ὁ ἀὴρ ἤ τι τῶν ἔξωθεν αἰτίην ἴσχειν δοκέει. Οὖρα παχέα, λευκά, θολερὰ οἷον ὑποζυγίου ... 182, 15: σιτίων ὄρεξις οὐκ ἀγεννής· ἄποιος δ'[2]) ἡ γεῦσις οὐδὲ τερπνὸν ἡ ἐδωδὴ καὶ ἡ πόσις· ἁπάντων δὲ ὑπ' ἀχθηδόνος μῖσος, Ἀφροδίτης ἐπιθυμίη[3]) λυσσώδης ... 180, 16: φλέβες κροτάφων ἐπηρμέναι καὶ ὑπὸ τῇ γλώσσῃ, κοιλίαι χολώδεες. γλῶσσα χαλαζώδεσιν ἰόνθοισι τρηχεῖα· οὐκ ἀδόκητον καὶ τὸ ξύμπαν σκῆνος ἔμπλεων τοιῶνδε ἔμμεναι. καὶ γὰρ καὶ τοῖσι κακοχύμοισι ἱερείοισι τὰ κρέα χαλάζης ἐστὶν ἔμπλεα· ἢν δὲ πολλὸν αἴρηται[4]) ἀπὸ τῶν ἔνδοθεν ἡ πάθη καὶ ἐπὶ τοῖσι ἄκροισι φαίνηται[5]), λειχῆνες ἐπὶ τοῖσιν ἄκροισι δακτύλοισι, γούνασι κνησμοὶ καὶ τῶν κνησμῶν ἅπτονται μεθ' ἡδονῆς· ἀμπίσχει δὲ ὁ λειχὴν καὶ γένειόν κοτε ἐν κύκλῳ· ἐρεύθει δὲ καὶ μῆλα ξὺν ὄγκῳ οὐ κάρτα μεγάλῳ ... χρῶμα πελιδνὸν ἢ μέλαν .... 5. 182, 5: ἢν δὲ ἐπὶ μᾶλλον αὔξῃ τὸ κακὸν, ἑλκώδεας τοὺς ὄχθους· μήλων γενείου, δακτύλων γονάτων κάκοδμα καὶ ἀναλθέα τὰ ἕλκεα ... 182, 17: κόποι αὐτόματοι, μελέων ἑκάστου ἰδέη βαρεῖα, καὶ τὸν ἄνθρωπον ἀχθέει καὶ τὰ σμικρὰ μέλεα· ἀτὰρ καὶ τὸ σῶμα πρὸς ἅπαντα ἄχθεται, οὐ λουτροῖσι τέρπεται, οὐκ ἀλουσίῃ, οὐ θερμὴ καὶ ἡ πάνυ ψυχρά, ἡ μὲν τῷ κατοπτᾶν τὸ αἷμα, ἡ δὲ τῷ καταπηγνύειν τῇ ψύξει καὶ τῷ κωλύειν τὴν διαπνοὴν καὶ καταπνίγειν τὸ ἔμφυτον θερμόν.

παρακολουθεῖ δὲ τοῖς μέλλουσιν ἐνσχεθήσεσθαι[1]) τῷ τοιούτῳ πάθει νωθρότης, βραδύπνοια, δυςκινησία, κοιλίας συνεχὴς ἐποχή[2]), οὔρων ἔκκρισις ὑποζυγιωδῶν, ἀναπνοὴ βραδεῖα καὶ βρωμώδης[3]), ἐρυγαὶ συνεχεῖς[4]) καὶ αὐτοῖς τοῖς πεπονθόσι προσβάλλουσαί τινα ἀηδίαν. ὀρέξεις οὐκ ἀμβλεῖαι μὲν οὐδὲ φλογώδεις ...[5]) ὁρμὴ πρὸς ἀφροδίσια ἐπιτεταμένη. ἤδη δὲ τοῦ πάθους διαβαίνοντος εἰς τὴν ἐπιφάνειαν, μῆλα πρῶτον παχύνεται καὶ γένειον, εἶτ' ἐρυθραίνεται ταῦτα οὐκ εὐανθεῖ, ἀλλὰ πελιῷ ἐρυθήματι, καὶ αἱ[6]) ὑπὸ τὴν γλῶτταν φλέβες κυρτοῦνται καὶ μελαίνονται, ὡς ἐμφαίνειν ὅτι ἐν ὁμοίᾳ τινὶ[7]) καταστάσει καὶ τὰ σπλάγχνα εἰσίν, ὁποῖα βλέπεται καί τινων χοίρων τὰ ἐντός, ἃ δὴ χαλάζια καλεῖται. ἔστι δ' ὅτε καὶ καθ' ὅλου τοῦ σώματος οἱ ὄχθοι φαίνονται, μάλιστα δὲ κατὰ τῶν ἄκρων τοῦ μετώπου καὶ τοῦ γενείου. δοκεῖ δὲ τὸ σῶμα αὐτοῖς ἐν μεγέθει τινὶ ὑπάρχειν[8]) ἅμα καὶ βάρει[9]) τινὶ δυσυποίστῳ, ὅτε οὔτε τὸ πιεῖν[10]) αὐ-

---

[1]) ἀναφορῆς Hds. Erm. διαφθορῆς. [2]) δ' Erm. [3]) Wil. ἀτροφίη Hds. [4]) So Wiggan. αἴρῃ τι Hds. [5]) Erm. für φανῆται.

gänzt „Regio vero huius mali inductrix" Corn.

[1]) ἐνεσχεθήσεσθαι W. P. [2]) συνοχὴ ἐποχή W. „assidua constrictio alvi" Corn. [3]) βρομώδεις W. „respiratio gravis et foetida" Corn. [4]) καὶ συνεχεῖς W. [5]) Wil. zu ergänzen etwa: τῶν δὲ προσφερομένων ἡδονὴ ἐπαχίστη. [6]) αἱ fehlt in P. [7]) τινὶ fehlt in P. [8]) Die Interpolation μετ' ὄγκου fehlt in W., von anderer Hand am Rande ergänzt. [9]) βάρους τινὸς δ. P. [10]) ποιεῖν W.

τροφῇ, οὐκ ἀσιτίῃ, οὐ κινήσι, οὐκ ἠρεμίῃ .... δύσπνοια καρτερή. πνῖγες ὡς ἀπ' ἀγχόνης ....

τοῖς οὔτε τὸ φαγεῖν ἡδύ ἐστιν. ἄτολμοι δὲ γίγνονται πρὸς πάντα· οὔτε γὰρ ὑπὸ φιλοζωΐας καταλείπειν τὸν βίον καὶ καταφρονεῖν καρτεροῦσιν οὔτε τὸ πάθος γενναίως φέρειν δύνανται, ἀλλ' ὥσπερ κατεγνωκότες ἑαυτῶν εἰσι καὶ περιστέλλονται καὶ ἐκκλίνουσιν ἀπὸ τῶν γνωρίμων. Τινὲς δὲ αὐτῶν καὶ πνιγώδεις καὶ ὥσπερ ἀγχόμενοι γίγνονται κατὰ τοὺς ὕπνους ......

Zur Erklärung dieser Übereinstimmung sind zwei Annahmen zulässig: entweder Archigenes ist Quelle des Aretaios oder umgekehrt. Die dritte Annahme, dafs beide aus gemeinschaftlicher Quelle schöpften, halte ich bei der bisweilen wörtlichen Übereinstimmung für ausgeschlossen. Allein schon die Berühmtheit und das hohe Ansehen, in dem Archigenes im ganzen Altertum gestanden, berechtigt zu der Schlufsfolgerung, dafs er die Primärquelle gewesen. Auch wird man wohl unbedenklich zugeben, dafs der Bericht des Aetius, der überhaupt viel verständiger ist als Aretaios, in seiner Geschlossenheit und Vollständigkeit durchaus den Eindruck des Ursprünglichen macht. Bewiesen wird seine Unabhängigkeit von Aretaios durch die gröfsere Reichhaltigkeit, die uns vor allem in seinen Angaben über die Disposition der einzelnen Lebensalter und der verschiedenen Gegenden zu dieser Krankheit entgegentritt.

Ebenso auffallend ist die Übereinstimmung in der Therapie dieser Krankheit[1]): beide empfehlen Aderlafs mit dem Hinzufügen, beide Ellenbogenvenen zu öffnen mit steter Rücksicht darauf, dafs kein gutes Blut mit abgeführt werde, ferner die Hiera sowie sonstige Abführmittel, den Genufs von Molken, Brechmittel und Niefswurz; bei beiden folgt dann eine Anzahl von Recepten mit dem Unterschiede, dafs sie von Aetius sehr ausführlich angegeben werden, während sich Aretaios auf eine geringe Auswahl beschränkt, beide rühmen besonders das Nattermittel, endlich stimmen beide in den *σμήγματα* überein, die zur Beseitigung des Ausschlages dienten. Die Verwandtschaft beider Berichte wird durch eine Gegenüberstellung klar werden:

[1]) Aret. cur. morb. chron. II 13, 341 f. Aet. XIII 121 f.

Aret. 341, 17 f.

Τάμνειν ὦν τὰς ἐπ' ἀγκῶνι φλέβας, ἄμφω δέ. Τάμνειν δὲ καὶ τὰς ἐπὶ σφυροῖσι, ⟨μὴ⟩[1]) *αὐτῆμαρ· κρέσσον γάρ ἡ διάστασις ἔς τε πολλὴν τὴν τοῦ αἵματος ῥοὴν καὶ ἐς ἀνάκλησιν τῆς δυνάμιος. χρεὼν γὰρ αἷμα πολλάκις καὶ πολλὸν*[2]) *ἐκχέαι, τοῦ πάθεος τὴν τροφήν. σμικρὸν δὲ ἐν αὐτῷ τὸ χρηστόν, τῆς φύσιος ἡ τροφή. Ξυντεκμαίρεσθαι ὦν, ἀφαιρέοντα τὸ πονηρόν, καὶ ἔντηκτον μεσηγὺ τὸ οἰκεῖον, μέσφι ἂν προαπαυδήσῃ ἀτροφίῃ ἡ νοῦσος ... ἔπειτα τὴν ἱερὴν πιπίσκειν, μὴ ἐσάπαξ· ἀλλὰ γιγνέσθω πάντα πολλάκις ἐξ ἀναλήψιος καὶ παλινδρομίης. Ἔστω καὶ ἡ ἄλλη κάθαρσις φαρμακώδης ἐν σιτίῳ, ἢ ἐπὶ τῷ ἰσχίῳ [ἢ] ἔλεξα. ἀτὰρ*[3]) *ἠδὲ γάλα ἀδιάκριτον· πολλὸν δὲ ἔστω τόδε ἐς διαχώρησιν πιεῖν. ἐχέτω δὲ μοίρην τὴν πέμπτην ὕδωρ, ὡς πᾶν τὸ γάλα διεχθέειν. Ἐς ἐμέτους δὲ θᾶσσον ἄγειν νήστιας τὸ πρῶτον· ἀπὸ σιτίων δ' αὖθις· ἔπειτα ἀπὸ ῥαφανίδων· πολλάκις δὲ καὶ ξυνεχέως πάντα γιγνέσθω. ἐς ἐλλέβορον ἄγοντα καιρῷ παντί, μᾶλλον δὲ ἔαρος καὶ φθινοπώρου διδόναι ἡμέραν ἀφ' ἡμέρας, καὶ αὖθις ἐς νέωτα.*

Κἢν ἡ νοῦσος κρατυνθῇ, φαρμάκων ποτῶν ὁκόσα τις γιγνώσκει πιπίσκειν· ἀγαθὸν γὰρ φαρμακεύειν πολλὸν ἐς ὄνησιν. Κἀγὼ δὲ ὁκόσα γιγνώσκω γράφω· κεδρίης κύαθον ἕνα κράμβης δύο μίσγοντα διδόναι.

Ἄλλο· σιδηρίτιδος τοῦ χυλοῦ κύαθος εἷς, τριφυλλίου εἷς, οἴνου καὶ μέλιτος κύαθοι δύο.

Ἄλλο· ἐλέφαντος τοῦ ὀδόντος ῥινή-

---

1) *μή* fehlt in Hds. Conjectur von Erm. 2) *πολλόν* Wig. *πόλλ'* Hds. 3) Wil. Hds.: *ἡ ἐπὶ τῷ ἰσχίῳ ἣ ἔλεξα ἔστω.*

Aet. XIII 121 f.

Θεραπεία ἐλεφαντιώντων· ὅτε τοίνυν προφαίνοιτο[1]) *τοῦ πάθους τινὰ τῶν εἰρημένων σημεῖα, ἀνυπερθέτως αἷμα μεμερισμένως ἀπὸ τῶν δύο ἀγκώνων χρὴ κενοῦν· ἀναζωπυρεῖται*[2]) *γὰρ τρόπον τινὰ*[3]) *τὸ ἔμφυτον θερμόν, ὡς αἰσθητῶς κουφίζεσθαι τὸ σῶμα· ἔχεσθαι μέντοι τῆς συμμετρίας δεῖ ἐν τῇ κενώσει· καὶ γὰρ ἐν πολλῷ τῷ ἀχρήστῳ αἵματι ὀλίγον τὸ οἰκεῖόν ἐστι· μετὰ δὲ τὴν τοῦ αἵματος ἀφαίρεσιν ἐνδοθεισῶν ὀλίγων ἡμερῶν, τὴν κάτω κοιλίαν ὑπακτέον καὶ πρῶτόν γε χρηστέον τῷ διὰ τῆς κολοκυνθίδος πόλτῳ, ἐξ οὗ καὶ καταπότια διδόναι καρύοις Ποντικοῖς*[4]) *ὅμοια τῇ .... εἰ μὴ βούλοιντο δὲ ταῦτα λαμβάνειν, τῇ ἡμετέρᾳ ἱερᾷ*[5]) *καθαίρειν δεῖ*[6]) *· θαυμαστῶς γὰρ*[7]) *ποιεῖ ἐπ' αὐτῶν κατὰ μῆνα ἕκαστον διδομένη. Μετὰ δὲ ἡμέρας δέκα ὀρρῷ γάλακτος σχιστοῦ χρήσασθαι οὐκ ἐλάττονι*[8]) *τριῶν κοτυλῶν*[9]) *οὐδὲ μὴν πλείονι τῶν πέντε·*[10]) *ἔστω δὲ ὄνειον εἰ οἷόν τε*[11]) *τὸ γάλα, ἐξ οὗ τὸν ὀρρὸν λαμβάνομεν. προσπλέκειν δὲ αὐτῷ χρὴ ἐλλεβόρου μέλανος τριώβολον καὶ σκαμμωνίας γρ. α', διδόντας ταῦτα*[12]) *μετ' ὀλίγου ὀρροῦ*[13]) *νήστει, κἄπειτα αὐτὸν τὸν ὀρρὸν καθ' αὑτὸν προσάγοντας .... μετὰ δὲ τὴν τούτων παράληψιν ἐμέτους ἀπὸ τροφῆς παραλαμβάνειν, εἶτα καὶ ἀπὸ ῥαφανίδων*

---

1) *προφαίνοιντο* W. P. 2) *ἀναζωπυροῦται* W. *ἀναζωόπεροῦνται* P. 3) fehlt in P. 4) *καρύου Ποντικοῦ* P. 5) *τῇ ἱερᾷ τῇ ἡμετέρᾳ* P. 6) fehlt in P. 7) für *γάρ* hat P. *δέ*. 8) *ἔλαττον* P. 9) *κοτυλῆς* W. 10) *πλεῖον τῶν πέντε λαμβάνοντας* P. 11) *τε* fehlt in W. 12) *ταῦ' ὀλίγου ὀρροῦ* P. 13) *ὀρροῦ* fehlt in W. vgl. Cornarius: „cum modico sero".

ματος ὁλκῆς δραχμὴ ξὺν οἴνῳ Κρησίῳ κυάθων δύο.

ἀτὰρ καὶ τῶν ἔχεων τῶν ἑρπετῶν [θηρίων][1]) αἱ σάρκες, καὶ αἵδε ἐς ἀρτίσκους πεπλασμέναι πίνονται· ἀποταμόντα δὲ χρὴ τῆς κεφαλῆς καὶ τῆς οὐραίης ἑκάστου[2]) ὁκόσον δακτύλους τέσσαρας, τὸ λοιπὸν ἕψειν ἐς διάκρισιν[3]) τῶν ἀκανθῶν. Τὰς δὲ σάρκας αρτίσκους διαπλάσαντα ψύχειν ἐν σκιῇ· πιπίσκειν δὲ τούσδε, ὅκως καὶ τὴν σκίλλην· καὶ αὐτοὶ δὲ οἱ ἔχιες ὄψον ἐν δείπνῳ· ὡς ἰχθύας δὲ χρὴ τούτους σκευάσαι. Ἢν δὲ τὸ δι' ἐχιδνῶν τὸ ποικίλον παρέῃ φάρμακον, ἀντὶ πάντων πίνειν τόδε. ἴσχει γὰρ πάντα ὁμοῦ· ῥύπτειν δὲ καὶ τὸ σκῆνος καὶ τοὺς ὄχθους λεαίνειν[4]). φάρμακα δὲ ἄλλα μυρία· τῶν Κελτέων[5]), οἳ νῦν καλέονται Γάλλοι[6]), τὰς νιτρώδεις[7]) τὰς ποιητὰς σφαίρας, ᾗσι ῥύπτουσι τὰς ὀθόνας, σάπων ἐπίκλην· τῇσι ῥύπτειν τὸ σκῆνος ἐν λούτρῳ ἄριστον· καὶ ἀνδράχνῃ[8]) καὶ ἀείζωον ξὺν ὄξεϊ, ἀτὰρ καὶ λαπάθου ῥιζέων ἀφέψημα ξὺν ἀπύρῳ θείῳ ῥύπτει καλῶς· ποικίλον δὲ ἀλκυονίου τοῦ λείου καὶ νίτρου καὶ τρυγὸς ὄξεος κεκαυμένης καὶ στυπτηρίης σχιστῆς καὶ θείου τοῦ ἀπύρου καὶ κόστου καὶ ἴριδος καὶ πεπέριος. Τάχα δὲ χρὴ πάντα μίσγειν, ἑκάστου τὸ πρὸς δύναμιν, ἄλλο δὲ ⟨ἄλλῳ⟩[9]) ἴσον, καὶ τόδε καταπάσσοντα ἀνατρίβειν. Ἐς δὲ τοὺς ὄχθους τοῦ προσώπου κλημάτων τὴν σποδιὴν ξύν τινι θηρίων

1) Wil. 2) ἑκάστου Wig. ἕκαστον Hds. 3) Vgl. Gal. XII 318. 4) ἀλεαίνειν Hds. verbessert von Wig. 5) Erm. *Κελτέων* für das überlieferte *Κελτίων* vgl. Plin. XXVIII 51. 6) Gal. XIV 80. 7) λιτρώδεις Hds. verbessert von Erm. 8) So Wig. für das überlieferte ἀνδράχνην. 9) von Erm. hinzugefügt.

νῆστιν, κἄπειτα ἐπὶ τὸν ἐλλέβορον ἔρχεσθαι[1]) . . . . . οἶδα δέ τινα[2]) καὶ τῶν σφόδρα κρατηθέντων θεραπευθέντα ὑπὸ τινος φαρμάκου τοιούτου· ὄξους καλλίστου καὶ κεδρίας ἅμα κύαθον α', κράμβης χυλοῦ κυάθους β' συγκεράσας δίδου νήστει ἕωθεν, εἶτα πρὸς ἑσπέραν κρίθινον ἄρτον δίδου σύμμετρον μετά τινος τῶν κουφοτέρων πτηνῶν . . . . . μαρτυροῦσι δὲ[3]) πολλοὶ καὶ τῇ σιδηρίτιδι βοτάνῃ· δίδοται δὲ[4]) < α' τᾶν φύλλων ξηρῶν λείων σὺν οἴνῳ αὐστηρῷ· οἶδα ποιοῦσαν καὶ τὴν τρίφυλλον βοτάνην τὴν ἀσφαλτίζουσαν. δίδοται δὲ καὶ ταυτης[5]) < α' νήστει λεαινομένη, ἐνὶ μὲν κυάθῳ οἴνου, ἐνὶ δὲ ὄξους καὶ ἐνὶ μέλιτος. Καὶ ἐλέφαντος δὲ ὀστοῦ[6]) ῥίνημα ἢ κέρατος ἐλαφείου ὅσον κοχλιάριον πολλάκις μίγνυται τῇ προειρημένῃ δόσει... Ἡ δὲ δι' ἐχιδνῶν θηριακὴ Ἀνδρομάχου ἐπιτομὴ πάσης φαρμακείας ἐστὶ διδομένη μετὰ τὰς καθάρσεις ἐκ διαλειμμάτων ὀλίγων. Θαυμαστὸν[7]) δέ ἐστι βοήθημα τοῖς ἐλεφαντιῶσιν ἡ[8]) τῶν ἐχιδνῶν βρῶσις. χρὴ δὲ ἐσθίειν ταύτας τοιῶσδε σκευάζοντα·[9]) πρῶτον μὲν ἀποκοπτομένης τῆς κεφαλῆς καὶ τῆς οὐρᾶς, εἶτα τοῦ δέρματος ἀφαιρεθέντος καὶ τῶν ἐντοσθίων πάντων ἐξαιρεθέντων καὶ ὕδατι καθαρῷ δὶς καὶ τρὶς περιπλυθείσης τῆς σαρκὸς, ἑψοῦνται ἐν λοπάδι ταῖς ἐγχέλυσι παραπλησίως ὕδατος ἐμβληθέντος[10]) αὐτάρκους καὶ ἐλαίου βραχέος σὺν ἀνήθῳ καὶ πράσῳ. μετὰ δὲ τὴν αὐτάρκη ἕψησιν ἀρτυέσθω ὁ ζωμὸς ἁλσὶ συμμέτροις καὶ οὕτως διδόσθω

1) ἐλθεῖν P. 2) fehlt in P. 3) δέ fehlt in W. 4) δὲ ὅσον < ᾱ P. 5) ταῦτα W. 6) fehlt in P. 7) θαυμάσιον P. 8) fehlt in W. 9) σκευάζοντας W. 10) μὲν βληθέντος W.

στέατι μίσγοντα χρίειν, λέοντος ἢ παρδάλιος ἢ ἄρκτου, ἢν δὲ μή, χηναλώπεκος· ὅμοιον γὰρ ἐν ἀνομοίῳ[1]) ὅκως πίθηκος ἀνθρώπῳ ἄριστον· καὶ ἀμμωνιακὸν τὸ θυμίημα ξὺν ὄξεϊ καὶ ἀρνογλώσσου χυλὸς[2]) ἢ πολυγόνου καὶ ὑποκυστὶς καὶ λύκιον· ἢν δὲ πελιδναὶ ἔωσιν αἱ σάρκες, προεγχαράσσειν ἐγχυλώσιος εἵνεκεν· ἢν δ' ἐπὶ τοῖσι δριμέσι ῥεύμασιν ἀναδαρέντα πρηΰνειν τὰ μέρεα ἐθέλῃς, τήλιος ἀφέψημα ἢ πτισάνης χυλὸς[3]), ῥύμμα μαλθακόν· λίπας δὲ ῥόδινον[4]) ἢ σχίνινον, λοῦτρα δὲ ξυνεχέα ξύμφορα ἐς ὑγρασμὸν καὶ ἐς διαπνοὴν τῶν κακῶν χυμῶν.

---

1) So Erm. Hds.: ἐν ἀνομοίῳ. 2) χυλῷ Hds. χυλός Erm. 3) χυλοῦ Hds. χυλός Erm. 4) ῥοδίνου ἢ σχινίνου Hds. verbessert von Erm.

ἐν ἡλίῳ καθεζομένῳ τῷ κάμνοντι .... προσφέρειν τε χρὴ ἔξωθεν τῇ ἐπιφανείᾳ τὸ ψίλωθρον ἐν βαλανείῳ ... διὰ τοῦτο καὶ[1]) πτισάνης χυλῷ[2]) σκευαζέσθω τὸ ψίλωθρον. ἀλλὰ[3]) καὶ τὸ ἄρκτειον μάλιστα στέαρ ἢ ἀλωπέκειον, εἰ δὲ μή, ταύρειον σὺν κληματίνῃ τέφρᾳ ἀναμαχθὲν καὶ σὺν κονίᾳ στακτῇ ἑψηθὲν σπουδαίως ἀπολεπτύνει τοὺς ὄχθους· τοιούτῳ γὰρ τρόπῳ καὶ σάπων κατασκευάζεται καὶ χρηστέον αὐτῷ· μὴ παρόντος δὲ ἀρκτείου ἢ ἀλωπεκείου στέατος, ἀγαθὸν καὶ ἀνδράχνη λειωθεῖσα σὺν ὄξει καὶ τὸ λεπτὸν ἀείζωον, ὃ καλοῦσιν οἱ Ῥωμαίοι ἰλλέκεβραν[4]) ... καλῶς δὲ ποιεῖ[5]) καὶ στυπτηρία μεθ' ἁλῶν καὶ σανδαράχης ἴσων[6]) ἐν οἴνῳ καὶ ἐλαίῳ, μάλιστα[7]) σχινίνῳ, εἰ δὲ μή, ῥοδίνῳ λειωθέντων καὶ τῷ[8]) πρὸς ἀλφοὺς [δὲ] παρ' ἡμῖν συντιθεμένῳ[9]) ξηρῷ σπουδαίως ἀποσμήχειν. οὗ[10]) ἡ σκευασία ἔχει οὕτως· ἀλκυόνιον, νίτρον καὶ θεῖον ἄπυρον, μυρσίνης φύλλα ξηρὰ καὶ συκῆς ἀγρίας ἴσον ἑκάστου[11]) κόψας σήσας λειότατα σὺν ὄξει κατάχριε καὶ σμῆχε ἐν βαλανείῳ. ....

. . . .

---

1) καὶ fehlt in P., dafür διά. 2) χυλοῦ P. 3) ἀλλά fehlt in P. 4) ἠλέκεβραν W. ἠλεκέβορ P. vgl. Diosc. IV 89, 586. 5) καλῶς ποιεῖν W. καλῶς δὲ ποιεῖ P. 6) ἴσω P. 7) δέ P. 8) τῷ W. 9) τὸ πρὸς ἀλφοῖς δέ σοι συντεθησόμενον P. 10) ἔστι δὲ P. 11) ἴσα κόψας W. ἴσον ἑκάστῳ P.

Um über die Arbeitsweise des Aetius zur Klarheit zu gelangen, ist es notwendig, den parallelen Bericht eines dritten Autors, des Oribasius, heranzuziehen. Im 29. Kapitel des 45. Buches seiner ἑβδομηκοντάβιβλος ἰατρικῶν συναγωγῶν[1]) behandelt dieser Arzt mit derselben Ausführlichkeit wie Aetius die Therapie dieser Krankheit in vielfach fast wörtlicher Übereinstimmung mit ihm. Trotzdem ist die nächstliegende Annahme der Abhängigkeit des Aetius von Oribasius auszuschliefsen wegen der gröfseren Reichhaltigkeit des Aetius und mehrerer Abweichungen im Einzelnen: beide beginnen die Behandlung mit dem Aderlafs; während sich aber Oribasius allgemein hält, empfiehlt Aetius in Übereinstimmung mit Aretaios im Gegensatz zu der Behandlung der überwiegend gröfseren Zahl von Krankheiten beide Ellenbogenvenen anzuschlagen. Der Zusatz des Aetius, dafs die Hiera besonders wirksam sei, wenn sie monatlich einmal dem Kranken gereicht werde, fehlt bei Oribasius, ebenso die von ihm empfohlene Mischung der Molken mit Nieswurz und Skammoniumharz. Ferner ist Aetius ausführlicher in den Angaben über die Zubereitung der Nieswurz. Die Gewaltkur der Castration bei dieser Krankheit wird nur von Aetius erwähnt, während die zur Begründung derselben verwandte Thatsache, dafs Castraten selten an dieser Krankheit leiden, auch dem Oribasius[2]) bekannt ist. In der Beschreibung der φάρμακα und σμήγματα ist Aetius wieder bei bisweilen wörtlicher Übereinstimmung mit Oribasius viel reichhaltiger; so fehlt z. B. die ausführliche Besprechung des Vipernmittels ganz bei ihm. Endlich ist die Behandlung der für diese Krankheit notwendigen Diät bei Aetius[3]) viel ausführlicher und vollständiger, kurz wer beide Berichte nebeneinander vergleichend durchläuft, wird sich davon überzeugen, dafs beide aus derselben Quelle geschöpft haben. Freilich bin ich weit davon entfernt, die ganze Masse der von Aetius angeführten Mittel aus dieser Quelle herzuleiten: das σμῆγμα des Oribasius z. B. hat er sicher direct entlehnt. Bei diesem Thatbestande ist der Schlufs ganz unabweislich, dafs der von Oribasius als Quellenschriftsteller genannte Philumenos die Hauptquelle des Aetius ist, nicht nur für die Therapie der Elephantiasis, sondern bei der engen und unlösbaren Zusammengehörigkeit der Beschreibung derselben mit dem folgenden auch für dieses Capitel (c. 120) d. h. mit andern Worten, dafs Aetius den Archigenes nicht direkt benützt hat, sondern durch Vermittelung des Philumenos.

---

1) Orib. IV 65 f. 2) Orib. IV 82, 13. 3) Aet. XIII 125.

Was die Therapie des Philumenos anlangt, so folgt aus der oben nachgewiesenen Übereinstimmung mit Aretaios, dafs er sie ebenso wie die Beschreibung der Krankheit entlehnt hat. An und für sich ist recht wohl glaublich, dafs er auch in diesem Abschnitt seiner Darstellung dem Archigenes gefolgt ist. Um aber jeder Zweifelsucht von vornherein zu begegnen, seien hier mehrere directe Zeugnisse hervorgehoben, welche für verschiedene Behauptungen dieses Abschnitts den Archigenes als Quelle gewährleisten.

Gleich zu Anfang seiner Darstellung, nachdem er den Aderlafs und den Genufs von Coloquintenpillen empfohlen hat, fährt er fort: *εἰ μὴ βούλοιντο δὲ ταῦτα λαμβάνειν, τῇ ἡμετέρᾳ ἱερᾷ καθαίρειν δεῖ.* Von diesem im Altertum hochgeschätzten Laxans[1]) gab es verschiedene Präparate, von denen eins ausdrücklich dem Archigenes zugeschrieben wurde[2]). Er konnte also mit Fug und Recht sagen: *τῇ ἡμετέρᾳ ἱερᾷ καθαίρειν δεῖ.* Das voraufgehende Purgans, die Coloquintenpillen, gehörte gleichfalls zu den beliebten Purgirmitteln dieses Arztes[3]), sogar die hier verordnete Dose von 18 haselnufsgrofsen Pillen kehrt in seiner Therapie wieder[4]). Die Beobachtung, dafs die Castration zur Heilung dieser Krankheit dienlich sei, wird ausdrücklich von ihm bezeugt durch den Scholiasten zu Orib. IV 530, 3: *Τοιγαροῦν καὶ ὁ Ἀρχιγένης καὶ εὐνουχίζει τοὺς ἤδη ἀρξαμένους τῷ πάθει τούτῳ κατέχεσθαι.* Zudem wird er in diesem Abschnitt von Philumenos genannt: *οὐ γὰρ ἂν εὕροις, φησὶν Ἀρχιγένης, οὐδένα τῶν εὐνουχισθέντων* (*εὐνουχιζομένων* P.) *ἐλεφαντιῶντα οὐδὲ μὴν γυναῖκα* (*γυναῖκας* P.) *ῥᾳδίως· ὅθεν καὶ τῶν εὐτόλμων ἰατρῶν τινες ἐπεχείρησαν τῇ χειρουργίᾳ καὶ ὅσοι γε* (deest P.) *τῶν καμνόντων τὸν ἐκ τῆς χειρουργίας ἐξέφυγον κίνδυνον, τῇ ἀκολούθῳ θεραπείᾳ χρησάμενοι τελέως ἀπηλλάγη-*

---

[1]) Aet. III 111—116. Gal. XIII 129 ff. Scrib. Larg. c. 97, 41 ff. Das Mittel enthielt eine Reihe von kräftigen Purgantien, vor allem Coloquinten oder Aloe. Darnach hiefs die eine *ἱερὰ διὰ κολοκυνθίδος*, die andere *ἱερὰ δι' ἀλόης*. Die Hiera des Andromachos, die wohlriechendes Bartgras, Holzbalsam, Mastixharz, Crocus, indische Narde, Haselwurz, Zimmt und Aloe enthielt, wurde zu Galens Zeiten *ἱερὰ πικρά* genannt (Gal. XIII 129). Es gab eine Hiera des Paccius Antiochus, Rufus, Archigenes, Galen und Iustus (Aet. a. a. O.).

[2]) Aet. a. a. O. Orib. II 272. [3]) Orib. II 271 f. Aet. XII p. 13 Cast.

[4]) Orib. a. a. O.

σαν τοῦ μοχϑηροῦ πάϑους. Die Verwendung des Vipernmittels[1]) gegen Elephantiasis war ebenfalls eine Neuerung des Archigenes[2]): so verbreitet dieses Mittel in der pharmakologischen Litteratur der Alten war, besonders als Heilmittel gegen Nervenleiden und Mandelanschwellungen[3]), seine Verwendung gegen den Ausschlag begegnet erst seit der Zeit des Archigenes (vgl. Soran bei Cael. Aur. M. Ch. IV 1).

Somit haben wir als Thatsache zu constatieren, dafs Philumenos die Quelle des Aetius und Oribasius für die Behandlung der Elephantiasis ist und dafs er sowol wie Aretaios den Archigenes benützt haben. Des Archigenes Behandlung dieser Krankheit ist mafsgebend geworden für die Folgezeit: aufser den beiden genannten Ärzten haben ihn Galen[4]) und Soran[5]) benützt. Bei letzterem, der ihn als *unum ex nostris* neben den Pneumatikern Magnus und Agathinos citiert[6]), ist er unter den *alii* zu suchen, die geronnene Milch, das Mithridation und Vipernfleisch empfahlen[7]). Berührung mit Archigenes weisen auch die am Schlufs des Capitels über die Elephantiasis stehenden Vorschriften auf, die Haut des Kranken anzuschneiden, um die schlechte Flüssigkeit zum Abflufs zu bringen und den Kranken

---

[1]) Plin. XXIX 70. Diosc. II 18. Gal. XIV 265. XII 311. 317. Dies Mittel wurde in der Weise zubereitet, dafs man am Kopf und Schwanzende drei resp. vier Finger breit abschnitt, die Eingeweide mit dem Rückgrat herausnahm und das übriggebliebene Fleisch in Wasser mit Gartendill (ἄνηϑον) kochte, Weizenmehl hinzusetzte und im Schatten trocknete. Dioscorides a. a. O. d. h. Sextius Niger erklärte das Abschneiden von Kopf und Schwanz nach einem bestimmten Mafse für μυϑώδης. Wie es scheint, verdankt dies Mittel seine Verwendung in der Elephantiasis dem Zufall. Aretaios (caus. chr. m. II 13, 183) d. h. Archigenes und nach ihm Galen (XII 312, aus ihm Aet. II 170) berichten darüber genaueres: „Ein Kranker sah, wie eine Natter in ein Fafs mit Most kroch und nachdem sie sich satt gesoffen, den Most und eine grofse Menge Gift ausspie. Als das Tier in dem Most erstickt war, trank der Kranke davon, ward trunken und fiel wie tot zur Erde. Darnach fielen ihm Haare, Nägel, Finger, kurz ein Glied nach dem andern aus, und es bildete sich neues Fleisch an den einzelnen Gliedern.“ Charakteristisch für Galen ist es, dafs er dies Ereignis in Asien als junger Mensch selbst erlebt haben will.

[2]) Bezeugt ist dies allerdings nur in der Hds., die der lateinischen Übersetzung des Aetius von Cornarius, Basel 1542, zu Grunde lag. In den beiden Berliner Hds. W. und P. fehlt das Archigenescitat.

[3]) Diosc. a. a. O.

[4]) Gal. XI 143ff. XII 311f.

[5]) Cael. Aur. M. Ch. IV 1.

[6]) Cael. Aur. A. M. II 10.

[7]) Cael. Aur. M. Ch. IV 1.

bei der grofsen Ansteckungsgefahr aus der Gemeinschaft der Menschen zu entfernen[1]).

Die Darmverschlingung (*εἰλεός*)[2]) war seit Hippokrates[3]) häufig genug Gegenstand ärztlicher Behandlung gewesen. Während aber die älteren Ärzte wie Hippokrates, Euryphon und Praxagoras den *εἰλεός* mit dem *χορδαψός* identificierten, unterschied zuerst der Karystier Diokles, der Zeitgenosse des Plato, beide Bezeichnungen in der Weise, dafs er unter *χορδαψός* die Erkrankung des Dünndarms, unter *εἰλεός* die des Dickdarms verstand[4]). Diese Unterscheidung des Diokles hat sich in der Folgezeit nicht behauptet. Nach dem Zeugnis des Celsus[5]) nannten die meisten Ärzte zu seiner Zeit die Erkrankung des Dickdarms *κωλικόν*, während sie den Sitz des *εἰλεός* in den Dünndarm verlegten. Aretaios folgt in seiner Definition des *εἰλεός* dieser landläufigen Ansicht[6]): er verstand darunter eine mit heftigen Schmerzen verbundene Entzündung des Dünndarms, die dadurch hervorgerufen wird, dafs sich ein im Innern entwickeltes kaltes und träges Pneuma in den Gedärmen festsetzt. Den Sitz des *χορδαψός*[7]) verlegte er in die untere Partie der Gedärme; er entsteht durch Compression und Erweichung der Gedärme und tritt äufserlich dadurch in die Erscheinung, dafs der Unterleib anschwillt[8]). Als Ursachen des *εἰλεός* nennt er das Übermafs im Essen, Genufs unverdaulicher, besonders fetter Speisen, Fäulnis der eingenommenen

---

[1]) Cael. Aur. a. a. O.: Alii quoque etiam cutis vulnerationem affectandam probant, qua corpus exhumoretur: neque cunctis commune iudicium et ignaris cognitum providentes, quod peiorante passione superficies corporis ulceretur. Alii aegrotum in ea civitate, quae nunquam fuerit isto morbo vexata, si fuerit peregrinus, excludendum probant, civem vero longius exulare aut locis mediterraneis et frigidis consistere, ab hominibus separatum, exinde revocari, si meliorem receperit valetudinem, quo possint ceteri cives nulla istius passionis contagione sauciari.

[2]) Nach dem Zeugnis des Kallimachos nannten einige pythagoreische Ärzte in Sicilien die Krankheit „Verstopfung (*φραγμός*)", *siquidem obtrusis naturalibus ventris officiis fieri videatur.* Vgl. Cael. Aur. A. M. III 17.

[3]) Hipp. *περὶ νούσων* III 304. [4]) Cels. IV 20. Cael. Aur. a. a. O.

[5]) Cels. a. a. O.

[6]) Aret. caus. acut. m. II 6, 45. Vgl. Ps. Gal. XIX 423.

[7]) Interessant ist die Ableitung, die er von diesem Worte giebt: *χορδὴ* = *ἔντερα*, *ἕψησις* = *μάλθαξις*. Vgl. Cael. Aur. A. M. III 17, 172.

[8]) Vgl. Cael. Aur. a. a. O.

Nahrung, Schlag auf den Unterleib, Erkältung oder endlich hastiges Trinken kalten Wassers bei schwitzigem Körper[1]). Beim *χορδαψός* pflegt eine mit Kot angefüllte Darmschlinge bis in den Hodensack hinabzugleiten und zwar so, dafs sie nicht mehr in die Unterleibshöhle zurückgebracht werden kann. Nach seiner Angabe ist diese Krankheit bei Kindern häufig, aber weniger gefährlich; bei alten Leuten dagegen selten, aber gefährlich; am häufigsten tritt sie im Sommer auf. Bei der Beschreibung der Symptome unterscheidet er[2]) drei Stadien: im ersten Stadium haben die Kranken einen windenden Schmerz, ihr Magen ist mit Flüssigkeit überfüllt, sie leiden an Abgeschlagenheit und Mattigkeit und werden von Aufstofsen und heftigem Kollern im Magen geplagt. Nimmt die Krankheit zu, so leiden die Kranken an Kälte des ganzen Körpers, heftigen Schmerzen, grofser Atemnot und quälendem Durst. Wenn endlich infolge der hochgradigen Verstopfung kalter Schweifs und Harnbeschwerden sich einstellen, so steht der Tod bevor.

Die von Aretaios vorgetragene Pathologie dieser Krankheit deckt sich wieder mit Aetius IX 28; ihre Übereinstimmung ist sogar in diesem Falle eine so völlige[3]), dafs beide Capitel hier Platz zu finden verdienen:

Aret. caus. ac. m. II 6, 45.

Ἐντέροισι γίγνεται μὲν φλεγμονή, ὀδύνην ὀλεθρίην ἐμποιοῦσα. θνήσκουσι γὰρ μυρίοι στρόφοισι καρτεροῖσιν· ἐγγίγνεται δὲ καὶ πνεῦμα ψυχρὸν, ἀργὸν, οὔτε κάτω περῆσαι ῥηΐδιον οὔτε ἄνω ἀνελθέμεναι· μίμνει δὲ ἐπιπολὺ ἑλισσόμενον ἐν ὀλίγῃσι τῶν ἄνω ἑλίξεσι· τοὔνεκε καὶ τὸ πάθος ἐπίκλησιν ἔσχεν εἰλεόν.

Aetius.

Περὶ εἰλεοῦ καὶ χορδαψοῦ.
Ἀρχιγένους[1]).

Ὁ εἰλεὸς πάθος ἐστὶν ἐντέρων ὀδύνην ὀλέθριον ἐπιφέρον[2]). *Αἰτία δὲ τοῦ πάθους συνεχὴς διαφθορὰ σιτίων πολλῶν τε καὶ ποικίλων καὶ*

[1]) Vgl. Paul. Aeg. III 44. [2]) *ἐπιφέρων* P.

[1]) Vgl. Cael. Aur. a. a. O.

[2]) Vgl. Cels. IV 20. Hipp. *περὶ νούσων* III 304. Vgl. aufserdem Orib. II 238. IV 493. 575.

[3]) Auf die Abhängigkeit des Aretaios von Archigenes in diesem Kapitel hat bereits Io. Ernestus Hebenstreit in einem Leipziger Programm vom Jahre 1757 aufmerksam gemacht: Aetii Amideni *Ἀνεκδότων* lib. IX c. 28 exhibens tenuioris intestini morbum quem ileon et chordapsum dicunt. Den Nachweis dieser Schrift verdanke ich Herrn Dr. H. Schöne.

Κῆν πρὸς τοῖς στρόφοις δὲ καὶ πίεσις καὶ μάλθαξις τῶν ἐντέρων ἔῃ, καὶ πουλὺ τὸ ὑπογάστριον ὑπερίσχῃ, χορδαψὸς τὸ τοιοῦτόν ἐστιν οὔνομα· [δ'][1]) ἕψησις μὲν γὰρ ἡ μάλθαξις· χορδὴ δε ἐντέρων ἐπώνυμον ... αἰτίη τοῦ εἰλεοῦ συνεχὴς μὲν διαφθορὴ σιτίων πολλῶν τε καὶ ποικίλων καὶ οὐ ξυνηθέων, καὶ ἄλλη ἐπ' ἄλλῃ ἀπεψίη, μάλιστα δ' ἐπὶ τοῖσι πιμελώδεσιν[2]), ὁκοῖόν τι μέλαν σηπίης. Οὐκ ἀδόκητος δὲ πληγὴ ἢ ψύξις ἢ ψυχροποσίη ἐφ' ἱδρῶτι, ἄδην ἢ χανδόν· καὶ οἷσι δὲ ἔντερον ἐς τὸν ὄσχεον ξὺν κόπρῳ κατέβη καὶ οὐκ ἀνώσθη ἐς τὴν κοιλίην, ἀλλ' ἀνελήφθη βίῃ, τουτέοισιν ἔθος ἐπιφλεγμαίνειν τὰ κάτω ἔντερα. Ξύνηθες δὲ τὸ πάθος παιδίοισιν, οἷσίπερ ἂν καὶ ἀπεψίη ᾖ, καὶ τὸ βλάβος διαδιδράσκουσι μᾶλλον, [δὲ][3]) διά τε τὸ ἔθος καὶ τὴν ὑγρότητα τῶν ἐντέρων· ὀλισθηρὰ γάρ· γέροντες δὲ οὐ μάλα μὲν πάσχουσι, περιγίγνονται δὲ ἥκιστα. ὥρῃ θέρεος τίκτει μᾶλλον ἦρος, φθινόπωρον δὲ χειμῶνος, ἀμφοῖν δὲ ἐπὶ μᾶλλον θέρος. Πολλοὶ[4]) μὲν οὖν ἐπὶ τούτοισι στρόφοισι θνήσκουσιν αὐτίκα· μετεξετέροισι δὲ καὶ πῦος ἐγγίγνεται, καὶ αὖθις μελανθὲν [τότε][5]) τὸ ἔντερον καὶ διασαπὲν ἐξέπεσε, καὶ οὕτως ἐξέλιπον. Ξύνεστι δὲ αὐτοῖσιν, εἰ μὲν ἐπιεικὴς ⟨ὁ⟩[6]) εἰλεὸς εἴη, πόνος ἑλισσόμενος, στομάχου πλάδος, ἔκλυσις, μαλακίη, ἐρεύξιες κεναὶ καὶ οὐδὲν ὠφελοῦσαι, κοιλίη ὑποβορβορίζουσα φύσησιν, ὁδοιπορίη μέσφι ἕδρης, διέξοδοι δὲ ἀτελέες. Ἢν δὲ ἐπίτασιν[7]) ἴσχῃ ὁ

[1]) Wil. [2]) Hds.: εἰλεώδεσι verbessert von Wig. [3]) Wil. [4]) Erm. Hds. πολλοῖσι. [5]) Erm. τε τὸ ἔντερον. [6]) Erm. [7]) Hds.: ἐπὶ πᾶσιν. Vgl. Aetius.

ἀσυνήθων[1]) καὶ μάλιστα τῶν καταπιμέλων· συνίσταται δὲ καὶ ἐπὶ[2]) πληγαῖς τισι καὶ ἐπὶ ψύξεσιν ἰσχυραῖς καὶ ἐπὶ ψυχροῦ ἀθρόᾳ πόσει, μάλιστα ἐφ' ἱδρῶτι παραλαμβανομένη. συμβαίνει δὲ καὶ οἷς ἔντερον εἰς τὸν ὄσχεον σὺν τῇ κόπρῳ κατέβη, εἶτα ἀνεθλίβη μετὰ βίας καὶ ἐκ τούτου ἐφλέγμηνε. Γίγνεται δὲ καὶ ἐπὶ ταῖς τῶν δηλητηρίων πόσεσι καὶ ὑπὸ σκληρᾶς κόπρου περὶ τὰ λεπτὰ ἔντερα ἐνσχεθείσης[3]). Ἐφ' ἑνὸς δὲ τόπου τῆς ὀδύνης ἐνερειδούσης περὶ τὰ λεπτὰ τῶν ἐντέρων[4]), ὡς σκληρίαν ὑποπίπτειν τῇ ἀφῇ, χορδαψὸν ἰδίως ἐκάλουν οἱ ἀρχαῖοι, τοῦτ' ἔστι μάλθαξιν ἐντέρων, καὶ πολλοὶ ἐπὶ ταῖς ὀδύναις θνήσκουσιν αὐτίκα. Ἑτέροις δὲ διαπυΐσκεται[5]) ἡ φλεγμονὴ καὶ αὖθις μελανθὲν τὸ ἔντερον καὶ διασαπὲν ἐκπίπτει καὶ οὕτως ἐκλείπουσι. σύνηθες δὲ τὸ πάθος παιδικῇ ἡλικίᾳ, ἐκφεύγουσι μέντοι διὰ τὴν φυσικὴν ὑγρότητα, γέρουσι δὲ οὐ πάνυ μὲν σύνηθες· ἐὰν[6]) δὲ περιπέσωσι τῷ πάθει, οὐ μάλα περιγίγνονται. παρέπεται δὲ τοῖς κάμνουσιν ὀδύνη περιειλουμένη, στομάχου πλάδος, ἔκλυσις, ἐρυγαὶ κεναὶ μηδὲν ἐπικουφίζουσαι, βορβορυγμοὶ[7]) τῶν ἐντέρων, ἐποχὴ παντελὴς κόπρου καὶ πνευμάτων. εἰ δὲ ἐπίτασιν λάβοι τὸ πάθος, πάντα ἀνέκφορα[8]) γίγνεται· διὸ καὶ ἔμετος φλέγματος καὶ χολῆς, ψύξις τοῦ παντὸς σώματος, πόνος πολὺς καὶ[9]) δύσπνοια. Εἰ δὲ καὶ θνήσκειν μέλλουσιν, ἱδρὼς ψυχρὸς καὶ δυσουρία, ὁ[10]) δακτύλιος

[1]) συνήθων W. [2]) ἐν P. [3]) ἐνεσχεθείσης W. [4]) Die Worte ὡς — ἐντέρων fehlen in P. [5]) διαπυΐσκει W. P. [6]) εἰ W. [7]) βορβορυγμόν W. [8]) ἀνώφορα P. [9]) fehlt in P. [10]) fehlt in P.

εἰλεὸς, πάντων ἄνω ἡ φορὴ, πνευμάτων, φλέγματος, χολῆς. Ἐμοῦσι γοῦν τάδε· ἔξωχροι, ψυχροὶ τὸ πᾶν σκῆνος· πόνος πουλὺς, ἀναπνοὴ κακὴ, διψαλέοι. Ἢν δὲ καὶ θνήσκειν μέλλωσιν, ἱδρὼς ψυχρὸς, δυσουρίη, ἕδρη ἀπολελημμένη, ὡς μηδὲ ἰσχνὸν ἔλασμα διελάσαι, κόπρων ἔμετοι κτλ.

ἐσφιγμένος, ὡς μηδε πυρῆνα μύλης σχεδὸν ὑποδέχεσθαι· ἐνίοτε δὲ[1]) καὶ κόπρος ἀνεμεῖται.

[1]) fehlt in P.

Trotz dieser fast wörtlichen Übereinstimmung beider Autoren ist die naheliegende Annahme der Benützung des Aretaios durch Aetius deshalb unzulässig, weil der Bericht des Aetius den keineswegs nebensächlichen Zusatz aufweist, dafs auch der Genufs von Gift und verhärtete Kotmassen die Ursache der Krankheit bilden können[1]). Dafs dieser Fall in der Quelle vorgesehen war, beweist der Umstand, dafs Aetius im folgenden für denselben Verhaltungsmafsregeln giebt und Recepte anführt[2]). Beide Berichte erscheinen demnach einander gegenüber als selbständig: als Quelle hat der Mann zu gelten, den Aetius als Quellenschriftsteller nennt, Archigenes. Nach meiner obigen Darlegung ist soviel sicher, dafs Aetius ihn nicht selbst eingesehen hat. Die Frage aber, woher er sein Excerpt entlehnt hat, vermag ich nicht zu entscheiden: man hat die Wahl zwischen Philumenos und Philagrios. In der Therapie ist der Bericht des Aetius wieder reichhaltiger und erschöpfender, die Darstellung des Aretaios[3]) dagegen kürzer und flüchtiger. Die Hauptquelle des Aetius ist Archigenes, es folgt dies bei der engen und unlösbaren Zusammengehörigkeit einfach mit Notwendigkeit aus dem Archigenescitat. Daneben hat er wie gewöhnlich in der Therapie dieser Krankheit den Oribasius für mehrere Recepte benützt. Charakteristisch für seine Arbeitsweise ist es, dafs er da, wo seine Hauptquelle Archigenes wieder einsetzt, diesen mit Namen anführt.

Ist eine Entzündung vorhanden, so empfehlen beide übereinstimmend den Aderlafs. Leidet der Kranke dagegen an Verstopfung, so verwerfen sie den Aderlafs und verordnen Brechmittel, Abführmittel, Einreibungen des Afters, Klystiere, zu denen sie Pflanzen-

[1]) Auch Soran führte den Genufs von Gift unter den Ursachen des εἰλεός auf: vgl. Cael. Aur. A. M. III 17, 171. Vgl. Orib. IV 575.

[2]) Aet. IX 28 p. 514 Cornarius.

[3]) Aret. cur. acut. morb. II 5 p. 271.

säftc, schleimige Abkochungen, Öl, Honig und Ysop verwenden, warme Bähungen der leidenden Teile, Cataplasmen, Schröpfköpfe, die auf den Unterleib zu applicieren sind, ferner schmerzstillende Mittel wie das Theriak des Andromachos, und wenn der Schleim nicht nachläfst, weder Blähungen abgehen noch Stuhlgang erfolgt, die Hiera, die entweder das Erbrechen von Schleim und Galle herbeiführt oder den Kot nach unten abführt. Bezeichnend ist die enge Berührung beider Berichte an der Stelle, wo Archigenes von Aetius ausdrücklich als Quelle genannt wird. Ich setze die beiden Stellen her:

Aret. cur. ac. m. II 5, 273:

Προπίνειν δὲ κυμίνου ἢ πηγάνου ἀφεψήματος καὶ [τοῦ][1]) σίνωνος ἢ ξὺν τούτοισι τῶν φαρμάκων τῶν ἀνωδύνων τινά· μυρία δὲ ἄλλοισιν ἄλλα πείρῃ γεγόνασι πιστά. ἀγαθὸν δὲ καὶ τὸ δι' ἐχιδνῶν φάρμακον, μέζον τοῦ μέτρου πρὸς τὸ ξύνηθες ποθέν. Ἢν δὲ μήτε ὁ πόνος ἐνδιδῷ μήτε φῦσα μήτε κόπριον ἀναδοθῇ, τοῦ καθαρτηρίου τῆς ἱερῆς ὑπ' ἀνάγκης διδόναι· ἢ γὰρ ἀπηλάθη ξὺν φλέγματι καὶ χολῇ τὸ φάρμακον ἢ διῆλθεν ἐξάγον φύσας, σκύβαλα, φλέγμα, χολὴν, τοῦ κακοῦ τὰς ἐντάσιας.

[1]) Wil.

Aetius.

Ἐχρησάμεθα ἐπιτυχῶς ἐπὶ τῶν ἀφλεγμάντων εἰλεῶν, φησὶν Ἀρχιγένης, καὶ τῇ διὰ κολοκυνθίδος ἡμετέρᾳ ἱερᾷ < β', ἐνίοτε δε καὶ γ' εἰς καταπότια ἀναπλάσαντες· ἢ γὰρ ἐξεμεῖται τὸ φάρμακον μετὰ φλέγματος πολλοῦ καὶ χολῆς ἢ ὑπελθὸν κατ' ἔντερον συνυπεξάγει ἑαυτῷ τὰ τὴν διάθεσιν ἐργαζόμενα αἴτια πάντα. Ἐμμενόντων δὲ τῶν ἀλγημάτων καὶ μάλιστα ἐφ' ὧν οἱ ἐνιέμενοι κλυστῆρες οὐχ ὑπεξέρχονται, διδόναι καὶ τὰς ἀνωδύνους[1]) καὶ τῷ πάθει ἁρμοζούσας[2]) ἀντιδότους εἰς κοίτην. κοινὴ μὲν οὖν καὶ ἀρίστη ἡ διὰ δυοῖν[3]) πεπέρεων (Orib. IV 576) *καὶ ἡ Ἀνδρομάχου δι' ἐχιδνῶν θηριακή* ....

[1]) *τῶν ἀνοδύνων* P. [2]) *ἁρμοζόντων* P. [3]) *δύο* W. Vgl. Orib. IV 576

Unter *πλευρῖτις* versteht Aretaios [1]) eine Entzündung der dünnen, die Rippen bekleidenden Haut, die mit Fieber, Husten, verschiedenartigem Auswurf und heftigen, bis zum Schlüsselbein sich erstreckenden Schmerzen verbunden ist. Er betont dabei, dafs nur in dem Falle, wenn diese Erscheinungen in ihrer Gesamtheit auftreten und auf derselben Ursache beruhen, diese Krankheit vorliege. Als ihre Symptome bezeichnet er Atemnot, Schlaflosigkeit, Appetit-

[1]) Aret. caus. acut. m. I 10 p. 20.

losigkeit, Röte der Wangen, trockenen Husten, Auswurf von galligen oder stark mit Blut gemischten Schleimmassen. Eine schlechte Prognose stellt er, wenn der blutige Auswurf nicht aufhört, weil sich in diesem Falle Delirien, Schlafsucht und Phantasieren einstelle. Tritt keine Genesung ein, so bildet sich ein Empyem, das an dem Frostschauer und den stechenden Schmerzen kenntlich sei. Vergleichen wir hiermit die Beschreibung, die Soran[1]) von dieser Krankheit giebt, so läfst sich die enge Berührung beider Berichte nicht verkennen; ja die Angaben des Soran über die Symptome decken sich mit Aretaios in dem Mafse, dafs ich den Schlufs nicht von der Hand zu weisen wage, dafs sich beide in der Pathologie der Krankheit derselben Quelle angeschlossen haben. Besonders hervorheben will ich die Wiederkehr der Notiz bei Soran, dafs der Kranke nicht auf der gesunden Seite zu ruhen vermag, weil der Druck der entzündeten Membran den Schmerz vermehre[2]), ferner dafs die Krankheit häufig in Lungenentzündung übergehe oder sich zum Empyem entwickele und dafs sich in diesem Falle Schüttelfrost und stechender Schmerz einstellen. Endlich mag darauf hingewiesen werden, dafs beide in den Angaben über die Disposition der verschiedenen Alter und Jahreszeiten zu dieser Krankheit übereinstimmen[3]).

Weit zwingender ist der Beweis, der sich für die Abhängigkeit der Therapie des Aretaios von einer älteren Quelle mit Hilfe des Aetius (VIII 68) erbringen läfst. Gleichzeitig werden wir dadurch in den Stand gesetzt, die gemeinsame Quelle zu benennen.

Die Behandlung leitet Aretaios mit einem Aderlafs ein, er empfiehlt eine Ellenbogenvene zu öffnen, jedoch nicht an der kranken Seite. Auch warnt er vor übermäfsiger Blutentziehung, weil in diesem Falle die Gefahr entsteht, dafs eine Lungenentzündung hinzutritt. Er rät den Aderlafs an demselben Tage zu wiederholen, wenn das Befinden des Kranken es gestattet und wenn eine längere Remission des Fiebers eingetreten ist; sonst empfiehlt er bis zum nächsten und übernächsten Tage zu warten. Zum äufseren Gebrauch bedient sich unser Autor eines mit warmem Öl angefeuchteten Wollumschlages, in dem Raute oder Dill abgekocht ist, und Übergiefsungen

---

[1]) Cael. Aur. A. M. II 14, 80.

[2]) Aret. a. a. O. 20. Cael. Aur. a. a. O. 80.

[3]) Aret. 23. Cael. Aur. A. M. II 13, 79 f.

mit Öl. Aufserdem wendet er Cataplasmen, erweichende Pflaster, Bähungen und Salben an, empfiehlt Schröpfköpfe und Klystiere. Das Heilverfahren des Aetius stimmt mit dem des Aretaios fast völlig überein. In erster Linie wendet er den Aderlafs an mit derselben Beschränkung wie Aretaios:

Aret. cur. ac. m. I 10, 232.

Μάλιστα μὲν ὦν αὐτῆμαρ φλέβα τάμνειν· ἢν δὲ ἀπὸ πλήσιος σίτων καὶ ποτῶν ἔῃ, ἐπ' ἀσιτίης μίαν ἡμέρην φυλάξαντα, ἀφαιρέειν ἀπ'[1]) ἀγκῶνος τῆς ἐν τῷ κοίλῳ φλεβός· τοῦ μὲν[2]) κατ' ἴξιν τῇσι ἑτέρῃσι πλευρῇσι· κρέσσον γὰρ ἀπωτάτω ἄγειν. Τὸ δὲ πλῆθος μὴ μέχρι λειποθυμίης· περιπνευμονίην γὰρ ἐπιφοιτῆσαι κίνδυνος, ἢν τὸ σῶμα ἐπιψυχθὲν τὴν ψυχὴν ἐκλείπῃ. εἴσω γὰρ τὰ ὑγρὰ ξυνθέει, τὴς ἐκτὸς ἀφαιρεθέντα θέρμης τε καὶ τάσιος, πνεύμων δὲ μανός τε καὶ θερμὸς καὶ ἐς ὁλκὴν δυνατώτατος· πλευρῶν τε γειτόνημα πνεύμων καὶ κοινωνὸς ἀλγέων· ἀτὰρ καὶ αἱ τοῦδε διαδέξιες οὐ μάλα περιγίγνονται ... χρὴ ὦν ἐπὶ ξυμμέτρῳ τῇ ῥοῇ τοῦ αἵματος μεσηγὺ τὸν ἄνθρωπον ξυλλέξαντα αὖθις ἀφαιρέειν, εἰ μὲν εὖ ἔχοι, αὐτῆμαρ, τῆς ἐπανέσιος μακρῆς γιγνομένης· ἢν δὲ μή, τῆς ὑστέρης ...

1) ὑπ' Hds. 2) Wil. μὴ Hds.

Aetius VIII 68:

Nach einem kurzen Excerpt aus Galen (XIV 445. Orib. V 473) fährt unser Autor also fort:

Ἐπὶ[1]) δὲ τῶν ὀξέως νοσούτων, ὡς προείρηται, εἰ[2]) περὶ[3]) μαζὸν καὶ[4]) κλεῖδα εἴη τὸ ἄλγημα, τέμνειν χρὴ τὴν ἐν ἀγκῶνι φλέβα, μὴ τοῦ κατ' εὐθὺ[5]) βραχίονος τῆς φλεγμαινούσης πλευρᾶς, ἀλλὰ τῆς ἀντικειμένης χειρός· τὸ[6]) κενούμενον δὲ πλῆθος μὴ[7]) μέχρι λειποθυμίας· κίνδυνος γὰρ ἐκ τούτου περιπνευμονίαν ἐπιγίγνεσθαι ψυχομένου σφόδρα[8]) τοῦ σώματος. ὁ πνεύμων γὰρ[9]) ἀραιὸς καὶ θερμὸς ὑπάρχων καὶ γειτνιῶν τῷ πλευρῷ ἑτοίμως τὴν νόσον ὑποδέχεται. χρὴ οὖν καὶ[10]) σύμμετρον ἀφαιρεῖν καὶ διαστήματος ἱκανοῦ γινομένου πάλιν ἐπαφαιρεῖν σύμμετρον. εἰ δὲ φόβος εἴη λειποθυμίας, τῇ ἑξῆς ἐπαφαιρεῖν.

1) Am Rande von W. steht: τοῦτο ἐναντίον τῷ Γαληνῷ. Am Rande von P. und in der ed. Ἀρχιγένους. 2) W. ed. P.: εἰ καί. 3) W. ed. P.: περὶ τόν. 4) W. ed. P.: ἢ τήν. 5) W. ed. P.: κατέξιν. 6) W. ed. P.: τὸ δέ. 7) fehlt in P. 8) W. ed. σφοδρῶς P. 9) W. ed. πνεύμων δέ P. 10) fehlt in P.

Dann sucht er den Leib durch Klystiere von den überflüssigen und schädlichen Säften zu befreien. Er empfiehlt ein Klystier aus Rautenöl, Terpentinharz und Butter, Aretaios beschränkt sich auf Rautenöl:

Aretaios 239:	Aetius:
χρὴ δὲ μηδὲ τὴν κάτω ἰητρείην ὑπερορῆν, ἀνδράσι μὲν ἐς τὸ ἔντερον πηγάνινον ἔλαιον ἐγχέοντα, γυναιξὶ δὲ καὶ ἐς ὑστέρην.	*ἔπειτα κλύζειν τὴν κοιλίαν· εἰ δὲ μηδὲ οὕτω φέροιτο, ἐνέματι χρῆσθαι ἀνυπερθέτως διὰ πηγανίνου ἐλαίου ἐντακείσης αὐτῷ τερεβινθίνης καὶ βουτύρου.*

Ferner bedient sich unser Autor zum äufseren Gebrauch der warmen Bähungen, aus warmem Öl bestehend, in dem Raute, Dill und Alkannablüte abgekocht sind, und aufgelegter Schwefelwolle, die mit warmem Öl angefeuchtet ist.

Aretaios 233, 9:	Aetius:
ἐπὶ δὲ τῇ πλευρῇ καὶ ἔριον θέντα μαλθακὸν ξὺν ἀλείφατι θερμῷ πηγάνου ἢ ἀνήθου ἀφεψήματος· καταιονῆν δὲ τὸ πλευρὸν εὖ μάλα προσηνέως. 236, 16: *ἐπὶ δέ τῷ πλευρῷ κέεσθαι χρὴ ἔρια θυμιηθέντα θείῳ, λίπαϊ δεδευμένα, ἔνθα ἄνηθον ἕψηται ἢ πήγανον, ξυνεχὲς δὲ τούτοισι τὸ πλευρὸν καταιονῆν …*	*ἔπειτα καταιονᾶν ἔξωθεν τὴν πλευρὰν ἐλαίῳ θερμῷ, ἐν ᾧ πήγανον, ἄνηθον, κύπρου ἄνθος ἐναφέψηται· καὶ ἔριον τεθειωμένον ἢ αὐτὸ τὸ θεῖον [ἔχον] ἐμπεπασμένον λεῖον* (*λίνῳ* W.) *βρέχων* (*βρέχον* P.) *τῷ θερμῷ ἐλαίῳ καὶ θύμου θερμοῦ λειοτάτου βραχὺ ἐμπάσας ἐπιτίθει καὶ ἐπίδησον κούφως καὶ συνεχῶς. Τῇ ἐμβροχῇ ταύτῃ κέχρησο μέχρι τῆς τρίτης ἡμέρας, τῇ δὲ τετάρτῃ κατάπλασμα προσαγέσθω διὰ γύρεως καὶ λινοσπέρμου* (*λινοσπέρματος* W.) *καὶ μέλιτος καὶ ἐλαίου πηγανίνου· ἔστω δε πάνυ κοῦφον τὸ κατάπλασμα.*

In der Zahl der Cataplasmata und der zusammengesetzten Mittel ist Aetius reichhaltiger; auch seine Angaben über die Bestandteile der einzelnen Mittel sind vollständiger. Zum ersten Cataplasma, das nach Aretaios (237, 4) aus Trespenmehl (*αἰρῶν ἄλευρον*, Mehl von Lolium temulentum), Erysimon und aufgestreutem Natron besteht, fügt Aetius noch Bockshornklee (*τῆλις*, Trigonella Foenum graecum) hinzu. Für den Fall, dafs die Krankheit in Eiterung überzugehen droht, setzen beide dem Cataplasma Senf und Kachrys-Samen (*κάγχρυς*, Cachrys Libanotis) zu, Aetius aufserdem Semen Cardamomi, Bertram (*πύρεθρον* Anthemis Pyrethrum) und Irismehl mit einem Zusatz von Wachs, Asphalt und Öl. Beide empfehlen zur Erwärmung der Cataplasmata warmes Öl in Blasen anzuwenden. Die Vorschriften über die Verwendung der Schröpfköpfe werden von ihnen völlig übereinstimmend gegeben. Von den vier zusammengesetzten Mitteln kehren drei bei Aetius zum Teil in gröfserer Ausführlichkeit wieder:

1. Aret. 240, 4: *Ἢν δὲ μὴ τροφῆς καιρὸς ἔῃ, ἔστω δή τι καὶ τῶν ποικίλων πικέριον ξὺν μέλιτι ἑψηθὲν ἐς σύστασιν.*

Er empfiehlt dies Mittel zu Kugeln zu formen, sie unter die Zunge zu legen und zerfliefsen zu lassen.

2. Aret. 240, 9 = 237, 1 fehlt bei Aetius.

3. Aret. 240, 12: *ἀσίτῳ δὲ τὰ φαρμακώδεα· κνίδης καὶ λίνου τοῦ σπέρματος καὶ ἀμύλου καὶ κώνου τοῦ κοκκάλου λείου ἑκάστου κύαθον· καὶ ἀμυγδάλων τῶν πικρῶν πέντε καὶ εἴκοσι τὸν ἀριθμόν· τόσοι δὲ καὶ πεπέριος κόκκοι. φωχθέντα δὲ χρὴ λεῖα μέλιτι ἐς ἀνάλειγμα* (Wil.) *φυρῆν· τῶν δόσις μυστίλη μίη.*

4. Aret. 240, 17: *ἢν δὲ ὑγρὰ καὶ ἄπεπτα ἀνάγῃ, σμύρνης ὁλκῆς < δύο, κρόκου μία, πεπέριος κόκκοι δεκαπέντε, μέλιτος* (Erm. cod. *μέλιτι*) *φυρῆναι λίτρῃ μιῇ.*

Aetius:

1. *βούτυρον νεαρὸν μετ' ἴσου μέλιτος ἑψήσας δίδου κοχλιάριον α'.*

Unmittelbar vorher geht das dritte:

3. *ἔκλειγμα ἐπιτήδειον τὸ τοιοῦτο· κνίδης σπέρματος, λινοσπέρμου, στροβίλων, ἀμύλου ἀνὰ κυάθου α', ἀμύγδαλα πικρὰ λελεπισμένα κε', πεπέρεως κόκκοι λ' φρύξας ἐπ' ὀλίγον τὰ στροβίλια καὶ τὸ λινόσπερμον, εἶτα κόψας σήσας τὰ ἄλλα καὶ ἀναλαβὼν μέλιτι ἑψήσας δίδου κοχλιάριον α' νήστει ἔκλειγμα*[1]).

4. *εἰ δὲ ὑγρὰ καὶ ἄπεπτα ἀνάγει, ἁρμόδιον τοῦτο· σμύρνης τρωγλίτιδος < β', κρόκου < β', πεπέρεως κόκκοι ιε', μέλιτος ἀπηφρισμένου λι. α', ἀναλαβὼν δίδου κοχλιάριον τὸ ι'* (ς P.)[2]).

[1]) Vgl. Gal. XIV 446.

[2]) Dieses Mittel ist eine Erfindung des Apuleius Celsus, des Lehrers des Scribonius Largus. Vgl. Scrib. Larg. c. 94.

Eingehende Prüfung hat also ergeben, dafs der Bericht des Aetius durchgehends reichhaltiger ist. Demnach ist an Aretaios als Quelle desselben schlechterdings nicht zu denken; wir sind vielmehr zu der Folgerung gezwungen, dafs beide dieselbe Quelle benützt haben. Der Name der Quelle *Ἀρχιγένης* steht bei Aetius in P. am Rande und in der editio princeps (p. 175 b 30).

Die Ärzte der nachchristlichen Zeit unterschieden drei Arten von Kopfschmerz, den acuten oder die *κεφαλαλγία,* den chronischen oder die *κεφαλαία* und den halbseitigen oder *ἡμικρανία, ἑτεροκρανία.* Dafs die ältere Zeit diese Unterscheidung nicht kannte, beweist Celsus[1]), der unter *κεφαλαία* den acuten Kopfschmerz ver-

[1]) Cels. IV 2, 12.

steht und den langwierigen ὑδροκέφαλος nennt. Nach unserer Überlieferung ist Archigenes der erste, der diese Unterscheidung kennt [1]), nach seiner Zeit kehrt sie bei Soran [2]), Galen [3]), Alexander von Tralles [4]) und den späteren Compilatoren wieder. Mit gewohnter Ausführlichkeit behandelt Aretaios [5]) die Therapie der κεφαλαία, die zugleich für die Hemikranie gilt [6]). Er eröffnet sein Verfahren mit dem Aderlafs; darnach empfiehlt er, um den Krankheitsstoff vom Kopfe zu entfernen, starke Purgirmittel, vor allem die Hiera, Klystiere, ferner die Arteriotomie und Schröpfköpfe. Zur Beseitigung des Schleimes wendet er Niesmittel (πταρμικά) und solche Mittel an, welche den Schleim durch den Mund abführen (ἀποφλεγματισμοί): als Niesmittel empfiehlt er Pfeffer, Wurzel vom Seifenkraut (στρούθιον), Bibergeil, denen er, um die Wirksamkeit zu erhöhen, Euphorbiumharz, Mostöl (ἔλαιον γλεύκινον), sikyonisches Öl und Styraxsalbe zusetzt, als ἀποφλεγματισμοί Senf, Samen von Daphne Gnidium (οἱ Κνίδιοι κόκκοι), Pfeffer und Läusekraut (σταφὶς ἀγρία), die er entweder kauen oder in einer Mischung mit Wasser und Honiggemisch zum Gurgeln verwenden läfst. Um die Transpiration zu befördern, rät er den Kopf mit warmem Wasser zu baden und zu übergiefsen. Besteht die Krankheit nach Anwendung dieser Mittel fort, so bedient er sich, nach voraufgegangenem Scheeren des Kopfes, der Cauterisation, unter Umständen bis auf den Knochen mit sorgfältiger Vermeidung der Muskeln, der Incisionen in die Kopfhaut, ebenfalls bis auf den Knochen und der Trepanation, ferner empfiehlt er reizende und ableitende Mittel wie Senf- und Pechpflaster, endlich als letztes und kräftigstes Mittel den Gebrauch von Nieswurz. Grofse Aufmerksamkeit widmet er der Diät und Lebensweise: alle scharfen Speisen verwirft er, ebenso alle den Kopf beschwerende Nahrung, während wohlriechende, urin- und blähungtreibende Gerichte von ihm empfohlen werden. Aufserdem soll der Kranke sich viele Bewegung verschaffen, gymnastische Übungen vornehmen, fahren, reiten, besonders aus kalten Gegenden in warme und aus feuchten in trockene, baden und den Geschlechtsgenufs vermeiden.

---

1) Gal. XII 533. 565. 593. Aet. VI 50.
2) Cael. Aur. M. Ch. I 1. 3) Gal. VIII 204 f.
4) Alex. v. Tr. I 465 f. P. nach Galen.
5) Aret. cur. chr. m. I 1 p. 293. 6) Aret. 302.

Diese Vorschriften tragen durchaus das Gepräge der therapeutischen Doctrin des Archigenes. Der Zufall hat es gefügt, dafs uns von einer Kopfkrankheit, dem Schwund des Gedächtnisses, die Therapie des Archigenes[1]) erhalten ist, die sich in den Hauptmomenten mit unserer Darstellung deckt. Archigenes empfiehlt in erster Linie den Aderlafs, der ja überhaupt zu den wichtigsten Grundlagen seiner Therapie gehört, doch warnt er wie Aretaios vor einer übermäfsigen Blutentziehung und rät ihn lieber zu wiederholen. Diese Vorschriften über die Anwendung des Aderlasses decken sich mit denen, die er für die Behandlung der *πλευρῖτις* erteilt[2]). Bei Galen heifst es (VIII 150): *ἐν ἀρχῇ μὲν οὖν αὐτῆς* (sc. *ἐπιστολῆς πρὸς Μάρσον*) *μετὰ τὸ προοίμιον, ὁπότε τῆς θεραπείας ἄρχεσθαι μέλλει, γέγραπται ταῦτα κατὰ λέξιν· „ἀφαίρεσιν μὲν οὖν αἵματος σύμμετρον καὶ ἐπαφαίρεσιν πεποιῆσθαι ἡμᾶς ἀρχομένης τῆς ἀποθλίψεως πέπεισμαι* (?), *εἰ μή τις ἀσθένεια γέγονεν ἐμποδών.“* Bei Aretaios 293, 18: *ξυντεκμαιρόμενον δὲ τὴν δύναμιν τὸ πλῆθος ἀφαιρέειν. ἄριστον δὲ μὴ ἐσάπαξ, ἵν'* (Wil. *ἦν* Hds.) *ἡ δύναμίς τε ἀνέχηται τὴν πληθὺν τῆς ἀφαιρέσιος ξυνεχές τε τοῖσιν αὐτοῖσι μοχλεύηται ἡ νοῦσος.* Dann läfst Archigenes wie Aretaios den Kopf scheeren, Schröpfköpfe applicieren, trockene und solche mit Skarification, wobei er ebenfalls darauf aufmerksam macht, dafs die mit Skarification wirksamer seien (Gal. VIII 154. Aret. 294). Für besonders wirksam erklärt er das Übergiefsen des Kopfes mit lauem Wasser und gebrauchte zur Abführung des Schleimes *ἀποφλεγματισμοί* aus Senf, Kresse, Samen von Daphne Gnidium und Läusekraut bestehend und Niesmittel (Gal. VIII 153. Aret. 295. 296). Cauterisation, Incisionen in die Kopfhaut wandte er ebenfalls an (Gal. VIII 154. Aret. 298), endlich läfst er das Senfpflaster applicieren (Gal. VIII 158. Aret. 299). Über das letzte Mittel, das von der methodischen Schule herrührt und den Zweck hat, die Metasynkrise herbeizuführen, hat Archigenes[3]) eingehend gehandelt, es ist sogar ausdrücklich bezeugt, dafs er es gegen chronischen Kopfschmerz und *ἑτεροκρανία* empfohlen habe.

---

[1]) Gal. VIII 150f. Er behandelte diese Krankheit im ersten Buch seiner Briefe in einem Brief an Marsus.

[2]) Aet. VIII 68 = Aret. 232. Vgl. Archigenes bei Aetius VIII 47.

[3]) Aet. III 181 = Antyll bei Orib. II 410f.

Aet. III 181: *τὰ δ' ἄλλα πάντα μέρη τοῦ σώματος καὶ πάθη* ⟨*χρόνια* vgl. Orib. II 411⟩ *χαίρει τῷ βοηθήματι. ἐξαιρέτως δὲ τῇ κεφαλῇ ἐν ταῖς χρονίαις κεφαλαλγίαις καὶ ἑτεροκρανίαις ὁμοίως . . . ἐπιτήδειος . . .*

Noch wichtiger aber ist die Übereinstimmung des Aretaios mit der kurzgefafsten Therapie, die Archigenes in seiner pharmakologischen Hauptschrift *περὶ τῶν κατὰ γένος φαρμάκων* von dieser Krankheit gegeben hat[1]). Er empfahl bei jedem Kopfschmerz, der nicht mit Fieber verbunden ist: Wasser, wenig Nahrung und Abführmittel: *κοινῶς ἐν ἀρχῇ ποιεῖ ὑδροποσία, ὀλιγοσιτία, κοιλίας ἔκλυσις.* Aret. 299, 13: *δίαιτα δὲ ἡ μὲν ἐφ' ἑκάστῳ τῶν ἀλγέων λεπτή, ὀλιγοσιτίη* (*ὀλιγοποτίη* Hds.) *καὶ ὑδροποτίη ἐπίπροσθεν μάλιστα ἄκεός τινος.* Ferner die Hiera (Gal. XII 537. Aret. 294), deren Dose 4 oder 5 Drachmen betrage (Gal. XII 450 Aret.), als *ἀποφλεγματισμοί* in Übereinstimmung mit Aretaios Senf, Ysop und Läusekraut (Gal. XII 565. Aret. 296). Aufserdem wendet er Aderlafs an, indem er entweder eine Stirnvene öffnet oder aus den Venen im Innern der Nase Blut entzieht (Gal. XII 570. Aret. 294, 10. 297, 2) und Schröpfköpfe auf den Hinterkopf (Aret. 294, 13. Er nimmt wie Aretaios die Blutentziehung von den leidenden Teilen (Aret. 294, 11). Auch Cauterisation und das Applicieren eines Senfpflasters spielt bei ihm eine Rolle (Gal. XII 571. Aret. a. a. O.).

Vergleichen wir jetzt die Darstellung des Aretaios mit der von Aetius[2]) erhaltenen Behandlung dieser Krankheit durch Archigenes, so wird jeder Zweifel an der Abhängigkeit des Aretaios von ihm schwinden. Ich hebe besonders hervor, dafs beide die Arteriotomie empfehlen und zwar der Arterien hinter und vor den Ohren, dafs von beiden die Cauterisation angewandt wird bis auf den Knochen, bei welcher Gelegenheit beide vor Verletzung der Muskeln warnen, dafs bei beiden die Incision in die Kopfhaut oberhalb der Stirn als wirksames Mittel wiederkehrt, dafs beide den weifsen Helleboros für das letzte und kräftigste Mittel ansehen, dafs endlich von beiden dieselben Diätvorschriften gegeben werden.

---

1) Gal. XII 533 f.

2) Aet. VI 50 mit der Überschrift: *κοινὴ θεραπεία κεφαλαίας καὶ ἡμικρανίας ἐκ τῶν Ἀρχιγένους.*

Aret. cur. chr. m. I 2.

295, 1: ἢ δὲ ἐς ὠτειλὴν ἥκῃ τὰ τρώματα, τὰς ἀρτηρίας ἐκτάμνειν. διπλαῖ δὲ, αἱ μὲν κατόπιν εἰσὶν ὤτων σμικρόν τι προσωτέρω, δῆλαι δὲ ταῖς διασφύξεσιν, αἱ δὲ τοῦ ὠτὸς ἐς τοὔμπροσθεν, αὐτῶν πλησίον ...

297, 16: ἢν δὲ ἐπὶ τούτοισιν ἡ κεφαλαλγίη μίμνῃ, ἤν τε ἀποπαύηται, αὐτὸν χρὴ ἐς τέλος ἥκειν τῆς ἰητρείης· φιλυπόστροφον γὰρ κακὸν καὶ ἐν ἕδρῃ ἵζον τὰ πολλὰ φωλεύει. χρὴ ὦν ἀφαιρέοντα τὰς κόμας ξυρῷ — καὶ γὰρ τόδε κεφαλῇ ὀνηϊστόν — καίειν πυρίῃσι καυτήρων, ἐπιπολῆς μὲν ἐς μύας· ἢν δὲ μέσφι ὀστέου ἐθέλῃς, ἀπάνευθεν καὶ τῶν μυῶν· μύες γὰρ καυθέντες ἔασι σπασμῶν προκλήσιες .... ἔταμόν τινες ὑπὲρ μέτωπον κατὰ τὴν στεφάνην τὸ δέρμα ἄχρις ὀστέου καὶ τόδε ἐπιξέσαντες ἢ ἐπικόψαντες μέσφι διπλόης ἐς σάρκωσιν ἤγαγον. οἱ δὲ καὶ ἐσέτρωσαν [τῷ ὀστέῳ] [1]) μέσφι μήνιγγος. εὔτολμα δὲ τὰ ἄκεα, ἀλλὰ χρῆσθαι, κἢν ἐπὶ πᾶσι μὲν ἡ κεφαλαίη ἐπιμίμνῃ, ὁ δὲ νοσέων εὔθυμος ἢ ὁ τόνος τοῦ σώματος ἀγαθός.

302, 4: ὁκόσοισι δὲ ἐκ τῶνδε ἄψυκτος ἡ νοῦσος, ἐλλεβόρῳ χρῆσθαι, τῇ ἐσχάτῃ καὶ δυνατωτάτῃ πάντων ἀγωγῇ.

299, 15: ξύμπαν δὲ δριμέων μὲν ἄφεξις, κρομμύων καὶ σκορόδων καὶ ὀποῦ τοῦ σιλφίου· σίνηπος δὲ μὴ πάγχυ. καὶ γὰρ τὸ δριμὺ αὐτοῦ πρὸς τῇ τοῦ στομάχου ἀρετῇ καὶ ἐς κεφαλὴν οὐκ ἄχαρι, φλέγμα χέον καὶ διαπνέον ἢ διελαῦνον κάτω. .... Κρέσσων ἡ ἡδύοσμος ἡ βοτάνη καὶ γλήχων· πρὸς γὰρ [2]) τοῖσιν εὐώδεσιν ἴσχουσί τι καὶ οὔρων ἀγωγὸν καὶ

[1]) Wil. [2]) Erm. fehlt in Hds.

Aet. VI 15:

Ἐπιμενούσης δὲ τῆς διαθέσεως, τέμνειν τὰς περὶ τὰ ὦτα ἀρτηρίας καὶ μαλιστα τὰς ἐν κροτάφοις. ἐχρήσαντο δέ τινες ἐπὶ κεφαλαίας καὶ καύσει βαθείᾳ, φυλαττόμενοι μόνον μή τις τῶν μυῶν ὑποπέσῃ τῷ καυτῆρι. ἐρείδεται δὲ καυτήρια πυρηνοειδῆ, ὅπου μᾶλλον ὀδυνῶνται [1]) καὶ ἐγχωρεῖ μέχρις ὀστέου καίειν πρὸς λεπίδος ἀπόστασιν. βάρβαροι [2]) δὲ μηνοειδῆ διαίρεσιν διδόασι περὶ τὸ ἔμπροσθεν [3]) μέρος τῆς κεφαλῆς ἀνωτέρω τοῦ μετώπου ἀπὸ τοῦ ἀριστεροῦ ὠτὸς μέχρι τοῦ δεξιοῦ, ἀπολύοντες τὸν περικράνιον ὑμένα καὶ ἐπιξέοντες τὸ ὀστέον τῆς κεφαλῆς ἐξασφαλίζεσθαι λέγοντες τὴν κεφαλήν. καὶ οὐκ ἂν εἰκῇ [4]) δόξῃ παρειλῆφθαι ἡ χειρουργία τοῖς εἰδόσι τὴν δυσχέρειαν τοῦ κακοῦ, δι' ἣν οὐδὲ τὰ ⟨τοιαῦτα⟩ [5]) βοηθήματα μείζονα τῆς χρείας ἐστί [6]). ἐλλέβορος δὲ ὠφελεῖ οὐ χεῖρον καυτηρίων, εἰ μὴ [7]) καὶ μᾶλλον ... ἐγὼ δὲ καὶ τούτοις καὶ τοῖς ἐπιληπτικοῖς τὸν βολβὸν τοῦ λευκοῦ ἐλλεβόρου λεῖον καὶ χνοώδη ποιῶν δέδωκα < α' ... προμεμελετηκυῖαν γὰρ ἤδη διάθεσιν καὶ ἐν αὐτοῖς, ὡς εἰπεῖν, τοῖς ὀστέοις πεπηγυῖαν οὐκ ἔστι ἀγωνιστικώτερος τρόπος ἄλλος .....

παραιτεῖσθαι δὲ καὶ τὰς δριμυτέρας βρώσεις, οἷον κρομμύων, σκορόδων [8]) καὶ τῶν ὁμοίων καὶ τὰς ἐμνευματώδεις καὶ ὅσαι δυσδιέξοδοι, οἷον τυροί,

[1]) ὀδυνᾶται P. ed. [2]) φάρμακα W. von anderer Hand am Rande verbessert. [3]) ἐμπρόσθιον P. ed. [4]) μάτην εἰκῇ P. [5]) τὰ τοιαῦτα P. ed. Corn.: fehlt in W. [6]) ἔστι W. Corn. ἔσται P. ed. [7]) μή τι P. ed. [8]) κρόμμυα, σκορόδων καὶ τὰ ὅμοια W.

φυσῶν [ἔξοδον][1]. ... λαχάνων δὲ ἑφθῶν μὲν ὁκόσα οὔρων καὶ κοιλίας ὑπαγωγά ... ῥίζαι δὲ ποιηραὶ καὶ ἑφθαὶ, ῥαφανίδες, γογγυλίδες, σταφυλῖνοι· οὐρητικὰ μὲν, πλήσμια δέ· ... οἶνος λευκὸς, λεπτὸς .. τράγημα πᾶν κεφαλαλγές ... πλησμονὴ πάντων καὶ τῶν ὠφελούντων κακόν· κάκιον δὲ ἀπεψίη ....

[1]) Wil.

γάλα, ὕδνα[1]), μύκητες βολβοὶ, γογγυλίδες. αἱρεῖσθαι δὲ τὰ εὐκοίλια, εὔπεπτα[2]), ψαφαρά, εὐστόμαχα[3]), ἀπίμελα, ἄβρωμα, διουρητικά. παραιτητέον[4]) δὲ καὶ μέλι καὶ τὰ γλυκέα πάντα. οἶνος δὲ λεπτὸς καὶ λευκὸς ἔστω καὶ μὴ πάνυ παλαιὸς μηδὲ σφόδρα εὐώδης καὶ τῷ πλήθει σύμμετρος ...

[1]) *ὕδατα* W. cf. Gal. XII 460. [2]) *ἄπεπτα* W. P. *εὔπεπτα* ed. [3]) fehlt in P. [4]) *ἀφιστέον* P. *φευκτέον* ed. Corn.

Ein Kapitel des Aetius[1]), die Behandlung der Lungenentzündung (*περιπνευμονία*), scheint sich nicht in das von mir erwiesene Verhältnis des Aretaios zu ihm zu fügen. Auf den ersten Blick ist nämlich die Übereinstimmung desselben mit Aretaios in der Beschreibung der Symptome und in der Behandlung der Therapie eine so auffallend enge, dafs es den Anschein gewinnt, als ob dasselbe wörtlich aus Aretaios abgeschrieben sei. Vergleicht man aber beide genauer, so wird jeder unbefangene Leser sich von der Unhaltbarkeit dieser Annahme überzeugen. Zur vollständigen Darlegung des Verhältnisses ist es notwendig, zunächst beide Massen in Gegenüberstellung herzusetzen.

Aret. caus. ac. m. II, 1, 25 f:

Ἥδε ἐστὶν ἣν καλέομεν περιπνευμονίην, φλεγμονὴ τοῦ πνεύμονος ξὺν ὀξέϊ πυρετῷ, εὖτε ξύνεστιν αὐτοῖσι βάρος τοῦ θώρακος, ἀπονίη, ἢν μοῦνος φλεγμήνῃ πνεύμων ... ἢν δὲ καί τις τῶν ἀμφ' αὐτὸν ὑμένων ἐπιφλεγμήνῃ, οἷσι πρὸς τὸν θώρηκα προσέρχεται, ξύνεστι καὶ πόνος, ἀναπνοὴ κακὴ, θερμὴ, ἀνακαθίννυσθαι ἐθέλουσι σχῆμα ὄρθιον ἐς ἀναπνοήν ... ἐρυθροὶ τὰ πρόσωπα, ἔτι δὲ μᾶλλον τὰ μῆλα· τὰ λευκὰ τῶν ὀφθαλμῶν λαμυρώτατα καὶ πίονα. ῥὶς ἄκρη σιμὴ,

[1]) Aet. VIII 66.

Aetius VIII 66:

Περὶ τῶν περιπνευμονικῶν.

Ἡ περιπνευμονία φλεγμονή ἐστι τοῦ πνεύμονος σὺν ὀξεῖ πυρετῷ. παρέπεται δὲ τοῖς πάσχουσι βάρος τοῦ θώρακος ἀνώδυνον· εἰ δὲ τῶν περὶ[1]) αὐτὸν ὑμένων φλεγμονὴ εἴη τῶν συνδεδεμένων κατὰ μῆκος τῷ θώρακι, τότε καὶ ὀδύνης αἰσθάνονται· δύσπνοια δὲ τούτοις συνεισβάλλει καὶ ἀνακαθίζειν βούλονται· ἐπιπίπτων γὰρ ὁ πνεύμων τῇ καρδίᾳ πνι-

[1]) *παρ' αὐτῶν* ed. cf. Aret.

φλέβες ἐν κροτάφοισιν ἢ καὶ τραχήλῳ διηρμέναι, ἀποσιτίη, σφυγμοὶ τὰ πρῶτα μεγάλοι, κενοί, πυκνότατοί, ὁκοῖόν τι συνεληλαμένοι. . . . ἐφ' ᾗ (sc. θερμασίῃ) ἀναπνοὴ θερμή, δίψος, γλώσσης ξηρότης, ἐπιθυμίη ψυχροῦ ἠέρος, γνώμης ἀπορίη, βὴξ ξηρὴ τὰ πολλά. Ἢν δέ τι ἀνάγηται, φλέγμα ἀφρῶδες ἢ ὑπόχολον κατακορὲς ἢ δίαιμον ἀνθηρὸν σφόδρα· τόδε ἐστὶ [τὸ δίαιμον][1]) τῶν ἄλλων κάκιον.

Ἢν δὲ ἐπὶ τὸ θανατῶδες ἐπιδιδῷ, ἀγρυπνίη, ὕπνοι σμικροὶ νωθροὶ κωματώδεες, φαντασίαι ἀξύνετοι, παράληροι τὴν γνώμην, ἐκστατικοὶ οὐ μάλα. ἀγνωσίη τῶν παρεόντων κακῶν . . . ἄκρα ψυχρά, ὄνυχες πελιδνοί, γρυποί[2])· σφυγμοὶ μικροί, πυκνότατοι, ἐκλείποντες, εὖτε ἀγχοῦ τούτου ὄλεθρος· ἑβδομαῖοι γὰρ τὸ πλέον θνήκουσιν.

Ἢν δέ κοτε ἐπαναφέρῃ ἡ νοῦσος καί τι ἐς ἀγαθὸν τρέπηται, αἱμοῤῥαγίη λάβρος ἐκ ῥινῶν, κοιλίης[3]) ἐκτάραξις πολλῶν χολωδέων, ἐπάφρων . . . ἔστι δὲ ὅτε καὶ ἐς οὖρα ἐτράπετο . . κῆν μὲν ἐς ἔντερον ἢ κύστιν τὸ ἀπὸ τῆς πλευρῆς παροχετευθῇ πῦος, ἐς μὲν τὸ παραυτίκα ἐρήϊσαν ἀπὸ τῆς περιπνευμονίης . . . ἢν δὲ ἐς τὸν πνεύμονα ὁρμήσῃ τὸ πῦος, εἰσὶν οἳ ἀπεπνίγησαν . . .

[1]) Wil. [2]) Wig. ἄγρυπνοι Hds. [3]) κοιλίη Hds.

γμὸν ἐπιφέρει. ἐρυθρὸν δὲ[1]) τούτοις τὸ πρόσωπον καὶ μάλιστα τὰ μῆλα· ῥὶς κατ' ἄκρον σιμοῦται, φλέβες ἐν κροτάφοις ἐπηρμέναι, ἀνορεξία, ἀναπνοὴ θερμή, γλώσσης ξηρότης, ψυχροῦ ὕδατος, μᾶλλον δὲ ἀέρος ἐπιθυμία· βὴξ ξηρά. εἰ δὲ καὶ ἀναχθείη τι, ἀφρῶδες, κατάχολον, ἔστιν ὅτε καὶ δίαιμον ἀνθηρὸν σφόδρα, ὃ[2]) καὶ κάκιστόν ἐστιν.

Εἰ δ' ἐπὶ τὸ θανατῶδες ῥέποιεν, ἀγρυπνία συνεδρεύει ἢ ὕπνοι σμικροὶ κωματώδεις· καὶ φαντασίαι παράληροι[3]) τὴν γνώμην, οὐ πάνυ αἰσθανόμενοι τῶν παρόντων κακῶν. ἄκρα ψυχρά, ὄνυχες πελιδνοὶ καὶ γρυπούμενοι[4]) τεταρταῖοι ἢ τὸ πλεῖστον ἑβδομαῖοι οὗτοι ἀποθνήσκουσιν.

Εἰ δ' ἐπὶ τὸ ἀγαθὸν τρέποιτο ἡ νόσος, αἱμοῤῥαγία λάβρος[5]) ἐκ ῥινῶν ἀκολουθεῖ ἢ κοιλίας ἐκτάραξις πολλῶν χολωδῶν καὶ ἀφρωδῶν· ἔστι δ' ὅτε μεταβληθείσης εἰς πύον[6]) τῆς φλεγμονῆς, διὰ γαστρὸς ἢ δι' οὔρων τὸ πύον ἐκκρίνεται, καὶ αὐτίκα τῶν ὀχληρῶν ῥύεται. εἰ δὲ εἰς τὸν πνεύμονα ὁρμήσειε, ἀθρόως ἢ ἀπέπνιξεν ἢ μετὰ πάνυ χαλεπῶν συμπτωμάτων εἰς φθίσιν μεθίσταται.

[1]) fehlt in ed. [2]) ὅτε W. ed. [3]) παράλληλοι ed. cf. Aret. [4]) Wil. γρυποῦνται W. [5]) λαῦρος W. ed. [6]) πύος W. πύον ed.

Drei Sätze des Aetius fehlen bei Aretaios, nämlich die Bemerkungen, daſs die Lunge, wenn sie auf das Herz drückt, Erstickungsfälle hervorruft, daſs die Lungenkranken nicht nur nach kalter Luft, sondern auch nach kaltem Wasser Verlangen spüren und daſs bei dieser Krankheit schon am vierten Tage der Tod eintritt. An sich sind diese Zusätze untergeordneter Natur, und man könnte leicht geneigt sein, sie als Zuthaten des den Aretaios excerpierenden Autors gelten zu lassen. An Bedeutung gewinnen sie erst dadurch, daſs die beiden ersten Notizen in der Beschreibung dieser Krankheit bei Soran (Cael. Aur. A. M. II 27) wiederkehren. Vergleicht man seine Beschreibung mit der des Aretaios, so bedarf es keiner angestrengten Aufmerksamkeit, um wahrzunehmen, dafs sie identisch ist mit der des Aretaios, dafs sie in der Aufzählung der einzelnen Symptome abgesehen von ihrer gröfseren Reichhaltigkeit so völlig mit ihr zusammenfällt, wie es ohne Benützung derselben Quelle nicht leicht möglich gewesen wäre.

Cael. Aur. A. M. II 27:

Intellegitur (sc. peripneumonia) ex his quae concurrunt. Etenim peripneumonicos sequentur febres acutae, gravedo thoracis et sensus laborantium quadam difficultate laterum atque medium papillarum, iacendi etiam facultas supinae positionis atque paulo erectior, frequens etiam sedendi delectatio atque supra latus iacendi difficultas, ita ut praefocabilis esse sentiatur, *vultus rubor, tanquam florens, oculorum veluti pinguis aspectus atque etiam splendor, scilicet in partibus albidis, quae praeter papulam videntur. . . . Sequitur eosdem etiam anhelitus celeritas, tussicula sanguinolenta atque fellea vel fumosa iactans sputa et in comparatione pleuriticorum fulviora vel spumosiora, spiratio difficilis,* desiderium frigidi atque plurimi aeris haustu rapiendi, frigidi etiam potus appetitio, *os siccum, lingua aspera . . . pulsus vehemens et celer, anxietas, iactatio, vigiliae iuges, ingemens atque turbulentus somnus. Peiorante passione thorax etiam extantior fiet mentis alienatio . . . pulsus latens aut formicabilis, quem Graeci μυϱμηκίζοντα vocant . . . At si salutaribus prosperata signis passio coeperit in melius vergere, omnium supradictorum fiet paulatim deductio . . . . .*

Mithin gab es vor Soran eine mustergiltige Beschreibung dieser Krankheit, in welcher die bei Aretaios fehlenden, von Aetius aber aufgenommenen Notizen von der durch das Liegen auf der Seite herbeigeführten Atemnot und von der Sucht der Lungenkranken, kaltes Wasser zu trinken, thatsächlich standen. Ich meine, durch diesen Thatbestand wird die Annahme, dafs Aetius den Aretaios benützt habe, widerlegt und die Herleitung beider Berichte aus derselben Quelle zu einer fast an Gewifsheit reichenden Höhe der Wahrscheinlichkeit erhoben. Der Name dieser gemeinsamen Quelle kann nach der voraufgehenden Untersuchung nicht zweifelhaft sein. Eine schwache Spur scheint auch bei Aetius auf den Namen zu führen. Zum Schlufs seiner Therapie, die wieder abgesehen von einzelnen Zusätzen völlig der Darstellung des Aretaios[1]) entspricht, macht er darauf aufmerksam, dafs sie vielfach dieselbe ist wie bei der Pleuritis; als letztes Mittel figuriert ein Umschlag aus Wachs, Terpentinharz, Hirschmark, Ysop, Butter und Iris. Dasselbe Mittel führt Aetius bei der Behandlung der Pleuritis aus Archigenes an:

Aet. VIII 66:	Aet. VIII 68:
ἢ τὸ διὰ κηροῦ καὶ τερεβινθίνης καὶ μυελοῦ ἐλαφείου καὶ ὑσσώπου ὑγροῦ καὶ βουτύρου καὶ ἴρεως λειοτάτης ἐπίθεμα προσαγέσθω· ἔστω δὲ ἴσα τὰ πάντα. Ἐνίοτε καὶ νάρδινον μύρον ἐμβάλλειν . . .	*Μετὰ δὲ ταῦτα ἐπιθέμασι χρηστέον καὶ μάλιστα ἐν τῷ τῆς ἀναγωγῆς καιρῷ οἷον τὸ τοιοῦτον· βουτύρου, τερεβινίνης, ὑσσώπου [φαρμάκου* W. deest P.], *κηροῦ, μυελοῦ ἐλαφείου καὶ ἴρεως ἴσα, κυπρίνου ἐλαίου ἢ πηγανίνου συμμέτρου ἐμβαλλομένου.*

Die vorhergehende Untersuchung hat also ergeben, dafs Aretaios in den beiden uns erhaltenen Schriften sich in sklavischer Weise an den bedeutendsten Arzt seiner Schule, den Archigenes, angeschlossen hat. Dies Resultat kann nur den befremden, der die Arbeitsweise der nachchristlichen Ärzte nicht kennt. Die medicinische Litteratur seit der Zeit des 2. Jh. ist im Wesentlichen eine excerpierende: das gilt in gleicher Weise für Ärzte wie Soran, Galen, Heliodor, Antyll, Philumenos, Philagrios sowie für die späteren Sammelwerke eines Oribasius, Aetius, Alexander von Tralles und Paulus von Aegina.

So überflüssig es nach der oben geführten Untersuchung scheinen mag, so angenehm ist es, das gefundene Resultat noch weiter bestätigt zu sehen. Bei der Epilepsie macht Aretaios einen Unterschied

---

[1]) Aret. cur. m. ac. II 1, 243 f.

zwischen dem epileptischen Anfall, den er zu den acuten Krankheiten rechnet (Aret. caus. m. ac. I, 1. cur. p. 216) und der chronischen Form dieses Leidens (Aret. caus. m. chr. I 4, 72, cur. p. 308 f.). Er unterscheidet wieder zwei Arten der chronischen Epilepsie, von denen die eine im Kopf ihren Sitz hat, die andere in den entfernter vom Kopf liegenden Nerven entsteht und von dort nach dem Kopfe steigt[1]). In der Therapie dieser Krankheit empfiehlt er zum Teil dieselben Mittel, welche er gegen Kephalaia verordnet hatte: Blutentziehung aus der Ellenbogenvene und aus der geraden Stirnvene, Purgantien, Schröpfköpfe, Arteriotomie, Incisionen in die Kopfhaut, Cauterisation, Trepanation[2]), darnach Rubefacientia. Von den letz-

[1]) Gal. VIII 193 fügt zu diesen zwei Arten noch eine dritte hinzu, welche im στόμαχος (oesophagus) ihren Sitz hat. Vgl. Alex. von Tralles I 536 (P.).

[2]) Diese heroischen Kuren, die Alexander von Tralles a. a. O. verwirft, die Incisionen in die Kopfhaut, Cauterisation und Trepanation rühren von Themison her (Cael. Aur. M. Ch. I, 4). Incisionen in die Kopfhaut und Cauterisation empfiehlt auch Celsus III, 23, 115, wahrscheinlich nach Themison. Nach Celsus empfahlen einige Ärzte, das Blut von Fechtern gegen diese Krankheit zu trinken (Cels. a. a. O. 114, 34): dies Mittel war allgemein bekannt, wir lesen es bei Scrib. Larg. 17. Plin. XXVIII 4. Aret. 312 (er will selbst gesehen haben, wie ein Kranker es trank), Alex. v. Tralles I 565. Plinius ist wieder unabhängig von Celsus. Ich benütze diese Gelegenheit, um einiges Material zur Quellenanalyse des Celsus zu geben. Das charakteristische seiner Therapie ist die Verbindung von hippokratischer und asklepiadeischer Doktrin. Das zeigt sich z. B. in seiner Behandlung der angina (IV 7, 129). Seine Beschreibung der beiden Arten dieser Krankheit, der συνάγχη und κυνάγχη ist streng hippokratisch. Hippokrates versteht unter dieser Krankheit eine Entzündung des Rachens, die durch eine kalte, schleimartige Flüssigkeit hervorgerufen wird, welche besonders zur Winters- oder Frühlingszeit aus dem Kopfe in die Halsvenen strömt (περὶ διαίτης ὀξέων II 69 Kühn). Die Krankheit äufsert sich in Erstickungsanfällen: der Kranke kann nicht schlucken, Rachen, Hals und Gesicht brennen ihm, die Augen treten heraus, sind starr auf einen Punkt gerichtet, Schluchzen stellt sich ein, das Sehvermögen und der Gehörssinn sind geschwächt, mit offenem Munde liegt er apathisch da und giebt Speichel von sich (περὶ νούσων II 300). Er unterscheidet verschiedene Arten: die gefährlichste ist diejenige, bei der sich weder im Rachen noch äufserlich am Halse ein Zeichen von Entzündung zeigt (I 114. Κωακαὶ προγν. I 290); sie verursacht grofse Schmerzen, Atmungsbeschwerden und Erstickungsanfälle (I 114) und führt entweder an demselben Tage oder nach 2—4 Tagen den Tod herbei. Langwieriger, aber minder gefährlich ist die Art, bei der nur der Rachen anschwillt und sich rötet oder Hals und Rachen zugleich. Der Kranke kommt mit dem Leben davon, wenn die Entzündung sich auf die

teren bezeichnet er als besonders wirksam das aus Canthariden bereitete Mittel, wobei er zum Schutz der Blase Milch zu trinken rät, weil die Canthariden nachteilig auf die Blase einwirken. Dies

---

äufseren Teile wirft, während bei einer Entzündung der Lunge die Krankheit Wahnsinn zur Folge hat (I 291. I 114f.). Die Parasynanche endlich betrachtete er als eine mildere Form der Kynanche (II 301). Die Vergleichung mit Celsus beweist dessen Abhängigkeit von Hippokrates. Die Behandlung des Celsus ist darauf gerichtet, den Körper von dem Krankheitsstoff zu befreien. Darum verordnet er zunächst einen Aderlafs, wenn die Kräfte des Kranken es gestatten, darnach Abführmittel, Schröpfköpfe, die er unter das Kinn oder in die Gegend des Schlundes zu applicieren empfiehlt, feuchte Umschläge, Gurgelmittel, bestehend aus einer Abkochung von Ysop, Katzenminze, Thymian, Wermuth, Kleien und trockenen Feigen, eine Salbe aus Ochsengalle und dem Maulbeermittel zum Bestreichen des Gaumens. Als letztes Mittel wandte er die Laryngotomie an oder Öffnung der Gefäfse unter der Zunge. Dies Heilverfahren stammte von Asklepiades her, der im 2. Buche seiner Schrift περὶ ὀξέων παθῶν diese Krankheit behandelt hatte (Cael. Aur. A. M. III 4):

Cels. IV 7, 129 28:

Quidquid est, si vires patiuntur, sanguis mittendus est: secundum est ducere alvum. Cucurbitula quoque recte sub mento et circa fauces admovetur, ut id quod strangulat, evocet. Opus est deinde fomentis humidis; nam sicca spiritum elidunt. Ergo admovere spongias oportet ... Tum commodum est hyssopum vel nepetam vel thymum vel absinthium vel etiam furfures aut ficus aridas cum mulsa aqua decoquere eaque gargarizare; post haec palatum ungere vel felle taurino vel eo medicamento, quod ex moris est. ... Si per haec parum proficitur, ultimum est incidere satis altis plagis sub ipsis maxillis supra collum, et in palato citra uvam, vel eas venas, quae sub lingua sunt ...

Cael. Aur. A. M. III, 4:

Asclepiades vero secundo libro celerum vel acutarum passionum inquit: synanchicis convenit sanguinis detractio atque ventris depurgatio et cataplasmata ... et gargarismata et superunctiones ... ut sunt ex hyssopo, origano et thymo .. absinthio, fici coctione ... felle taurino .. adiciens etiam cucurbitae usum cum scarificatione ... Tum phlebotomiam probat ex fronte faciendam vel angulis oculorum vel venis, quae sub lingua sunt, vel e bracchio. At si maior, inquit, passio fuerit, dividendae sunt fauces, hoc est tonsillae et partes supra uvam constitutae.

Dafs Asklepiades bei der Bräune die Laryngotomie angewandt habe, bezeugen aufserdem Gal. XIV 734: Ἀσκληπιάδης δὲ ἐπὶ τῶν ἄκρως πνιγομένων καὶ λαρυγγοτομεῖ. Plin. XXVI 17.

Zum Schlufs erwähnt Celsus zwei volkstümliche Mittel: das Fleisch einer jungen Schwalbe und einen Trank aus Meth und der Asche einer jungen eingepökelten Schwalbe. Das zweite Mittel (vgl. Scrib. Larg. 70. Aret. 226.

Mittel stammt von Archigenes her, der es gegen den Kopfschmerz, also auch gegen diese Form der Epilepsie angewandt hatte: vgl. Aet. VI 50:

– –

Aet. VIII 47. Gal. XII 974) rührte von Asklepiades her nach dem Zeugnis des Galen XIV 942: Ἄλλο διὰ χελιδόνων ἄνευ βησασᾶ στοματικὸν διάχριστον, ὡς Ἀσκληπιάδης ἔγραψε κατὰ λέξιν οὕτως. Ἄλλη, ποιεῖ καὶ συναγχικοῖς. χελιδόνων ἀγρίων κεκαυμένων τῆς σποδοῦ < δ'. κρόκου < α'. νάρδου Ἰνδικῆς < α', μέλιτι ἀναλάμβανε, ἡ κρᾶσις πρὸς τὰς ὑποκειμένας διαθέσεις. δεῖ δὲ τὰς χελιδόνας καίειν τὸν τρόπον τοῦτον. ἁλσὶ καταπάσαντες τοὺς νεοττοὺς σὺν τοῖς πτεροῖς βάλλομεν εἰς ἄγγος κεραμεοῦν καὶ τοῦτο φιμώσαντες τίθεμεν ἐπ' ἀνθράκων. Beide Mittel kehren bei Plinius wieder (XXX 30), der aber aus Celsus nicht geschöpft haben kann wegen seiner genaueren mit Dioskorides (II 60, 190) stimmenden Angabe des Quantums dieses Mittels. Diese Übereinstimmung bestätigt wieder meine schon vorher ausgesprochene Vermutung, dafs Varro die gemeinsame Quelle ist: von ihm würde dann die Verbindung von hippokratischer Doctrin mit der des Asklepiades herrühren.

Der Lethargus und die Phrenitis sind zwei entgegengesetzte Leiden: beide sind nach Asklepiades Geisteskrankheiten mit dem Unterschiede, dafs das Charakteristische der Phrenitis Aufregung, das des Lethargus Schlafsucht und Niedergeschlagenheit ist (Cael. Aur. A. M. II 1). Dieselbe Definition giebt Cels. III 20, 104. In seiner Behandlung der Lethargie ist er ebenfalls von Asklepiades abhängig:

Cels. III 20:

Hos aegros quidam subinde excitare nituntur, admotis iis, per quae sternutamenta evocantur, et iis quae odore foedo movent; qualis est pix cruda, lana succida, piper, veratium, castoreum, acetum, allium, cepa. Iuxta etium galbanum incendunt, aut pilos, aut cornu cervinum; si id non est, quodlibet aliud .... 105, 7: *altero die imponendum castoreum, aut ruta ex aceto contrita, aut lauri baccae, aut hedera cum rosa et aceto. Praecipueque proficit, et ad excitandum hominem, naribus admotum, et ad morbum ipsum depellendum, capiti frontive impositum sinapi* .... *vinum quoque cum tempestivo cibo datum non mediocriter adiuvat.*

Cael. Aur. A. M. II 9:

Asclepiades primo libro de acutis passionibus scribens multa inquit adhibenda lethargicis quae phreniticis sunt ordinata. Nititur etiam iugiter demersos excitare sternutamentis et odoramentis castorei, rutae et aceti et spondylio et conyza et agno herbis: baccis etiam lauri .. *Iubet etiam ea adhiberi, quae epilepticis vel matrice praefocatis adhibuit odoranda, hoc est lanam vel capillos aut cervi cornu vel galbanum carbonibus imposita* ... *omnium, inquit, praestantius atque operantius esse sinapi tritum cum aceto admixto atque hinc caput cataplasmandum et dandum manibus quod excitet aegrotantem* .. *Potum dat bis in die vel ter et veniente nocte offert tanquam phreniticis vinum* ...

Dafs das Verfahren des bithynischen Arztes nicht allgemeine Billigung fand, beweist Caelius Aurelianus, beweist ebenso Celsus, der die Äufserung

ἡμεῖς δὲ χρώμεθα τῷ διὰ τῶν κανθαρίδων καταχρίσματι (καταπλάσματι ed. Corn.) καὶ ποιεῖ παραδόξως πολλῷ χρόνῳ ἐξιχωρισθέντων ὑπὸ τοῦ φαρμάκου γιγνομένων ἑλκυδρίων. δεῖ δὲ προησφαλίσθαι τὴν κύστιν διὰ γαλακτοποσιῶν καὶ ἐμβροχῶν

---

eines Arztes Tharrias anführt, dafs das Erwecken des Kranken während des Anfalles nicht ratsam sei. Dieser Tharrias, der bei Celsus noch einmal vorkommt (III 21, 109) ist sonach jünger als Asklepiades, andrerseits ist er älter als Scribonius Largus, dessen Thraseas chirurgus kein anderer Arzt ist (c. 204. 208); bei Galen (XIII 741 = Scrib. Larg. c. 208) heifst er Tharseas. Vgl. Aet. VIII 65. Er lebte also frühestens in der letzten Zeit der Republik. Mitten zwischen dem Eigentum des Asklepiades bei Celsus steht die aus Herakleides von Tarent stammende Vorschrift, dafs man den Kopf des Kranken abscheeren und ihn mit Wasser und einer Abkochung von Raute und Lorbeer bähen müsse (vgl. Cels. 105, 5 = Cael. Aur. A. M. II 9). Ob das Zusammenarbeiten der Darstellung des Asklepiades, Tharrias und Herakleides von Celsus herrührt oder von seiner Quelle, läfst sich mit unserem Material nicht ausmachen.

In der Behandlung der Wassersucht weist die Darstellung des Celsus (III 21) wieder dieselbe Abhängigkeit von Asklepiades auf:

Cels. 106, 34:	Cael. Aur. M. Ch. III 8:
Atque hic quoque quaecumque species est, si nondum nimis occupavit, iisdem auxiliis opus est: multum ambulandum, currendum aliquid est; superiores maxime partes sic perfricandae, ut spiritum ipse contineat . . . cibus esse debet ex media quidem materia, sed tamen generis duri . . .	*Asclepiades etiam libro quo de hydrope scripsit, parvo humore collecto, sive plurimo, necdum tamen pedibus aut cruribus infuso, athletarum regulam adhibendam probat, ex plurima deambulatione atque cursu et refrictione retento spiritu. Tunc cibo dandum panem diligenter elaboratum atque exercitum cum piscibus natura duris .*
Cels. III 21, 108: *At si id vitium est, cui* λευκοφλεγματία *nomen est . . . . utendumque frictione, madefactis tantum manibus aqua, cui sal et nitrum et olei paulum sit adiectum . . . Utilia etiam sunt cataplasmata, quae reprimunt . . Incidendum quoque est super talum, quatuor fere digitis, ex parte interiore, qua per aliquot dies frequens humor feratur; atque ipsos tumores incidere altis*	*In leucophlegmatia vero fricationes adhibet et cataplasmata frigerantia . . . et ex vesicis illisionem adhibendam probat. Laudat etiam punctionem quatuor digitis a talo distantem faciendam superius ab interiore parte, sicut in phlebotomia servantur, ut per eandem punctionem humore effuso corpora releventur; si minus, scarificatione altiore utendum . . .* C. Aur. A. M. III 8, 485 resp. 355: *Herodicus igitur,*

διὰ τὸ ἑτοίμως αὐτὴν πολλάκις ἀδικεῖσθαι ἐκ τοῦ (*τῶν* P. ed.) *διὰ κανθαρίδων χρίσματος.*

Es ist sicher kein Zufall, dafs das Wenige, was wir von Archigenes Behandlung der Epilepsie wissen, sich mit Aretaios deckt. Der Schriftsteller, dem wir dies Wenige von seiner Therapie verdanken, ist Alexander von Tralles (I 561). Darnach riet er, Einreibungen mit Salben vorzunehmen, dem Kranken reichlich Wasser zu geben, dagegen den Genufs von Fleisch[1]) und den geschlechtlichen Verkehr[2]) zu verbieten. Ferner gab er dem Kranken die Leber eines Wiesels ohne Galle mit einer halben Kotyle Wasser vermischt auf nüchternen Magen drei Tage lang zu trinken und berichtete, dafs einige Ärzte mit einem Stück von der Möve, das sie verbrannt und als Getränk gereicht, die Krankheit geheilt hätten.

---

plagis oportet ... Auctoresque multi sunt, inflatis vesicis pulsandos tumores esse.

ut Asclepiades memorat ... vesicis bubulis repletis corpus vaporundum probat vel aliis quibusque maioribus inflatis tumentia loca pulsari iubet. Sic etiam antiquissimus Euryphon.

Die auctores multi, die das Schlagen der Geschwulst mit aufgeblähten Blasen empfahlen, stammen also ebenfalls aus Asklepiades: es waren Herodikos und Euryphon. In der späteren Zeit war dies Verfahren ganz geläufig: Archigenes und Herodot kennen es nach Aet. X 29: *Δοκιμαστέον δὲ καὶ τὸ Ἡροδίκου βοήθημα· καὶ γὰρ βοηθεῖν δύναται οὐχ ἧττον τῆς τρίψεως. κύστεσι μὲν οὖν βοείαις ἢ ἄλλαις εὐμεγέθεσιν εὖ πεφυσημέναις κροῦε* (*κρούει* W.) *κούφως τοὺς ἐξοιδήσαντας τόπους, φησὶν Ἀρχιγένης καὶ Ἡρόδοτος· ἐπιπυκνοῦται γὰρ ἡ σὰρξ ἀλύπως οὔτε ἀλγήματος γιγνομένου* (fehlt in P.) *οὔτε ἀντιτυπίας σκληροτέρας ἀπαντώσης.* Über die operative Entfernung der Wasseransammlung berichtet auch Aetius (X 30) nach Asklepiades, Antyll und Archigenes.

Endlich will ich noch darauf verweisen, dafs die Ausführungen des Celsus (IV 13) betreffend die Behandlung der Pleuritis durchaus asclepiadeische Farbe tragen (Cael. Aur. A. M. II 22). Das Resultat dieses Excurses ist also, dafs Asklepiades eine der Hauptquellen des Celsus für seine Therapie der Krankheiten ist; ob er ihn direct benützt hat, ist mir zweifelhaft.

[1]) Ebenso wie Asclepiades (Cael. Aur. M. Ch. I 4, 228) und nach ihm Celsus (III 23).

[2]) Über diesen Punkt waren die Alten geteilter Meinung. Während Asklepiades (Cael. Aur. M. Ch. I 4, 228) und Rufus (Aet. III 8) den Beischlaf geradezu empfahlen, wurde er von andern Ärzten verboten: Cels. a. a. O., Gal. (VIII 341) u. a. Vgl. Daremberg Oribas. I 668.

Alex. v. Tralles a. a. O.:

Ἄλλοι δέ φασιν, ἐπιληπτικοὺς διαγνωσθέντας θεραπεύειν χρή, καθάπερ Ἀρχιγένης παραινεῖ. προηγουμένως οὖν ταῖς κατὰ τὴν δίαιταν καταλλήλοις χρηστέον ὑδροποσίαις· κρεῶν ἀποχὴ καὶ [συνουσίας][1]) ἀφροδισίων. ἀλειμμάτων δὲ παραλήψεις γενόμεναι παρ' ἐμπείρων παρατετήρηνται. τοῖς δ' ἐπιληπτικοῖς ἁρμόδια καὶ ταῦτα· γαλῆς ἧπαρ χωρὶς τῆς χολῆς μεθ' ὕδατος ἡμικοτυλίου πότιζε νῆστιν ἐφ' ἡμέρας γ'. λέγουσι δέ τινες μέρος αἰθυίας[2]) τοῦ ὀρνέου κεκαυμένον ἐν ποτῷ διδόμενον ἀνασκευάζειν τὴν νόσον. καὶ ταῦτα μὲν ἐκ τῶν Ἀρχιγένους[2]).

[1]) Wil. [2]) Hds. μέρος ἀπὸ τοῦ ὀρνέου.

Aretaios:

314, 14: κρεῶν μάλιστα μὲν ἀπείρχθω πάμπαν· εἰ δὲ μή γε, ἐν τῇ θεραπείῃ ...

315, 8: ὀργὴ δὲ καὶ λαγνείη κακόν· καὶ γὰρ τὸ πρῆγμα τῆς νούσου φέρει τὰ σύμβολα ...

314, 1: ἄλειμμα μὴ κάρτα λιπαρὸν τρίψις ἐν μελλήσει μὲν οὖσα, σκληροτέρη δ' ἐς πύκνωσιν ...

312, 3: λόγος ὅτι καὶ γυπὸς ἐγκέφαλος καὶ αἰθύης ὠμῆς κραδίη καὶ οἱ ἐνοικάδιοι γαλεοὶ βρωθέντες λύουσι τὴν νοῦσον ...

Bei dem epileptischen Anfall gab Archigenes den Rat, die einzelnen Körperteile festzuhalten und jedes Glied durch sanftes Bestreichen mit Fett ohne Anwendung von Gewalt zu erweichen und den verzerrten Gesichtsteilen die natürliche Form wiederzugeben[3]). Hat der Anfall aufgehört, so empfiehlt er den Kopf des Kranken durch Tücher zu erwärmen. Ebenso Aretaios.

Alex. v. Tralles I 557:

Ἀρχιγένης μὲν οὖν ἐν τοῖς κατὰ γένος παραινεῖ οὕτω λέγων· κατὰ δὲ τοὺς παροξυσμοὺς διακρατεῖν δεῖ πάντα τὰ μέρη, ὥσπερ καὶ τοὺς περιοδικῶς ῥιγοῦντας, καὶ τῶν μελῶν ἕκαστον λιπαραῖς ταῖς χερσὶν ἀπευθύνειν μετὰ συμμέτρου συντονίας μαλάσσοντας τά τε ὄμματα αὐτῶν ἡσυχῇ καὶ καταψύχοντας, ἔτι τε φλε-

Aret. 217:

Ἢν δὲ καὶ σπᾶται ἢ διαστρέφηται τὴν κάτω γνάθον ἢ τὼ χεῖρε καὶ τὰ σκέλεα ῥίπτηται καὶ ξύμπας τιταίνηται οἱ ὦψ, ψηλαφίῃ ξὺν λίπαϊ μαλθάσσειν ἀπιθύνειν τε τῆς ὄψιος τὰ διάστροφα· πρηέως δὲ διακρατέειν, ὡς μὴ διαστρέφηται τὰ ἤθεα. τὰ ψυχρὰ πυριῆν ἐρίοισι παλαιοῖς, πιναροῖσι τρύχεσι ....

[1]) Vgl. Pseudo-Dioskorides περὶ εὐπορίστων I 18, 102 (Sp.) Diosc. II, 27, 179. Cael. Aur. M. Chr. I 4, 229.

[2]) Cael. Aur. a. a. O.

[3]) Diese Art der Behandlung kehrt bei Philumenos wieder (Orib. V 403); er kennt auch die Forderung des Aretaios (217), durch Federn, die mit Irissalbe bestrichen sind, Erbrechen hervorzurufen. Philumenos wieder ist von dem Arzte Poseidonios aus dem 4. Jh. (Sprengel, Gesch. der Arzneikunde II³ 127) benützt: Aet. VI 13 = Orib. V 403.

βοτομεῖν αὐτοὺς κατὰ τὸν καιρὸν τοῦτον. παυσαμένου δὲ συγχριστέον καὶ θαλπτέον ἱματίοις τὴν κεφαλὴν πολλῷ ἐλαίῳ καὶ θερμῷ συμβρέχοντας.

Das von mir beigebrachte Material wird genügen, um den Glauben an die Selbständigkeit des Aretaios zu erschüttern: eine ganze Reihe von Capiteln sind weiter nichts als ein in eine närrische Caricatur des Ionischen umgesetzter Archigenes. Ich halte darnach den weiteren Schlufs für berechtigt, dafs Archigenes, wenn nicht die einzige, so doch die Hauptquelle des Aretaios ist.

Die Frage nach dem Titel der benützten Schriften läfst sich mit Hilfe unserer Überlieferung beantworten. Galen ist es, der den Titel seiner pathologischen, Oribasius, der den Titel seiner therapeutischen Schrift erhalten hat: *τῶν ὀξέων καὶ χρονίων παθογνωμικά* (Gal. VIII 203) und *θεραπεία τῶν ὀξέων καὶ χρονίων παθῶν* (Orib. II 146), beide, wie es scheint, aus 4 Büchern bestehend. Das kurze Bruchstück aus seiner Pathologie behandelt den Schwindel (*σκότωμα*), der nach seiner Meinung infolge von Säfteanomalien des Kopfes und des Unterleibs entsteht. Als Symptome bezeichnet er im ersteren Falle Ohrensausen, Kopfschmerz, ein Gefühl von Schwere im Kopf, Schwächung des Geruchssinnes und anderer Sinne, im letzteren Falle Magenschmerzen und Erbrechen. Die Symptome kehren bei Aretaios (caus. m. chr. I 3, 70) wieder; dafs er auch die beiden von Archigenes angegebenen Entstehungsursachen der Krankheit kannte, folgt aus seiner Therapie, wo er in der Behandlung einen Unterschied macht, je nachdem die Krankheit durch Säfteanomalien im Kopf oder durch Säfteüberflufs in der Leber, in der Milz oder in einem andern inneren Organ entstanden ist (cur. m. chr. I 3, 302 f.).

Umfangreicher ist das von Oribasius aus seiner therapeutischen Schrift erhaltene Bruchstück. Die Bedeutung desselben liegt darin, dafs es uns einen ungefähren Mafsstab für die Beurteilung des Umfangs dieser Schrift an die Hand giebt. Es enthält eine eingehende Behandlung der Art der Vorbereitung der Kranken auf den Genufs der Nieswurz[1]), ferner genaue Angaben über die verschiedenen Arten

[1]) Man vergleiche damit die kümmerlichen Angaben des Plin. XXV 59. Er läfst den Körper sieben Tage lang auf den Genufs des Helleboros vor-

derselben und Vorschriften über seine Gebrauchsweise. Aus der Thatsache, dafs er sogar darüber Vorschriften giebt [1]) wie sie Kranken wider ihren Willen beizubringen sei, folgt, dafs die Nieswurz in seiner Therapie eine wichtige Rolle spielte; vollauf bestätigt wird diese Schlufsfolgerung durch die Notiz des Galen, dafs er eine eigene Schrift über die Nieswurz verfafst habe [2]). Diese Wertschätzung derselben als Brech- und Abführmittel ist allerdings keineswegs ihm allein eigen; sie findet sich schon bei älteren Ärzten. Es is bekannt, dafs Herophilos, der im Gegensatz zu Erasistratos auf Arzneimittel, einfache und zusammengesetzte, hohen Wert legte [3]), sogar soweit in der Wertschätzung dieser Pflanze ging, dafs er sie mit einem tapferen Heerführer verglich, weil sie im Innern alles aufrege und darnach unter den ersten ausrücke [6]). Aber erst seit der Augusteischen Zeit beginnen Anhänger der methodischen und pneumatischen Schule eingehend über die Verwendung des Helleboros zu schreiben: ein Schüler des Asklepiades, Philonides [5]), eröffnet den Reigen, ihm schliefsen sich Themison [6]) an, der Lehrer des Archigenes, Agathinos [7]), Herodot [8]), Rufus [9]) Archigenes und Antyll [10]). Aretaios verwendet beide Arten von Nieswurz, vornehmlich aber die

bereiten durch scharfe Speisen und Enthaltung vom Weingenufs, am dritten und vierten Tage durch Erbrechen und tags vorher durch Fasten.

[1]) Orib. II 59. [2]) Gal. XVI 124.

[3]) Plut. quaest. symp. IV 1, 3 p. 633 c

[4]) Plin. XXV 58. Schon zu Hippokrates Zeit fing man an, sie als Abführmittel allgemein zu verordnen (Gal. XV 865. XVIIb 781. Orib. II 108. 137. Vgl. Daremberg Orib. II 800), obgleich die Ärzte auf die Gefahr aufmerksam machten, die mit ihrer Verwendung verbunden war. Ktesias, der Leibarzt des Artaxerxes, bezeugt, dafs zur Zeit seiner Vorfahren sie niemand anwandte, ohne den Kranken vorher sein Testament machen zu lassen, da die Art der Mischung und die Dosis unbekannt waren (Orib. II 182), und Mnesitheos gab den Rat, sie nur als letztes Mittel in verzweifelten Fällen zu reichen (Orib. a. a. O.). Dagegen empfahlen ihn Plistonikos, Diokles, Phylotimos und Dieuches als Purgans in der verschiedensten Zubereitung. Die Beschreibung beider Arten steht bei Theoph. (H. pl. IX 10).

[5]) Diosc. IV 148 p. 629. Vgl. über ihn Hermes XXIII 563.

[6]) Plin. XXV 58.

[7]) Cael. Aur. A. M. III 16. Orib. II 158.

[8]) Orib. II 163: *Περὶ δόσεως ἐλλεβόρου. Ἐκ τῶν Ἡροδότου· ἐκ τοῦ περὶ κενουμένων βοηθημάτων.*

[9]) Orib. II 108 f. [10]) Orib. II 167 f.

weifse, bei einer ganzen Reihe von Krankheiten, wenn es gilt, ein heftiger wirkendes, den ganzen Organismus erschütterndes Brechmittel zur Anwendung zu bringen: so bei der Kephalaia (302), bei der Elephantiasis (346), bei der Melancholie (320), beim Schwindel (304) und bei der Gicht (339). Bei der Behandlung des Kopfschmerzes bezeichnet er ihn geradezu als das letzte und wirksamste Mittel (302) und zum Schlufs der Therapie der Elephantiasis (346) giebt er eine kurze Schilderung seiner Wirkungsweise. Seine Vorschriften endlich über die Anwendungsart, die Bemessung der Dosis für kräftige und schwächliche Constitutionen (303. 320) stimmen durchaus mit denen des Archigenes überein. Sollte es bei diesem Sachverhalt reiner Zufall sein. dafs Aretaios bei der Behandlung der Melancholie (320) das Versprechen giebt, an einem andern Orte die Art und Weise zu beschreiben, wie der Kranke auf den Genufs von Nieswurz vorzubereiten ist, ferner die Arten derselben, ihre Gebrauchsweise, Unterscheidungsmerkmale und die beim Brechen sonst noch gebräuchlichen Hilfsmittel zu behandeln d. h. mit andern Worten, dafs er sich die Behandlung dessen für eine andere Gelegenheit aufspart, was Archigenes thatsächlich in seiner therapeutischen Schrift eingehend besprochen hat? Ich meine, diese Stelle enthält einen directen Hinweis darauf, dafs Archigenes und kein anderer den Aretaios zu diesem Versprechen veranlafst hat. Ob er es gehalten, wissen wir nicht, da uns von seinen Schriften nichts weiter erhalten ist.

Endlich will ich noch erwähnen, dafs das kurze von dem arabischen Arzte Rhazes (10. Jh.) aus Rufus erhaltene Bruchstück des Archigenes[1]), in dem die Härte der Milz, welche die Verhärtung dieses Organs hervorruft, mit einem Steine verglichen wird, sich mit Aretaios (caus. m. chr. II 14, 110) deckt.

Das dargelegte Verhältnis des Aretaios zu Archigenes gestattet uns, die Frage nach der Lebenszeit des Aretaios endgiltig zu beantworten. Da der erste Arzt, der ihn benützt hat, Philagrios[2]), spätestens dem Anfang des 4. Jhds. angehört, so mufs er im Ausgang des zweiten oder im dritten Jhd. gelebt haben. Eine weitere Einschränkung seiner Lebenszeit gestattet der Umstand, dafs er seine Schriften in ionischer Mundart verfafst hat. Daraus schliefse ich, dafs er

[1]) Rufus ed. Ruelle p. 496.

[2]) Aus ihm stammen die Aetiuscitate: vgl. Aet. VIII 47. XI 1.

der Zeit angehört, in der die archaisierende Richtung in der griechischen Litteratur herrschte d. h. jener Zeit, der Lukian[1]) vorwerfen konnte, dafs sie ionisch schreibe, ohne es zu verstehen und in der Männer, wie Kephalion seine παντοδαπαὶ ἱστορίαι und Arrian seine Ἰνδική ionisch schrieben. Auf dieselbe Zeit weist eine bisher wenig beachtete Stelle seiner Pathologie. In der Beschreibung der Elephantiasis steht eine Beschreibung des Dickhäuters, nach dem diese Krankheit benannt ist. Mag dies Tier in seiner Heimat auch noch so selten gewesen sein, das wird Jedermann zugeben, dafs eine so ausführlich gehaltene Beschreibung in einer pathologischen Schrift nichts zu suchen hat. Dafs er sie aus einer andern Quelle entlehnt hat, beweist die Parallelüberlieferung bei Aetius. Ein erhöhtes Interesse erhält sie durch die Thatsache, dafs sie ganz unverkennbare Anklänge an Oppian Cyn. II 489 ff. aufweist. Beide verfechten die Ansicht, dafs die Stofszähne der Elephanten nicht Zähne, sondern Hörner seien, die allerdings zum Unterschied von den andern hörnertragenden Tieren vom Maule ausgingen (Opp. 491. Aret. 175, 9), beide heben in der Beschreibung die ungewöhnliche Gröfse des Tieres (Opp. 515. Aret. 174, 10), den Bau des Kopfes (Opp. 519. Aret. 175, 4), der Ohren (Opp. 520. Aret. 175, 7) und des Rüssels hervor (Opp. 521. Aret. 176, 1). Letzterer wird von beiden mit den Händen verglichen und von beiden die Bemerkung hinzugefügt, dafs er sich desselben zum Fressen bedienen müfste, da er wegen der Länge seiner Beine, die das Tier hoch über der Erde emporhielten, mit dem Maule nicht fressen könne (Opp. 525. Aret. 176, 6 f.). Endlich heben beide in gleicher Weise die Rauhigkeit und ungemeine Dicke seiner Haut hervor (Opp. 527. Aret. 177, 9). Bei diesem Sachverhalt findet vielleicht die Vermutung Beifall, dafs Aretaios aus derselben Vorlage geschöpft hat wie Oppian[2]) d. h. aus der Schrift des unter Marc Aurel lebenden Amyntianos περὶ ἐλεφάντων.

---

[1]) Ärzte schrieben damals mit Vorliebe ionisch: Luc. quom. hist. sit conscr. c. 16.

[2]) Dafs Oppian und Paus. V 12 den Amyntianos benützt haben, glaube ich Herm. XXVII 402 wahrscheinlich gemacht zu haben.

2. Galen.

Pseudogalens Schrift *ὅροι ἰατρικοί.*

Von den Schriften Galens verheifst die unter seinem Namen überlieferte Schrift *ὅροι ἰατρικοί* (Gal. XIX 346ff.) eine reichliche Ausbeute für die Doctrin der pneumatischen Schule. Valentin Rose[1]) und nach ihm Philippson[2]) und H. Diels[3]) haben darauf aufmerksam gemacht, dafs in ihr ein gut Stück der Doctrin des Athenaios enthalten sei. Diese Vermutung ist mit gewisser Einschränkung richtig: aufser Athenaios sind in ihr die späteren Vertreter der pneumatischen Schule wie Agathinos, Archigenes, Leonidas und Heliodor benützt. Kurz, um das Resultat der folgenden Untersuchung vorwegzunehmen, die Schrift rührt von einem zum Synkretismus hinneigenden Pneumatiker frühestens aus dem 3. Jahrhundert her.

Der erste, der diese Schrift erwähnt und zugleich an ihrer Echtheit zweifelt, ist der Scholiast zu Oribasius IV 535, 32: *Καταρτισμὸν ὁ Γαληνός φησιν ἐν τῷ περὶ ὅρων μονοβίβλῳ, εἴπερ ἄρα καὶ γνήσιόν ἐστιν αὐτοῦ τὸ σύγγραμμα, μεταγωγὴν ὀστοῦ ἀπὸ τοῦ παρὰ φύσιν τόπου εἰς τὸν κατὰ φύσιν*[4]). Da der Scholiast zeitlich nicht allzu tief herabzurücken ist, vornemlich deshalb, weil ihm die reichen Schätze der medicinischen Litteratur aus dem Anfange des 2. Jhds. noch in ziemlicher Vollständigkeit vorlagen[5]) so fällt sein Urteil ins Gewicht. Eine erfreuliche Bestäti-

---

[1]) Anecdota gr. et graecol. II 170.

[2]) De Philodemi libro qui est *περὶ σημείων καὶ σημειώσεων* et Epicureorum doctrina logica, Berl. Dissert. 1881 p. 66 A. 1.

[3]) Über das physikalische System des Strabon, Sitzgsb. d. Berl. Akad. der Wiss. 1893, 102 A. 2.

[4]) Vgl. Gal. XIX 461, 7. Aufserdem schol. Orib. IV 536, 16 = Gal. XIX 461, 1. Orib. 539, 3 und 20 = Gal. 461, 12 (der Text des Galen ist nach dem Scholion zu emendieren). Orib. 539, 26f. = Gal. 462, 1. Orib. 539, 9 = Gal. 462, 5f. Orib. 530, 5 = Gal. 462, 9. Orib. 536, 13 = Gal. 444, 1. Orib. 539, 5f. = Gal. 460, 12f.

[5]) Der Scholiast kannte noch des Antyll und Heliodor *χειρουργούμενα*, des Archigenes *σύνοψις τῶν χειρουργουμένων*, des Rufus Schrift *περὶ τῶν ἐκτὸς παθῶν*, den Soran und anderes. Vielleicht läfst sich für seine Zeit

gung erfährt es durch die Thatsache, dafs Aretaios für die Definition von akutem und chronischem Kopfschmerz benützt ist:

Gal. XIX 417, 1:

Τὸ μὲν τῆς κεφαλῆς ἄλγος μὴ χρόνιόν ἐστι κεφαλαλγία, χρόνιον δὲ κεφαλαία. ἢν ἀλγέῃ κεφαλὴ σχεδίως ἐπὶ προσκαίρῳ αἰτίῃ, κῆν ἐπὶ πλεῦνας, κεφαλαλγίη καλέεται. ἢν δὲ διεθίζῃ χρόνῳ μακρῷ τὸ ἄλγημα καὶ περιόδοισι μακρῇσι καὶ πολλῇσι, καὶ προσεπιγίγνηται μέζω τε καὶ πλεῦνον δυσαλθῆ, κεφαλαίην κικλήσκομεν.

Aret. p. 68.

Ἢν ἀλγέῃ κεφαλὴ σχεδίως ἐπὶ προσκαίρῳ αἰτίῃ, κῆν ἐπὶ πλεῦνας, κεφαλαλγίη καλέεται. ἢν δὲ διεθίζῃ χρόνῳ μακρῷ τὸ ἄλγημα καὶ περιόδοισι μακρῇσι καὶ πολλῇσι καὶ προσεπιγίγνηται μέζω τε καὶ πλεῦνον δυσαλθῆ, κεφαλαίην κικλήσκομεν.

Demnach hat der Verfasser der *ὅροι* frühestens im 3. Jh. gelebt. Ein bedeutender Arzt war er ganz gewifs nicht. Das Ganze macht den Eindruck einer zu praktischen Zwecken verfafsten Zusammenstellung der wichtigsten Lehren der Medicin in der Gestalt von Definitionen. Dafs der Verfasser keine andere Absicht damit verfolgt habe, bezeugt er in der Vorrede (346): *Τὴν περὶ τῶν ὅρων πραγματείαν πολυωφελεστάτην ὑπάρχουσαν πᾶσι τοῖς ἰατροῖς, μάλιστα δὲ τοῖς εἰσαγομένοις τῶν νέων, ἔκρινα, καθὼς ἠξίωσας, καὶ συναγαγεῖν καὶ ἀναγράψαι, ἰατρῶν ἄριστε Θεῦθρα κτλ.*

Was die Richtung des Verfassers anlangt, so sind besonders im ersten physikalischen Teile der Schrift Spuren des pneumatischen Systems ganz unverkennbar: das Pneuma, die eingepflanzte Wärme und die Mischung der Qualitäten kehren in den meisten der hierhin gehörigen *ὅροι* wieder. Auf der andern Seite sind die Lehren der methodischen Schule nicht unberücksichtigt geblieben: die Unterscheidung z. B. von *παθητικὰ* und *ὑλικὰ στοιχεῖα* (357, 6 f.) geht auf diese Schule zurück, bei der Definition der halbdreitägigen Fieber (402, 14) wird die Ansicht dieser Schule erwähnt, allerdings ohne vom Verfasser gebilligt zu werden, endlich finden auch die Ansichten der Dogmatiker (351, 3. 357, 14. 387, 1) und Empiriker (357, 18. 396, 12) Berücksichtigung. Diese Verschmelzung der ver-

ein Anhaltspunkt daraus gewinnen, dafs schon in der Zeit des Aetius und Paulus von Aegina die Hauptkoryphäen der Chirurgie, Heliodor, Antyll und Archigenes nur noch aus den Compilationen des Philumenos und Philagrios bekannt waren.

schiedenen Schultheorieen zwingt uns zu der Annahme, dafs der Verfasser ein Vertreter der eklektisch-pneumatischen Schule war, die bekanntlich in der Folgezeit die medicinische Wissenschaft beherrscht hat. Die beiden jüngsten Ärzte, die der Verfasser mit Namen erwähnt, sind die beiden Pneumatiker Athenaios und Agathinos, der Begründer der eklektischen Schule. Den ersteren, der an zwei Stellen (356, 6. 392, 13) citiert wird, hat er nach der Vorrede (347, 16) selber benützt, trotzdem er keine derartige Schrift verfafst, sondern nur gelegentlich in seine Schriften Definitionen mit eingemischt habe.

In der That läfst sich mit Hilfe der vorrätigen Bruchstücke des Athenaios eine nicht allzu kleine Zahl unleugbarer Entlehnungen aufdecken. Die Einteilung der Arzneikunde in Physiologie, Pathologie, Diätetik, Materia medica und Therapeutik (def. 11, 351) geht nach Gal. XIV 689 auf Athenaios zurück[1]), ebenso die herophileische Definition von *ἰατρική* (def. 9, 351)[2]). Die zweite Definition vom *ἡγεμονικόν* (def. 113, 378) ist nach Gal. X 929 ebenfalls Gut dieses Arztes[3]). Die Sätze der Temperaturmischung der Lebensalter und deren Verhältnis zu den Jahreszeiten (def. 104, 373) dürften

---

1) Def. 11: *Μέρη τῆς ἰατρικῆς, ἃ καὶ εἴδη τινὲς ἐκάλεσαν, ἔστι πέντε· φυσιολογικὸν, παθογνωμονικὸν, διαιτητικὸν, ὑλικὸν καὶ θεραπευτικόν.* Gal. XIV 689: *Μέρη ἰατρικῆς τὰ μὲν πρῶτά ἐστι τό τε φυσιολογικὸν καὶ τὸ αἰτιολογικὸν ἢ παθολογικὸν καὶ τὸ ὑγιεινὸν καὶ τὸ σημειωτικὸν καὶ τὸ θεραπευτικόν. Ἀθήναιος δὲ ἀντὶ τοῦ σημειωτικοῦ τὸ ὑλικὸν τάττει, ὅ ἐστιν ἐν τῷ θεραπευτικῷ· ἄνευ γὰρ τοῦ ὑλικοῦ τὸ θεραπευτικὸν οὐκ ἂν εἴη.* Vgl. Philippson a. a. O. 66 A. 1. Der pathologische Zweig der medicinischen Wissenschaft (sonst *παθολογικόν* oder *αἰτιολογικόν*) führte in der pneumatischen Schule die Bezeichnung *παθογνωμονικόν*: Rufus und Archigenes verfafsten ein *παθογνωμονικὸν τῶν ὀξέων καὶ χρονίων παθῶν* (Orib. IV 529 vgl. 63. Gal. VIII 203).

2) Im cod. Pal. 297 p. 53 steht in einem Excerpt aus Galen *περὶ αἱρέσεων· τί ἐστιν ἰατρική; τοῦτον γὰρ τὸν ὅρον Ἀθήναιος ὁ Ἀτταλεὺς εἶπεν· ἰατρική ἐστιν ἐπιστήμη [ἰατρικὴ] ὑγιεινῶν καὶ νοσερῶν καὶ οὐδετέρων.*

3) Def. 113: *οἱ δὲ οὕτως· ἡγεμονικὸν ψυχῆς ἐστι τὸ κατάρχον τῆς ὅλης τοῦ ζῴου διοικήσεως, τεταγμένον δὲ ἐν τῇ καρδίᾳ* [*τοῦ ἐγκεφάλου* in Glossem und stammt aus der ersten Definition von *ἡγεμονικόν*]. Gal. X 929: *Ἰδὼν γοῦν ποτε τῶν ἀπ' Ἀθηναίου τινὰ τὴν κεφαλὴν αἰονῶντα ῥοδίνῳ καὶ ὄξει μεμιγμένοις* (bei der Phrenesie) *ἐκώλυον ἀξιῶν ἐπιφέρειν τῷ θώρακι τὸ βοήθημα· βεβλάφθαι μὲν γὰρ τῷ παραφρονοῦντι τὸ ἡγεμονικὸν, εἶναι δ' ἐν τῇ καρδίᾳ τοῦτο κατὰ τὸν Ἀθήναιον κτλ.* Vgl. Gal. VIII 19. 149. Aret. 24 f.

nach Galen (I 522)[1]) aus ihm entlehnt sein. Von den fünf Definitionen, die der Verfasser vom Pulse giebt, stammt die dritte (def. 110, 376) aus Athenaios (Gal. VIII 756)[2]), während die erste dem Archigenes entlehnt ist (Gal. VIII 754). Die letzte von den Fieberdefinitionen (def. 185, 398) gehört ihm gleichfalls an (Gal. I 522)[3]). Ferner beachte man, dafs die Lehre des Athenaios auf die Stoa gegründet ist. Er benützte besonders den Chrysipp[4]), dem er wahrscheinlich auch seine Vorliebe für Definitionen verdankt. Damit wäre die Quelle aufgedeckt, aus welcher dem Verfasser die stoischen Definitionen zugeflossen sind (def. 29,355. def. 94,370. def. 154,392.

---

1) Beide Stellen mögen hier in Gegenüberstellung ihren Platz finden:

Gal. def. 104 p. 373, 18:

Τέσσαρές εἰσιν ἡλικίαι, πρώτη μὲν ἡ τῶν νέων· δευτέρα δὲ ἡ τῶν ἀκμαζόντων καὶ τρίτη ἡ τῶν μέσων καὶ τετάρτη ἡ τῶν γερόντων. οἱ νέοι μὲν θερμοὶ τὴν κρᾶσιν καὶ ὑγροὶ καὶ τῷ ἔαρι παραπλήσιοι· οἱ δὲ ἀκμάζοντες θερμοὶ καὶ ξηροὶ καὶ τὴν αὐτὴν κρᾶσιν τῷ θέρει προσκεκτημένοι. οἱ μέσοι ψυχροὶ καὶ ξηροί εἰσι τῇ κράσει ὅμοιοι τῷ φθινοπώρῳ. οἱ δὲ γέροντες ψυχροὶ καὶ ὑγροὶ καὶ τῷ χειμῶνι παραπλήσιοι.

Gal. I 522:

ἐπιμέμνηνται δ' ἐνταῦθα (sc. *οἱ ἀπ' Ἀθηναίου τοῦ Ἀτταλέως*) *καὶ τῶν ὡρῶν τοῦ ἔτους, ὑγρὸν μὲν καὶ ψυχρὸν εἶναι τὸν χειμῶνα φάσκοντες, ξηρὸν δὲ καὶ θερμὸν τὸ θέρος καὶ ψυχρὸν καὶ ξηρὸν τὸ φθινόπωρον, εὔκρατον δ' ἅμα καὶ θερμὴν καὶ ὑγρὰν ὥραν καλοῦσι τὸ ἔαρ· οὕτω δὲ καὶ τῶν ἡλικιῶν τὴν παιδικὴν εὔκρατόν τε καὶ θερμὴν καὶ ὑγρὰν εἶναί φασι κτλ.*

2) Def. 110 p. 375, 16: *Σφυγμός ἐστι διαστολὴ καὶ συστολὴ καρδίας καὶ ἀρτηριῶν φυσική* = Archigenes bei Gal. VIII 754: *Ὁ γοῦν Ἀρχιγένης ἐξειργάσθαι δοκῶν τὸν περὶ τῶν σφυγμῶν λόγον ἐν ἑνὶ μεγάλῳ βιβλίῳ κατὰ τὴν ἀρχὴν αὐτοῦ τόνδε τὸν ὅρον ἔγραψε· σφυγμός ἐστι καρδίας καὶ ἀρτηριῶν διαστολὴ φυσική τε καὶ συστολὴ φυσική.* p. 376, 3: *σφυγμός ἐστι κίνησις φυσικὴ καὶ ἀπροαίρετος τοῦ ἐν καρδίᾳ καὶ ἀρτηρίαις θερμοῦ εἰς ἑαυτὸ καὶ ἀφ' ἑαυτοῦ συγκινοῦσα ὁμοίως τήν τε καρδίαν καὶ τὰς ἀρτηρίας* = Athenaios bei Gal. VIII 756: *Αὐτὸς δὲ ὁ τῆς αἱρέσεως αὐτῶν ἡγεμὼν Ἀθήναιος τὸν σφυγμὸν ὁρίζεται κίνησιν κατὰ διαστολὴν φυσικὴν καὶ ἀπροαίρετον τοῦ ἐν ἀρτηρίαις καὶ καρδίᾳ θερμοῦ, ἐξ ἑαυτοῦ τε καὶ εἰς ἑαυτὸ κινουμένου καὶ συγκινοῦσα καρδίαν καὶ ἀρτηρίας. . . .*

3) Def. 185 p. 398, 14: *πυρετός ἐστι δυσκρασία τοῦ φυσικοῦ πνεύματος ἐπὶ τὸ θερμότερον καὶ ξηρότερον* = Athenaios bei Gal. I 522: *πρὸς δὴ τοὺς τοιούτους λόγους ἀπομαχόμενοί τινες τῶν ἀπ' Ἀθηναίου τοῦ Ἀτταλέως ὁμόσε χωροῦσιν, οὔτε κατάστασιν ὑγρὰν καὶ θερμὴν μέμφεσθαι λέγοντες . . . ἀλλὰ πάντως ἢ θερμὸν καὶ ξηρὸν ὑπάρχειν, ὡς τὸν πυρετόν κτλ.*

4) Vgl. S. 10.

def. 439, 450). Stoisch ist die Definition von ἕξις (def. 96, 372) d. h. jener Kraft, welche die Teile des Körpers zusammenhält, die von ihnen als die gröbste Art des Pneuma aufgefafst wurde[1]). Die stoische Definition von φύσις, unter der das künstlerisch schaffende feurige Pneuma verstanden wurde, welches das rastlose Entstehen vermittelt[2]), steht bei Gal. def. 95 p. 371, 4. Die zweite und letzte der Definitionen von φύσις, die zusammengehören, tragen ebenfalls durchaus stoische Farbe: der Ausdruck κατὰ σπερματικοὺς λόγους ist ein spezifisch stoischer[3]). Aufserdem beweisen die Bruchstücke des Athenaios, dafs er doxographisches Interesse hatte[4]): Aristoteles, der in unserer Schrift an drei Stellen (355. 366. 457) citiert wird und dem z. B. die Definition des Syllogismus entlehnt ist[5]), ist von Athenaios häufig genug benützt[6]) worden, besonders in seiner Entwicklungslehre, ebenso Plato (def. 29, 355. def. 86, 368. def. 439, 449. def. 462, 457), Empedokles (def. 99, 372), Hippokrates (def. 99, 372. def. 138, 388. def. 139. 388. def. 439, 449. def. 462, 457). Asklepiades von Bithynien (def. 99, 373, def. 116, 379. def. 439, 450. def. 445, 452) und Diokles (def. 439, 449). Zur Gewifsheit läfst sich freilich die Zurückführung dieses reichhaltigen doxographischen Materials auf Athenaios nicht erheben, immerhin gewinnt sie dadurch an Wahrscheinlichkeit, dafs er für uns der einzige Pneumatiker ist, bei dem sich Benützung dieser Schriftsteller nachweisen läfst.

Aufserdem trägt eine ganze Reihe von Definitionen ganz unverkennbar pneumatisches Gepräge. Die Unterscheidung von drei Bestandteilen des Körpers, den festen, flüssigen und dem Pneuma (def. 33, 356), ist dieser Schule eigen (Aret. caus. ac. m. II 3, 40). Die Definition der Lunge (def. 47, 359): *Πνεύμων ἐστὶν ἀρτηριώδης ἐκ τῶν λείων καὶ τραχειῶν ἀρτηριῶν σομφότερος, ὄργανον ἀναπνευστικόν* berührt sich nahe mit Aret. caus. ac. m. II 1, 25: *μανὸς*

---

[1]) Die Definition stammt vielleicht von Chrysipp: Zeller III[1], 192. Stein, die Psychologie der Stoa I 90, 153.

[2]) Vgl. Diog. Laert. VII 156: *Δοκεῖ δ' αὐτοῖς τὴν μὲν φύσιν εἶναι πῦρ τεχνικὸν ὁδῷ βαδίζον εἰς γένεσιν, ὅπερ ἐστὶ πνεῦμα πυροειδὲς καὶ τεχνοειδές* = def. 95: *Φύσις ἐστὶ πῦρ τεχνικὸν ὁδῷ βαδίζον εἰς γένεσιν καὶ ἐξ ἑαυτοῦ ἐνεργητικῶς κινούμενον.* Stein a. a. O. 42 A. 56.

[3]) Vgl. Diog. Laert. VII 148. [4]) Vgl. S. 10.

[5]) Vgl. Zeller II[2] 226 A. 3. def. 19 p. 354, 4.

[6]) Vgl. S. 10 A. 4.

μὲν γὰρ τὴν οὐσίην, εἰρίοισιν ἴκελος. ἀρτηρίαι δὲ διελήλανιαι τραχεῖαι, χονδρώδεες ... Die Leber ist nach def. 51, 360 ein Blutconcrement, venös und dient der Blutbereitung (*ἐξαιμάτωσις*). Vgl. Aret. caus. ac. m. II 7, 48: *ἔστι γὰρ αἵματος πάγος τὸ πλεῖστον ἧπαρ ... ῥίζωσις γὰρ φλεβῶν ἧπαρ γίγνεται ... ἔργον γὰρ αὐτοῦ τοῦ κατὰ τὴν ἐξαιμάτωσιν οὐκ ἔστιν ἀνάπαυλα οὐδὲ ἀμβολή*. Die Behauptung, dafs die Arterien mehr *πνεῦμα*, die Venen dagegen mehr Blut enthalten (def. 73. 74, 365) beruht auf pneumatischer Lehre. Vgl. Rufus 183 (Ruelle): *φλέβες μέν εἰσιν ἀγγεῖα περιεκτικὰ αἵματος, διὰ ὧν τὸ αἷμα εἰς πάντας τοὺς τοῦ σώματος τόπους παραπέμπεται· ἀρτηρίαι δέ εἰσιν ἀγγεῖα περιεκτικὰ αἵματος μὲν ποσῶς, πνεύματος δὲ πλέον πολύ, ἐν οἷς ὁ σφυγμὸς γίγνεται*. Archigenes und seine Anhänger hatten die Ansicht verfochten, dafs das Herz und die Arterien in der Systole des Pulses Luft einnehmen und das unrein gewordene in der Diastole wieder abgeben (Gal. V 162 f. VIII 713. IX 424). Mit dieser Ansicht verknüpft sich von selbst die von unserm Autor vorgetragene Anschauung (def. 74, 366). Wenn er in den unmittelbar sich anschliefsenden Worten die Bedeutung der umgebenden Luft darin sieht, dafs sie das innerorganische Pneuma abkühlt und gleichzeitig erhält, so beruht diese Anschauung gleichfalls auf pneumatischer Lehre (Antyll bei Orib. I 461).

Am deutlichsten tritt aber die Abhängigkeit des Verfassers der *ὅροι* von der pneumatischen Schule in seiner Pulstheorie entgegen. Es ist bekannt[1]), dafs die spitzfindige Ausbildung dieser Lehre das zweifelhafte Verdienst der Pneumatiker ist, insbesondere des Archigenes, der in einer umfangreichen Schrift *περὶ σφυγμῶν* diese Theorie bis ins Einzelnste behandelt hat.

Durch einen glücklichen Zufall ist uns in einem Scholion zu der Pseudogalenischen Schrift *περὶ σφυγμῶν πρὸς Ἀντώνιον φιλομαθῆ καὶ φιλόσοφον* (Gal. XIX 629 f.) die Pulseinteilung des Archigenes erhalten (Rufus 231). Darnach unterschied er in seiner Pulslehre zehn Kategorieen: *Τὰ δέκα γένη τῶν σφυγμῶν ἐκ τῶν Ἀρχιγένους· α΄, τὸ παρὰ τὸ ποσὸν τῆς διαστολῆς* (dazu rechnete er den *μέγας* und *μικρὸς σφυγμός* vgl. Gal. VIII 455 f. XIX 629)· *β΄, τὸ παρὰ τὸ ποιὸν τῆς κινήσεως (ταχὺς, βραδὺς σφυγμός)· γ΄,*

---

[1]) Sprengel a. a. O. 104.

τὸ παρὰ τὸν τόνον τῆς δυνάμεως (σφοδρὸς, ἀμυδρὸς σφυγμός vgl. Gal. VIII 647)· δ', τὸ παρὰ τὸ ποσὸν τῆς πληγῆς (βαρὺς, ἀβαρής Gal. VIII 659?)· ε', τὸ παρὰ τὸν χρόνον τῆς ἡσυχίας (πυκνὸς, ἀραιὸς σφυγμός)· ς', τὸ παρὰ τὴν σύστασιν (μαλακὸς, σκληρὸς σφυγμός vgl. Gal. VIII 578)· ζ', τὸ παρὰ τὴν ὁμαλότητα καὶ ἀνωμαλίαν (ὁμαλὸς, ἀνώμαλος σφυγμός)· η', τὸ παρὰ τὴν τάξιν καὶ ἀταξίαν· ϑ', τὸ παρὰ τὸ πλῆϑος καὶ τὸ κενόν· ι', τὸ παρὰ τὸν ῥυϑμόν. Aufserdem ist uns bezeugt, dafs er innerhalb jeder Gattung drei Hauptarten unterschied, nämlich zwei Extreme und einen in der Mitte zwischen beiden Extremen liegenden Puls (μέσος Gal. VIII 591. 602. 603). Vergleicht man mit dieser Einteilung des Archigenes die Darstellung des Pseudogalen, so leidet es meines Erachtens keinen Zweifel, dafs eben diese Einteilung unserm Autor vorschwebte (def. 208, 404f.). Im Einzelnen giebt sich die Abhängigkeit von Archigenes noch deutlicher zu erkennen. Aus seinen Definitionen des langen, breiten und hohen Pulses, die er als Unterarten der ersten Kategorie betrachtete (Gal. VIII 602), ergeben sich ohne weiteres die von unserm Autor vorgetragenen Definitionen des grofsen und kleinen Pulses (def. 208, 404f.). Ferner berühren sich die Definitionen des vollen und leeren[1]), starken und schwachen[2]), unregelmäfsigen und ungleichförmigen[3]) Pulses so nahe mit denen

[1]) Def. 209 p. 404, 13: Κενός ἐστι σφυγμὸς, καϑ' ὃν αὐτῆς τε τῆς ἀρτηρίας ἡ περιοχὴ παντάπασιν ἰσχνὴ καὶ πομφολυγώδης ἐστὶν καὶ τὸ ἔγχυμα ἀμαυρὸν καὶ ἐξίτηλον, ὥστε καὶ ἐάν τις πιέσῃ τοῖς δακτύλοις κενεμβατήσεως ἀντίληψιν ὑποπίπτειν = Archigenes bei Gal. VIII 931: κενὸς δὲ ὁ πομφολυγώδη τὴν ἔγερσιν τῆς ἀρτηρίας ποιούμενος, ὥστε κατὰ τὸν ἐπιπιεσμὸν τῶν δακτύλων κενεμβάτησιν ὑποπίπτειν. Vgl. Gal. VIII 509. Def. 209 p. 404, 9: Πλήρης ἐστὶ σφυγμὸς ὁ διάμεστος πρὸς τὴν ἁφὴν ὑποπίπτων, ὥστε καὶ αὐτὸν μὲν τὸν χιτῶνα τῆς ἀρτηρίας ἐπισημότερον δοκεῖν γεγονέναι· μάλιστα δὲ τὸ ἐντὸς αὐτῆς μεστότερόν τε καὶ σωματωδέστερον καταλαμβάνεσϑαι = Archigenes Gal. VIII 931: ἔστι δὲ πλήρης σφυγμὸς ὁ γαστοτέραν ἐπιδεικνὺς τὴν ἀρτηρίαν καὶ τὴν ὑπόπτωσιν αὐτῆς διασεσαγμένην ἐγχύλως.

[2]) Def. 213 p. 406, 5f.: Σφοδρός ἐστι σφυγμὸς ὁ τὴν κίνησιν εὔτονον ἔχων καὶ βιαίαν ποιούμενος τὴν πληγήν. Ἀμυδρός ἐστιν ὁ ἔκλυτον ἔχων τὸν τόνον καὶ τὴν πληγὴν ποιούμενος ἀσϑενῆ = Archigenes bei Gal. VIII 647: σφοδρὸς μὲν οὖν σφυγμὸς ὁ μείζονα τόνον ἔχων τῆς κινήσεως καὶ ῥοιζώδης ὤν· ἀμυδρὸς δὲ ὁ ἐκλελυμένον τὸν τόνον ἔχων καὶ ἀσύστροφον τὴν πληγήν. Vgl. Agathinos bei Gal. VIII 937.

[3]) Def. 217 p. 407, 16f.: Ἀταξία σφυγμοῦ ἐστιν ἀκαταστασία τῆς κατὰ τοὺς σφυγμοὺς διαφορᾶς. Def. 219 p. 408, 7: Ἀνωμαλία σφυγμοῦ ἐστιν

des Archigenes, dafs ihre Entlehnung aus seiner Pulslehre unzweifelhaft erscheint.

Wenn demnach in der ganzen Anlage der von unserm Autor vorgetragenen Pulslehre sowie in mehreren Einzeldefinitionen noch mit unserem knappen Fragmentenbestand die Spuren der Doctrin des Archigenes aufgedeckt werden konnten, so glaube ich zu der Annahme berechtigt zu sein, dafs uns in dieser Theorie im wesentlichen Überreste der Pulslehre dieses berühmten Pneumatikers mit Zuthaten aus andern Pneumatikern vorliegen.

Den Definitionen der chirurgisch zu behandelnden Erkrankungen des menschlichen Körpers liegt die Doctrin der pneumatischen Chirurgie zu Grunde. Unter *ἀϑέρωμα* versteht der Verfasser (def. 375 p. 440, 14) eine Geschwulst, deren Inhalt aus einer breiartigen Masse (*ἀϑήρα*) besteht. Nach Pollux (IV 197), der in den Definitionen der äufseren Krankheiten methodische Überlieferung (Soran) repräsentiert, wurde diese Art von Geschwulst *γαγγλίον* benannt. Um so mehr fällt die Übereinstimmung unseres Autors mit den Ansichten der pneumatischen Chirurgen ins Gewicht, von denen nachweislich Leonidas (Aet. XV 7)[1]) und Antyll (Orib. IV 9, 9 nach Leonidas) dieselbe Erklärung gaben:

def. 375 p. 440, 14:

ἀϑέρωμά ἐστι χιτὼν νευρώδης ἀϑερῶδες ὑγρὸν περιέχων.

Orib. (aus Antyll):

τὸ ἀϑήρωμά ἐστιν ὑγρὸν ἀργόν τε καὶ λευκὸν περιεχόμενον ἐν χιτῶνι.

Vgl. schol. IV 527, 3: *Ἀϑήρωμα καλεῖσϑαί φησιν* (sc. *Ἄντυλλος*) *ἀπὸ τοῦ τὸ περιεχόμενον ἐοικέναι τῇ παρ' Αἰγυπτίοις λεγομένῃ ἀϑήρᾳ· ἕψημα δ' ἐστὶ γινόμενον παρ' αὐτοῖς ἐκ πυρίνου λευκοῦ ἀλεύρου.*

Aetius:

περὶ ἀϑερωμάτων καὶ μελικηρίδων. Λεωνίδου[2]).

Τὸ μὲν ἀϑέρωμά ἐστιν ὄγκος ὁμόχρους, ἀνώδυνος, ἐν χιτῶνι νευρώδει περιέχων ἀργοῦ ὑγροῦ συλλογὴν ἐοικότος (*ἐοικότες* W.) *τῇ λεγομένῃ ἀϑήρᾳ* (*ἀνϑηρᾷ* W.) *τῇ ἐξ ἀλεύρου ἑψουμένου σκευαζομένῃ*

Vgl. Paul. Aeg. VI 36 (aus Antyll).

ἀνισότης σφυγμῶν κατά τινα τῶν παρεπομένων αὐτοῖς διαφορῶν = Archigenes bei Gal. VIII 626: *Ἀνωμαλία μὲν ἀνισότης σφυγμῶν κατά τινα τῶν παρεπομένων αὐτοῖς διαφορῶν· ἀταξία δὲ ἀσυστασία χρονικὴ κατά τινα τῶν τοῦ σφυγμοῦ διαφορῶν.*

[1]) Vgl. Cels. VII 6.

[2]) Natürlich ist Leonidas nicht direkt von Aetius benützt, sondern, wie es scheint, durch Vermittelung des Philagrios: Vgl. Aet. XV 9.

Die Definition der Fettgeschwulst (def. 376 p. 440, 15): *στεάτωμά ἐστι παρὰ φύσιν πιμελῆς συναύξησις* deckt sich mit Leonidas (Aet. XV 8): *Τὸ στεάτωμα πιμελή ἐστι παρὰ φύσιν ηὐξημένη κατὰ τὴν τοπικὴν ἰδιότητα* und mit Heliodor (schol. Orib. IV 526, 6): *ὁ δὲ Ἡλιόδωρος ἐν πρώτῳ Χειρουργουμένων φησὶν ὅτι πιμελή ἐστὶ παρὰ φύσιν μεμεγεθοποιημένη . . .* Antyll gab dieselbe Erklärung: Vgl. schol. Orib. IV 526, 4. Paul. Aeg. VI 36. Cels. VII 6. Poll. IV 203.

Die Honiggeschwulst (*μελικηρίς*), die mit den vorher genannten gewöhnlich zusammen behandelt wird, fehlt bei unserm Autor. Nicht identisch ist das *κηρίον* (def. 391 p. 443, 1): *Κηρίον ἐστὶν ἕλκος συνεχεῖς ἔχον κατατρήσεις, ἐξ ὧν μελιτῶδες ὑγρὸν ἐκκρίνεται.* Die abweichende Definition des Soran (Poll. IV 201) bestätigt wieder die Zusammengehörigkeit des Pseudogalen mit Leonidas (Aet. XV 11): *τὸ καλούμενον κηρίον ἕλκος ἐστὶν ὀγκῶδες* (*ὠμῶδες* W.) *καὶ ῥευματιζόμενον· φθειρόμενον γὰρ τὸ ἐπικείμενον δέρμα κατατιτρᾶται καὶ ἰχὼρ ⟨ἀποῤ⟩ῥεῖ· μελιτῶδες δέ ἐστιν ὑγρὸν τὸ ἐκκρινόμενον λεπτόν· διὸ καὶ κηρίον κέκληται διά τε τὸ σχῆμα τῶν διατρήσεων καὶ τὴν ἰδέαν τοῦ ἐκκρινομένου ὑγροῦ* und mit Heliodor (schol, Orib. IV 526, 13): *Τὰ δὲ κηρία οὕτως ὠνομάσθαι ἐν α΄ Χειρουργουμένων λέγει* (sc. *ὁ Ἡλιόδωρος*) *κατὰ μεταφορὰν τὴν ἀπὸ τοῦ ἐν τοῖς μελιτουργείοις κηρίου· ὡς γὰρ ἐκεῖνο κατατρήσεις ἔχει, δι᾽ ὧν τὸ μέλι ἀποῤῥεῖ, οὕτω καὶ ἐπὶ τοῦ ἕλκους φθειρομένη ἡ σὰρξ μελιτοειδῆ ἰχῶρα ἐκκρίνει.*

Eine fernere Benützung pneumatischer Doctrin giebt sich in den Definitionen kund, die der Verfasser der *ὅροι* von den verschiedenen Darmbrucharten (def. 423 f. p. 447 f.) giebt. Er unterscheidet 9 Arten: *ὑδροκήλη, ἐντεροκήλη, ὑδρεντεροκήλη, κιρσοκήλη, ὑδροκιρσοκήλη, πωροκήλη, ἐπιπλοκήλη, ἐντεροεπιπλοκήλη* und *ἐντεροπωροκήλη*. Die Definition der letzten Art ist infolge der schlechten Überlieferung ausgefallen. Die Parallelüberlieferung bei Pollux (Soran) IV 203 kennt diese hohe Ausbildung der Bruchlehre nicht: es werden hier nur vier Arten erwähnt: *ἐντεροκήλη, ὑδροκήλη, πωροκήλη* und *σαρκοκήλη*. Dafs sie der pneumatischen Schule angehört, folgt aus Oribasius (d. h. Antyll - Heliodor), der in den leider ausgefallenen Partieen des 50. Buches seiner Compilation folgende 7 Arten behandelt hat: c. 28: *περὶ ὑδροκηλικῶν*. c. 36: *περὶ κιρσοκήλης*. c. 38: *περὶ πωροκήλης*. c. 39: *περὶ* ἐντεροκήλης. c. 60: *περὶ ἐπιπλοκήλης.* c. 61: *περὶ ἐντεροεπιπλοκήλης.* c. 62: *περὶ ὑδροεντεροκήλης*[1]). Die kurzen Definitionen des Pseudogalen decken sich mit Paulus von Aegina, der ebenfalls auf pneumatischer Doctrin beruht (Antyll oder Leonidas durch Vermittelung eines Compilators, nicht des Oribasius, sondern vielleicht des Philumenos), wovon eine Gegenüberstellung jeden überzeugen wird:

def. 424 p. 447, 11:	Paul. Aeg. VI 62 p. 261 (ed. Brian):
Ὑδροκήλη ἐστὶν ἀργοῦ ὑγροῦ σύστασις κατὰ μέρος τοῦ ὀσχέου.	*Ἀργὸν ὑγρὸν συλλεγόμενον περὶ τὸ μέρος τῶν τὸν ὄσχεον διαπλεκόντων σωμάτων ὄγκον τε ἀπεργαζόμενον αἰσθητὸν ταύτης τῆς ὀνομασίας τετύχηκε.*
def. 425 p. 447, 13:	Paul. Aeg. VI 65 p. 276:
Ἐντεροκήλη ἐστὶν ἐντέρου κατολίσθησις εἰς τὸ ὄσχεον κατὰ βραχὺ ἢ ἀθρόως. αἰτίαι δὲ ἐντεροκήλης ἡ προκαταρκτικὴ ἔντασις ἢ πληγή, συνεκτικὴ δὲ ἐπέκτασις ἢ ῥῆξις τοῦ περιτοναίου.	*Ἐντεροκήλη ἐστὶν εἰς ὄσχεον ἐντέρου κατολίσθησις. Γίνεται δὲ ἢ διὰ ῥῆξιν τοῦ περιτοναίου ῥαγέντος κατὰ τὸν τοῦ κενεῶνος τόπον ἢ δι' ἐπέκτασιν* (*ἐκπέτασιν* E. *ἐπέκτασιν* X.) *αὐτοῦ τοῦ περιτοναίου. Ἀμφότερα μὲν οὖν, ἡ ῥῆξίς φημι καὶ ἡ ἐπέκτασις* (*EX*), *γίνονται βίας τινὸς προηγησαμένης, οἷον πληγῆς ἢ πηδήματος ἢ κραυγῆς. Ἡ δὲ κατ' ἐπέκτασιν ἰδίως καὶ διὰ πάρεσιν καὶ δι' ἑτέρας τοῦ σώματος ἀσθενείας γίνεται.* Vgl. Aet. XIV 23 (aus Leonidas).
def. 427 p. 448, 3:	Paul. Aeg. VI 64 p. 272:
Κιρσοκήλη ἐστὶν ἀνευρυσμὸς καὶ μεγεθοποίησίς τινων ἢ πάντων τῶν τρεφόντων τὸν δίδυμον ἀγγείων.	*Τὰ μὲν κατὰ τὸν ὄσχεον ἢ τοὺς δαρτοὺς ἀγγεῖα κιρσούμενα κιρσοὺς ἁπλῶς ὀνομάζουσι. Τὰ δ' ἄλλα τὰ τρέφοντα τὸν δίδυμον ἐὰν ἀποκιρσωθῇ, κιρσοκήλην τὸ πάθος προσαγορεύουσι. Τὰ δὲ σημεῖα τούτων εὔδηλα· σύστασις γὰρ ὀγκωδεστέρα ... καὶ χάλασμα τοῦ διδύμου προφαίνεται ...* Daſs Leonidas Quelle ist, folgt aus Paul. Aeg. p. 274: *Ὁ δὲ Λεωνίδης φησὶν ὡς, ἐὰν μέν τινα*

[1]) Vgl. Orib. IV 680 f.

	τῶν τρεφόντων τὸν δίδυμον ἀγγείων ἀποκιρσωθῇ, οὕτω δεῖ πράττειν. Εἰ δὲ πάντα ....
def. 429 p. 448, 8:	Paul. Aeg. VI 63, 270;
Πωροκήλη ἐστὶ πώρων σύστασις κατά τι μέρος τοῦ ὀσχέου.	Οἱ δὲ πῶροι κατά τε τὸν δίδυμον καὶ κατὰ τὸν ἐλυτροειδῆ συνίστανται ...
def. 430. 431. p. 448, 10:	Paul. Aeg. VI 65, 278:
Ἐπιπλοκήλη ἐστὶν ὀλίσθησις ἐπίπλου κατὰ τὸ μέρος τοῦ ὀσχέου. Ἐντεροεπιπλοκήλη ἐστὶν ὀλίσθησις ἐντέρου τε καὶ ἐπίπλου κατὰ τὸ μέρος τοῦ ὀσχέου.	Εἰ μὲν οὖν τοῦ περιτοναίου ῥαγέντος ἐπίπλους μόνον ἐκπέσῃ κατὰ τὸν ὄσχεον, ἐπιπλοκήλη προσαγορεύεται τὸ πάθος· εἰ δὲ καὶ ἔντερον, ἐπιπλοεντεροκήλη.

Eine feste Theorie setzt seine Lehre von den Schädelbrüchen voraus (def. 316 f. p. 431, 13 f.). Der Verfasser unterscheidet 8 Arten[1]): *ῥωγμή, ἐγκοπή, ἐγγείσωμα, ἐμπίεσμα, καμάρωσις, ἀποσκεπαρνισμός, ἀπήχημα* und *θλάσμα* mit dem Bemerken, dafs einige Chirurgen nur 6 Arten gelten liefsen, indem sie das *θλάσμα* überhaupt nicht für einen Bruch hielten und das *ἀπήχημα* als besondere Art der *ῥωγμή* fafsten. Es liegt auf der Hand, dafs die Achtteilung die ursprüngliche war und dafs sie erst den Anlafs zur Bildung der sechsteiligen Theorie gegeben hat. Eine weitere Frage ist die, von wem diese beiden Theorien ausgebildet sind. In unserer Überlieferung ist Soran der erste, der eine genaue Unterscheidung der Schädelbrüche[2]) kennt. Wollte man nun aber die auf den ersten Blick auffällige Übereinstimmung der Namen der einzelnen Schädelbrucharten mit denen Pseudogalens zu der Annahme verwerten, dafs Soran die Quelle desselben gewesen, so würde eine genauere Betrachtung und Vergleichung der einzelnen Definitionen bald davon überzeugen, dafs sie durch keinerlei Interpretationsmittel mit jenem Resultat in Einklang zu setzen sind. Die einzige Übereinstimmung besteht darin, dafs ihm die sechsteilige Schädelbruchtheorie bereits

[1]) Def. 316, p. 431, 13: *Διαφοραὶ τῶν ἐν κεφαλῇ καταγμάτων ὀκτώ εἰσι· ῥωγμή, ἐγκοπή* (*ἐκκοπή* Hds.), *ἐγγείσωμα* (*ἐγγίσωμα* Hds.) *ἐμπίεσμα* (*ἐκπίεσμα* Hds.), *καμάρωσις, ἀποσκεπαρνισμός, ἀπήχημα* (*ἄπαγμα* Hds.), *θλάσμα,* [*ἀπήχημα*]. *ἔνιοι δὲ τὸ μὲν θλάσμα εἶναι οὐ θέλουσι, τὸ δὲ ἀπήχημα τῇ ῥωγμῇ ὑπάγουσι.*

[2]) Physici et medici graeci minores ed. Ideler Vol. I, 248 f. Pseudo-Soran quaest. med. def. 219 ff. in Roses Anecdota II 269.

bekannt ist: seine Definitionen berühren sich mit den vorliegenden höchstens im Allgemeinen. Dagegen kommen wir mit Paulus von Aegina einen Schritt weiter, der im 6. Buche seiner Compilation c. 90 dieselbe Theorie ausführlich behandelt. Eine Vergleichung derselben mit Pseudogalen läfst deutlich erkennen, dafs die Quelle des Paulus identisch ist mit dem Vertreter der zweiten von Pseudogalen vorgetragenen Theorie. Der Gewährsmann des Paulus läfst nur sechs Arten von Schädelbrüchen gelten: *ῥωγμή, ἐγκοπή, ἀποσκεπαρνισμός, ἐμπίεσμα, ἐγγείσωμα, καμάρωσις* und polemisiert gegen die Vertreter der Ansicht, dafs die *θλάσις* und das *ἀπήχημα* ebenfalls zu ihnen zu rechnen seien, mit derselben Begründung wie Pseudogalen, die sich nur durch die gröfsere Ausführlichkeit von der vorliegenden unterscheidet. Den Namen dieser Quelle der sechsteiligen Theorie erfahren wir von Oribasius (IV 154 ff.) bei dem dieselbe Einteilung, allerdings mit Unterdrückung des Namens der einen Art (*ἀποσκεπαρνισμός*) und dieselben Definitionen in fast wörtlicher Übereinstimmung mit Paulus und Pseudogalen wiederkehren:

Def. 317 p. 431, 18:	Paul. Aeg. VI 90, 366:	vgl. Orib. IV 155.
Ῥωγμή ἐστιν ὀστοῦ διακοπὴ ἐπιπόλαιος ⟨ἢ⟩ βαθεῖα (εὐθεῖα Hds.) καὶ ἤτοι στενὴ ἢ πλατεῖα. Vgl. Soran a. a. O. 248, 6.	*Τοῦ δὲ κατάγματος τῆς κεφαλῆς αἱ διαφοραί εἰσιν αὗται· ῥωγμή, ἐγκοπή, ἐμπίεσμα, ἐγγείσωμα, καμάρωσις, ἐπὶ δὲ τῶν νηπίων καὶ θλάσις. Ῥωγμὴ μὲν οὖν ἐστι διαίρεσις τοῦ κρανίου ἐπιπόλαιος ἢ βαθεῖα, μηδαμῶς ἕως ἔξω μετακινηθέντος τοῦ πεπονθότος ὀστέου.*	
def. 318: *Ἐγκοπή ἐστιν ὀστοῦ διακοπὴ μετὰ τοῦ ἀνάκλαστον (ἄλλασθον Hds.) εἶναι τὸ πεπονθὸς ὀστοῦν.*	*Ἐγκοπή δέ ἐστι διαίρεσις τοῦ κρανίου μετὰ ἀνακλασμοῦ τοῦ πεπονθότος. Εἰ δὲ καὶ ἀποθραυσθείη τὸ πεπονθὸς, ἀποσκεπαρνισμόν τινες τὸ πάθος προσαγορεύουσιν.*	Orib. 163: *Ἡ ἐγκοπη διαίρεσίς ἐστι τοῦ κρανίου μετὰ ἀνακλασμοῦ τοῦ πεπονθότος, ἔστι δὲ ὅτε καὶ μετὰ ἀποθραύσεως τοῦ πεπονθότος ὀσταρίου.*
def. 321: *Ἀποσκεπαρνισμός ἐστιν ὀστοῦ ἀποκοπὴ μετὰ τοῦ ⟨τὸ⟩ ἀποκεκομμένον ὀστοῦν (ὀστοῦ Hds.) τεθραῦσθαι.*		

def. 319: Ἐγγείσωμά ἐστιν ὀστοῦ διακοπὴ μετὰ τοῦ τὸ διακεκομμένον (διακείμενον Hds.) εἰς τὸ βάθος ὑποκεχωρηκέναι καὶ ὑπεληλυθέναι (ἀπεληλυθῆναι Hds.) τῷ ἀπαθεῖ ὀστῷ.	Ἐγγείσωμα δέ ἐστι τοῦ ὀστέου διαίρεσις μετὰ τοῦ τὸ πεπονθὸς ὀστοῦν ὑπεληλυθέναι τῷ (τοῦ Hds.) κατὰ φύσιν κάτω πρὸς τὴν μήνιγγα.	Orib. 165, 6: Τὸ ἐγγείσωμα διαίρεσίς ἐστιν ὀστέου τοῦ κρανίου μετὰ τοῦ τὸ κατεαγὸς ὀστοῦν ὑποκεχωρηκέναι κάτω καὶ ὑπεληλυθέναι τῷ κατὰ φύσιν.
def. 320: Ἐμπίεσμά ἐστιν ὀστοῦ πολυμερὴς διακοπὴ μετὰ τοῦ τὰ σιναρὰ (τάσιν δρᾶν Hds. ΤΑΣΙΝΔΡΑ) τῶν ὀστῶν εἰς τὸ βάθος ὑποκεχωρηκέναι καὶ θλίβειν τὴν μήνιγγα.	Ἐμπίεσμα δέ ἐστι πολυμερὴς τοῦ ὀστέου διαίρεσις μετὰ τοῦ τὰ κατεαγότα ὀστάρια ὑποκεχωρηκέναι κάτω πρὸς τὴν μήνιγγα.	Orib. 164, 6: Τὸ ἐμπίεσμα πολυμερής ἐστι τοῦ κρανίου διαίρεσις κατά τι μέρος μετὰ τοῦ τὰ κατεαγότα ὀστάρια ὑποκεχωρηκέναι κάτω ὡς πρὸς τὴν μήνιγγα.
def. 322: Καμάρωσίς ἐστιν ὀστοῦ διακοπὴ μετὰ τοῦ ⟨τὸ⟩ σιναρὸν ὀστοῦν ἀνακεκλάσθαι ἐξ ἀμφοτέρων καὶ παραπλησίως καμάραις ἐσχηματίσθαι.	Καμάρωσις δέ ἐστι διαίρεσις τοῦ κρανίου μεθ' ὑψώσεως τῶν πεπονθότων ⟨ὀστέων⟩ ...	Orib. 164, 1: Ἡ καμάρωσις διαίρεσίς ἐστι τοῦ κρανίου μετὰ ὑψώσεως τῶν πεπονθότων ὀστέων ...
def. 323: Ἀπήχημά ἐστιν ὀστοῦ διακοπὴ ἐπιπόλαιος ἢ καὶ βαθεῖα κατ' ἀντικείμενα μέρη τοῦ τραύματος. Vgl. def. 316.		Paul. Aeg. 368: Τινὲς δὲ ταύταις ταῖς διαφοραῖς καὶ τὸ ἀπήχημα προστεθείκασιν, ὅπερ ἐστὶ κατ' αὐτοὺς ῥῆξις κρανίου κατὰ τὰ ἀντικείμενα τῶν πεπληγμένων γενομένη μερῶν. Πλανῶνται δὲ οὗτοι ....
def. 324: Θλάσμα ἐστὶν ὑποχώρησις τοῦ ὀστοῦ τοῦ κρανίου εἰς τὸ βάθος δίχα κατάγματος. γίνεται δὲ ἐπὶ τῆς παιδικῆς μάλιστα ἡλικίας· νοήσεις δὲ σαφέστερον τὸ εἰρημένον ἐπὶ τῶν κασσιτερίνων σκευῶν τοῦτο συμβαῖνον θεασάμενος.		368: Ἡ δὲ θλάσις οὐκ ἔστι διαίρεσις. τοῦ ὀστέου καὶ ταύτῃ ἄν τις εὐλόγως οὐδὲ κάταγμα φαίη τὴν τοιαύτην διάθεσιν· ἀλλ' ἔστιν ὡς νεῦσις καὶ οἷον κάμψις ἐπὶ τὰ ἔνδον τοῦ κρανίου κοιλαινομένου χωρὶς τοῦ λυθῆναι τὴν συνέχειαν, καθάπερ ἐπὶ τῶν χαλκῶν τε καὶ ὠμοβυρσίνων ἀγγείων ἔξωθεν πληττομένων γίνεται. Vgl. Orib. 167, 9.

Ich schliefse aus dieser Übereinstimmung, dafs Paulus von Aegina in seiner Lehre von der Sechsteilung der Schädelbrüche demselben Gewährsmann folgt wie Oribasius d. h. nach dem Zeugnis des

Scholiasten[1]) dem Heliodor. Da die achtteilige Theorie älter ist, so nehme ich sie für den älteren Leonidas in Anspruch, gegen den Heliodor, trotzdem er ihn benützt hat[2]), auch sonst polemisiert[3]).

Von weiteren Übereinstimmungen des Pseudogalen mit der pneumatischen Tradition des Oribasius mögen hier folgende Platz finden:

1. Def. 389 p. 442, 14: *Πῶρός ἐστιν οὐσία λιθώδης, ⟨ἀπηνὴς⟩ καὶ ἀπόκριτος.* Orib. IV 11: *Ὁ κυρίως λεγόμενος πῶρος οὐσία λιθώδης ἐστὶν ἀλλόκοτος, ἀπηνής . . .* (nach dem Scholiasten 527, 10 aus Buch I der Chirurgie des Heliodor).

2. Def. 380 p. 441, 6: *Γαγγλίον ἐστὶ νεύρου παρὰ φύσιν συστροφὴ σωματοπεποιημένη.* Orib. IV 15, 12: *Τὸ γαγγλίον νεύρου ἐστὶ συναγωγὴ πλεονάζον ἐν τοῖς καρποῖς, γινόμενον δὲ καὶ ἐν τοῖς ἄλλοις μέρεσιν* (aus Heliodor Buch I: schol. 527, 16). Vgl. dagegen Poll. IV 197: *γαγγλίον ἀπόστημα ἄπονον ὑπὸ λευκῷ καὶ νευρώδει χιτῶνι κτλ.* Paul. Aeg. VI 39, 184 stammt aus derselben Quelle wie Oribasius (Philumenos?), Aet. XV 9, der ebenfalls mit beiden übereinstimmt, nach dem Autorenlemma aus Philagrios.

3. Def. 402 p. 444, 7: *Θύμος ἐστὶν ἔκφυσις σαρκὸς τραχείας ὁμοία τοῖς ἐδωδίμοις θύμοις περὶ αἰδοίῳ καὶ ἕδρᾳ γινομένη.* Orib. IV 19, 6: *Θύμος ἕλκος ἐστὶν ὑπερσαρκοῦν τραχείᾳ καὶ ψαθυρᾷ σαρκί· γίνεται δὲ ἔν τε ἕδρᾳ καὶ αἰδοίοις καὶ τοῖς ἄλλοις τόποις πᾶσιν κτλ.* Vgl. Poll. IV 194. Quelle des Heliodor oder Antyll, aus dem Oribasius stammt, ist Leonidas nach Aet. XIV 4 vgl. mit XIV 13, der auch dieselbe Etymologie giebt. Paul. Aeg. 71, 292 stammt aus Philumenos (vgl. Aet. XVI 105).

4. Def. 438 p. 449, 12: *Ἧλός ἐστιν ἕλκος ἐν πέλματι περιφερὲς καὶ τετυλωμένον.* Orib. IV 20, 10 (aus Antyll oder Heliodor): *οἱ δὲ ἧλοι γίνονται μάλιστα μὲν ἐν τοῖς ποσίν· εἰσὶ δὲ σκληρότητες ὑπερέχουσαι πέλματος, περιεῤῥωγυῖαι κτλ.* Paul. Aeg. VI 87, 344: *Ὁ μὲν ἧλος τύλος ἐστὶ περιφερὴς, λευκὸς, ὡμοιωμένος ἥλου κεφαλῇ, κατὰ πᾶν τοῦ σώματος μέρος συνιστάμενος, μάλιστα δὲ ἐν τοῖς πέλμασι τῶν ποδῶν καὶ τοῖς δακτύλοις.* Paulus geht vielleicht auf Leonidas zurück: Aet. XIV 4. Vgl. XIV 82. Vgl. schol. Nic. Ther. 272. Poll. IV 195.

---

[1]) Vgl. schol. Orib. IV 531, 6. 7. Heliodor wird vorher von Orib. p. 147 citiert.

[2]) Schol. Orib. IV 527, 25 = Leonidas bei Aetius XV 5.

[3]) Vgl. Orib. IV 201, 4 mit Aet. VI 1 (aus Leonidas).

5. Def. 400 p. 444, 3: Ἀκροχορδών ἐστιν ἔκφυσις περιφερῆ τε καὶ διάστενον ἔχουσα βάσιν. Heliodor bei Orib. 21, 5: Ἔστι δὲ ἡ μὲν ἀκροχορδὼν σαρκώδης ὑπεροχὴ λεία, στενῇ βάσει κεχρημένη. Paul. Aeg. VI 87, 346: Ἡ δὲ ἀκροχορδὼν ἐπανάστασίς ἐστι μικρὰ τῆς ἐπιφανείας, ἄπονος, τυλώδης, περιφερὴς κατὰ τὸ πλεῖστον, τὴν δὲ βάσιν ἔχουσα στενὴν ὡς δοκεῖν ἐκκρεμᾶσθαι. Vgl. Aet. XIV 4. Dagegen Pollux IV 195: ἀκροχορδὼν ἀπο μὲν τῆς ῥίζης λεπτὴ ἔκφυσις, περὶ δὲ τὸ ἄκρον παχυνομένη, μάλιστα ἐπὶ παιδίων.

6. Def. 401 p. 444, 5: Μυρμηκία ἔκφυσίς ἐστι παχεῖα καὶ μὴ διάστενον ἔχουσα βάσιν. Paul. Aeg. VI 87, 344: Ἡ δὲ μυρμηκία ἐπανάστασίς ἐστι τῆς ἐπιφανείας μικρὰ, τυλώδης, στρογγύλη, παχεῖα, κατὰ βάσιν ἐγκαθημένη ... Heliodor bei Orib. IV 21: Ἡ δὲ μυρμηκία τραχεῖα ὑπεροχὴ ἐνεῤῥιζωμένη τῷ σώματι. Vgl. Aet. XIV 4. Poll. IV 195: μυρμηκία ἔκφυσις στερεὰ καὶ τραχεῖα, τυλώδης, ἔναιμος, περὶ τὰ ἄκρα καὶ τὰ ἔσω τῆς χειρός.

7. Def. 399 p. 444, 1: Ἀγκύλη ἐστὶ πίεσις τῶν περὶ τὸν τράχηλον ἢ τὰ ἄρθρα τενόντων, δι' ἣν ἐμποδίζεται ἡ ἐνέργεια. Antyll bei Orib. IV 22: Τὸ προσαγορευόμενον ἀγκύλιον σχεδὸν ἐν πᾶσι τοῖς ἐπὶ πολὺ καμπτομένοις μέρεσι τοῦ σώματος γίνεται· καὶ γὰρ περὶ τράχηλον συνίσταται καὶ περὶ μασχάλην καὶ περὶ ἀγκῶνα περί τε δακτύλους· συνίσταται δὲ καὶ περὶ βουβῶνα καὶ ἰγνύαν καὶ περὶ τὴν τοῦ ποδὸς πρὸς κνήμην συναφήν. Ἔστι μὲν οὖν συνολκὴ σωμάτων φύσει καμπτομένων καὶ ἐκτεινομένων, ἐκ δὲ τοῦ πάθους συναγομένων οὕτως, ὥστε ἐκτείνεσθαι μὴ δύνασθαι. Γίνεται δὲ ἤτοι τῶν νεύρων τῶν κάμπτειν τὰ σώματα πεφυκότων συνταθέντων διὰ πάθος, ἢ ἐκ γενετῆς οὕτω φύντων ... Vgl. Poll. IV 196.

8. Def. 378 p. 441, 1. Ἀνεύρυσμά ἐστι φλεβώδους ἀγγείου ἀνευρυσμὸς ἢ πνευματικῆς ὕλης παρασπορὰ ὑπὸ τῆς σαρκὸς κατὰ διαπήδησιν ἀναδιδομένης. Aet. XV 9 (aus Leonidas): κοινῶς δὲ τὸ ἀνεύρυσμά ἐστι (ἡ ἀνεύρησις W. am Rande von anderer Hand: αἴτιόν ἐστιν τοῦ ἀνευρύσματος. P: κοινὸς δὲ αἴτιον τοῦ ἀνευρύσματος) κατὰ διήθησιν τοῦ ἐν ταῖς ἀρτηρίαις αἵματος καὶ πνεύματος ἢ κατὰ ἀναστόμωσιν τῶν ἀρτηριῶν ἢ κατὰ ῥῆξιν. τὸ δὲ κατὰ βραχὺ ἐκκρινόμενον αἷμα καὶ πνεῦμα ἀθροίζεται ὑπὸ τὸ δέρμα.

9. Def. 388 p. 442, 12: *Κολόβωμά ἐστιν ἔκκοψις μορίου κατά τι μέρος τοῦ σώματος.* Antyll bei Orib. IV 56: *Ἔστι μὲν τὸ κολόβωμα ἔλλειψις μορίου ἤ τινος δέρματος καλύπτοντος τὰ σώματα.*

10. Def. 395 p. 443, 11: *Τερηδών ἐστιν ὀστοῦ κατάτρησις ἀπὸ φθορᾶς. τὸ δὲ ὄνομα τῷ πάθει ἀπὸ τῶν συμβεβηκότων τρημάτων οἱονεί τις τρηδὼν οὖσα.* Heliodor bei Orib. IV 187: *Τὴν τοῦ κρανίου φθορὰν καὶ τῶν ἄλλων ὀστέων συνήθως οἱ ἰατροὶ τερηδόνα προσηγόρευσαν.* Die Erklärung des Namens war bei Heliodor eine andere. schol. IV 533, 34: *Ὅτι κατὰ μεταφορὰν τῶν προσιζουσῶν τερηδόνων τοῖς πλοίοις εἴρηται τὸ πάθος, ὡς αὐτός φησιν· ὥσπερ γὰρ ἐκεῖναι διεσθίουσι τὸ ξύλον, οὕτω καὶ τὸ πάθος φθείρει τὰ ὀστέα. Ὁ δὲ Γαληνὸς ἐν τῷ περὶ αἰτίας νοσημάτων φησίν* (VII 38)· *τὸ δὲ τῆς τερηδόνος ὄνομα πλεονάζειν πως δοκεῖ τῷ ε στοιχείῳ· παρὰ γὰρ τὸ τρῆμα συγκεῖσθαι πεπίστευται, καθάπερ τρηδών τις οὖσα.* Vgl. Poll. IV 192.

11. Def. 390 p. 442, 15: *Ὑδροκέφαλόν ἐστιν ὑδατώδους ὑγροῦ ἢ αἵματος τοῦ τρυγώδους συλλογὴ κατά τι μέρος τῶν τὴν κεφαλὴν πλεκόντων σωμάτων.* Leonidas bei Aet. VI (XV 12 im cod. Weig.): *περὶ ὑδροκεφάλων· Λεωνίδους. Ὑδροκέφαλον προσηγόρευται ἀπὸ τοῦ ἐν τῇ κεφαλῇ ὑδατώδους ὑγροῦ συλλεγομένου· κατὰ τὸ πλεῖστον μὲν* (*δέ* W) *ὑδατῶδες συλλέγεται, ἐνίοτε δὲ καὶ τρυγῶδες καὶ δίαιμον.* Vgl. Antyll bei Orib. IV 201. Paul. Aeg. VI 3.

12. Def. 394 p. 443, 8: *Διονυσίσκοι εἰσὶν ὀστώδεις ὑπεροχαὶ ἐγγὺς κροτάφων γιγνόμεναι. λέγονται δὲ κέρατα ἀπὸ τῶν κερασφορούντων ζῴων κεκλημένα.* Heliodor bei Orib. IV 204, 14: *Ὀστώδης ἐπίφυσις ἐν παντὶ μὲν γίνεται μέρει τοῦ σώματος, πλεοναζόντως δὲ ἐν τῇ κεφαλῇ, μάλιστα δὲ πλησίον τῶν κροτάφων. Ὅταν δὲ δύο ἐπιφύσεις γένωνται πλησιάζουσαι τοῖς κροτάφοις, κέρατα ταῦτά τινες εἰώθασιν ὀνομάζειν, ἔνιοι δὲ διονυσίσκους τοὺς οὕτω πεπονθότας ἀνθρώπους προσηγόρευσαν.* Heliodor beim Schol. 534, 9: *Κέρατα μὲν λέγεται ἀπὸ τῆς τῶν κεράτων ἐκφύσεως τῶν γινομένων τοῖς ἀλόγοις ζῴοις. Διονυσίσκους δὲ αὐτοὺς προσαγορεύουσιν ἀπὸ τῆς πρὸς τὸν θεὸν ἐμφερείας, ὡς αὐτός φησιν ἐν τοῖς χειρουργουμένοις.* cf. Poll. IV, 205.

13. Def. 413 p. 445, 8: *Ὑποσπαδίας ἐστὶ πάθος, ἐφ' οὗ ἡ βάλανος ἐφείλκυσται. ἢ ἔστι πάθος, ἐφ' οὗ ἡ βάλανος ἀποκέ-*

κλειται (*ἀπόκειται* Hds.) *καὶ τὸ τῆς οὐρήθρας τρῆμα* (*τρίμμα* Hds.) *ὑκόκειται.* Antyll und Heliodor bei Orib. IV 463, 13: *Ἐκ γενετῆς ἐνίοις ἡ βάλανος οὐ τέτρηται κατὰ φύσιν, ἀλλὰ ὑπὸ τῷ κυνὶ καλουμένῳ κατὰ τὸν ἀπαρτισμὸν τῆς βαλάνου τὸ τρῆμά ἐστιν... Ποτὲ μὲν οὖν πόρρω τοῦ κυνὸς εὑρίσκεται τὸ τρῆμα κατὰ μέσην τὴν οὐρήθραν πρὸς τῇ τοῦ καυλοῦ βάσει ... ποτὲ δὲ κατὰ τὸν λεγόμενον κύνα ...* Vgl. schol. 540, 14: *Ἀπὸ τῶν Ἀντύλλου χειρουργουμένων, βιβλίον β', κατὰ τὸ γ' μέρος. Ὑποσπαδιαίαν δὲ λέγεσθαί φησιν αὐτὴν ὁ Ἡλιόδωρος ἐν τῷ δ' τῶν Χειρουργουμένων παρὰ τὸ σπᾶσθαι τὴν βάλανον.* Vgl. Paul. Aeg. VI 54, 238 (aus derselben Quelle wie Oribasius: Philumenos?).

14. Def. 415 p. 445, 14: *Φίμος ἐστὶν ἡ τῶν πόρων φυσικῶν κατάκλεισις. διαφοραὶ δὲ τοῦ φίμου δύο· ἢ γὰρ ἐκ φύσεως ἢ ἐξ ἐπιγεννήματος ἑλκώσεως προηγησαμένης γίνεται.* Def. 416: *περιφίμωσίς* (*παραφίμωσις* Hds.) *ἐστιν ἀποσυρέντος τοῦ τῆς βαλάνου νεύρου, ὡς μηκέτι ἐπισῦραι τὴν πόσθην δύνασθαι.* Antyll bei Orib. IV 466, 5: *Διττὸν τὸ τῆς φιμώσεώς ἐστιν· ποτὲ μὲν γὰρ ἡ πόσθη καλύψασα τὴν βάλανον ἀποσύρεσθαι πάλιν ἀδυνατεῖ· ποτὲ δὲ ἀπαχθεῖσα ὀπίσω, οὐκέτι ἐπάγεται. Τοῦτο τὸ εἶδος ἰδίως περιφίμωσις προσαγορεύεται. Ἡ μὲν οὖν πρώτη διαφορὰ γίνεται διὰ οὐλὴν ἐν πόσθῃ γενομένην, ἢ διὰ σαρκὸς ἔκφυσιν.* Vgl. Paul. Aeg. VI 55, 240.

15. Def. 420 p. 446, 16: *Κονδύλωμά ἐστι δακτυλίου στολιδώδης* (*στολίδος* Hds.) *ἐπανάστασις μετὰ φλεγμονῆς.* Paul. Aeg. VI 80, 328: *Τὸ ἐν τῷ δακτυλίῳ κονδύλωμα κατὰ τὸν τόπον μόνον τῶν ἐν τοῖς γυναικείοις διενήνοχε, στολιδῶδες ὂν καὶ αὐτό, τῆς ἕδρας ἐπανάστασις, ἢ φλεγμονῆς ἢ ῥαγάδος προηγησαμένης.* Vgl. Aet. XIV 3.

16. Def. 412 p. 445, 7: *Φύγεθρόν* (*φύγεθλον* Hds.) *ἐστι κατὰ βουβῶνα γινόμενον ἀπόστημα.* Heliodor beim Schol. Orib. III 687, 12: *Ὁ Ἡλιόδωρος ἐν τρίτῳ Χειρουργουμένων, κεφαλαίῳ περὶ τῶν κατὰ τοὺς βουβῶνας ἀποστημάτων φησὶν ὡς οἱ μὲν φύγεθρα, οἱ δὲ φύματα προσηγόρευσαν ...* Vgl. Orib. III 611. Poll. IV 191.

Mit gleicher Sicherheit drängt sich bei der Vergleichung der Definitionen der innern Krankheiten mit Aretaios die Wahrnehmung auf, daſs ihre Übereinstimmung mit jenem Pneumatiker nicht ein

Spiel des Zufalls sein kann, sondern auf den Einflufs pneumatischer Doctrin zurückgeführt werden mufs.

Aretaios (caus. ac. m. II 3, 38) betrachtete nach dem Vorgange des Asklepiades (C. Aur. A. M. II 31) die *συγκοπή* oder *καρδιακή διάθεσις* als eine Affection des Herzens, bei der die Bande, welche die Lebenskraft zusammenhalten (der *τόνος*), gelöst werde, nicht als ein Magenleiden: *οὐδὲ τὴν συγκοπὴν ἄπιστον τῆς καρδίης νοῦσον ἔμμεναι ἢ αὐτὴν σίνος τῆς ἐν αὐτῇ τοῦ ζῆν δυνάμιος . . . ἔστι γὰρ τὸ πάθος λύσις τῶν δεσμῶν τῆς εἰς ζωὴν δυνάμιος* . . . p. 41: *ἢν δὲ τῆς φύσιος ὁ δεσμὸς, τουτέστι ὁ τόνος, λυθῇ, τότε γίγνεται τὸ πάθος*. Pseudogalen def. 265 p. 420, 15 referiert beide Ansichten.

Die Cholera ist nach unserm Autor (def. 266 p. 421, 9) ein acutes Leiden, bei dem sich galliges Erbrechen, Durchfälle, Wadenkrämpfe, Erkaltung der Extremitäten und ein kleiner, schwacher Puls einstellt. Die Beschreibung des Aretaios (caus. ac. m. II 5, 43) stimmt damit überein:

def. 266 p. 421, 9:	Aretaios:
χολέρα ἐστὶ πάθος ὀξὺ μετ' ἐμέτων πολλῶν χολωδῶν καὶ ὑποχωρήσεων τῆς κοιλίας μετὰ τοῦ συνέλκεσθαι τὰς γαστροκνημίας καὶ καταψύχεσθαι τὰ ἄκρα. γίνονται δὲ ἐπ' αὐτῶν οἱ σφυγμοὶ μικρότεροι καὶ ἀμυδρότεροι.	*Ἡ χολέρη .. ὀξύτατον κακόν· διεκθέει δὲ ὕπερθεν μὲν ἐς ἔμετον τὰ ἐν τῷ στομάχῳ ἀλιζόμενα· διὰ δὲ τῆς κάτω διεξόδου τὰ ἐν τῇ κοιλίῃ καὶ τοῖς ἐντέροις ὑγρά . . . ἢν δὲ τάδε ἀποκλυσθῇ, φλεγματώδεα, ἔπειτα χολώδεα .. σπασμοὶ, ξυνολκαὶ μυῶν τῶν ἐν τῇ κνήμῃ καὶ βραχιόνων . . . ἄκρα ψυχρά .. σφυγμοὶ σμικρότατοι καὶ πυκνότατοι . . .*

In der Definition des Brennfiebers (def. 188 p. 399, 7) decken sich die von Pseudogalen angegebenen Symptome: beifsende Hitze des ganzen Körpers, trockene Zunge, Verlangen nach Kälte, vermehrte Respiration, Wärme der ausgeatmeten Luft, mit Aretaios caus. ac. II 4, 41:

def. 188 p. 399, 7:	Aretaios:
Καῦσός ἐστιν ὁ μετὰ πυρώσεως πολλῆς γινόμενος ἀναστολὴν μηδεμίαν τῷ σώματι παρέχων, γλῶσσαν ἐπιξηραίνων, μελαίνων, ἐπιθυμίαν ψυχροῦ παρέχων μετὰ ἀναπνοῆς μεγάλης καὶ θερμῆς τὸ σῶμα ἐπ' ἄλγος διατιθείς.	*Περὶ καύσων. Πῦρ μὲν πάντη καὶ δριμὺ καὶ λεπτὸν, μάλιστα δὲ τὰ εἴσω, ἀναπνοὴ θερμὴ ὡς ἐκ πυρὸς, ἠέρος ὁλκὴ μεγάλη, ψυχροῦ ἐπιθυμίη, γλώσσης ξηρότης.*

Unter *περιπνευμονία* versteht unser Autor (def. 269 p. 419, 12) eine Entzündung der Lunge, mit der heftiges Fieber und Atemnot verbunden ist und bei der sich die Wangen des Kranken röten. Vgl. Aretaios caus. ac. m. II 1 p. 25:

def. 269 p. 419, 12:	Aretaios:
Περιπνευμονία ἐστὶ φλεγμονὴ πνεύμονος μετὰ πυρετοῦ ὀξέος καὶ δυσπνοίας· γίνεται δὲ ἐπ' αὐτῶν καὶ ἐνερευθῆ τὰ μῆλα.	*Ἐπὶ δὲ μεγάλῳ πάθεϊ, ὁκοῖον ἡ φλεγμονὴ* (sc. *τοῦ πνεύμονος*), *πνιγμὸς, ἀφωνίη, ἄπνοια, ὄλεθρος αὐτίκα· ἥδε ἐστὶν ἣν καλέομεν περιπνευμονίην, φλεγμονὴ τοῦ πνεύμονος, ξὺν ὀξέϊ πυρετῷ ... ἐρυθροὶ τὰ πρόσωπα, ἐπὶ δὲ μᾶλλον τὰ μῆλα ...*

Der *τέτανος* besteht in einer Spannung der Sehnen und Muskeln. Er unterscheidet sich vom *ὀπισθότονος* und *ἐμπροσθότονος* dadurch, dafs bei ihm der Körper gestreckt wird und so steif, dafs er den Hals weder drehen noch wenden kann, dafs Ober- und Unterkiefer und die Zähne fest auf einander geprefst werden. Ist der Körper des Kranken nach hinten gebogen, so heifst das Leiden *ὀπισθότονος*, im umgekehrten Falle *ἐμπροσθότονος*. Vgl. def. 237. 238. 239. p. 413, 13f. = Aretaios caus. ac. m. I 6 p. 6f. Vgl. Aet. VI 38, 39 (Archigenes).

Die *ὑστερικὴ πνίξ* entsteht nach der Definition Pseudogalens durch eine Bewegung des Uterus entweder nach oben oder nach unten, wobei Stimmlosigkeit eintritt, der Atem derart abgeschnitten ist, dafs die Inspirationen gar nicht bemerkbar sind, der Puls endlich schwach und langsam ist (def. 300 p. 428, 15). Die von ihm angegebenen Symptome kehren bei Aretaios wieder (caus. ac. m. II 11, 60):

def. 300 p. 428, 15:	Aretaios:
Ὑστερικὴ πνίξ ἐστι πάθος δι' ἀναδρομὴν ὑστέρας γιγνόμενον ἢ κατάπτωσιν καὶ ἀφωνίαν ἐπιφέρον (-*ει* Hds.), *ὥστε καὶ τὴν ἀναπνοὴν αὐταῖς οὐκ ἔκδηλον γίγνεσθαι, μετεωρίζεσθαί τε τὰ ὑποχόνδρια καὶ τὸν σφυγμὸν ἔχειν ἀμυδρὸν καὶ βραδύν.*	*κινέεται γὰρ* (sc. *ἡ μήτρη*) *ἐξ ἑωυτῆς ἔνθα καὶ ἔνθα ἐπὶ τὰς λαγόνας· ἀτὰρ καὶ ἐς τὰ ἄνω ... γίγνεται δὲ καὶ προπετεστέρη ἐς τὰ κάτω ... σφυγμοὶ διαλείποντες, ἄτακτοι, ἐκλείποντες, πνὶξ καρτερὴ, ἀφωνίη, ἀναισθησίη, ἡ ἀναπνοὴ ἄσημος,* [*ἀσαφής* Wil.] ...

Vgl. Aet. XVI 68 *περὶ ὑστερικῆς πνιγός* (aus Archigenes durch Vermittelung des Philumenos).

Zum Schlufs verweise ich noch auf folgende Übereinstimmungen: def. 260. 261 p. 419, 15 = Aret. caus. chr. m. I 8 p. 91 f. def. 264 p. 420, 11 = Aret. caus. ac. m. I 10, 20. def. 273 p. 423, 4 = Aret. caus. ac. m. II 6, 45. def. 289 p. 426, 12 = Aret. caus. ac. m. II 12, 63.

Galens Schriften *περὶ διαφορᾶς πυρετῶν*, *περὶ τῶν πεπονθότων τόπων* und *περὶ σπέρματος* B. II.

Die Art der Quellenbenützung ist in den einzelnen Schriften des Galen verschieden. Die einen sind flüchtig hingeworfene Compilationen, wie der Commentar zu der hippokratischen Schrift *περὶ χυμῶν*[1]) und seine verschiedenen Schriften über Arzneimittellehre, in denen nach Art der nachchristlichen Compilatoren grofse Excerptenmassen in mechanischer Wörtlichkeit an einander gereiht sind. Die Analyse derselben ist einfach. Anders steht es mit den Schriften, in denen Galen seine eigenen Gedanken mit denen seiner Quelle verwebt. Bei seiner geradezu verblüffenden Redseligkeit wird es uns nicht Wunder nehmen, dafs auch über die Art seiner Quellenbenützung in diesen Schriften eine Bemerkung aus seiner Feder geflossen ist. In seiner Schrift *περὶ κρίσεων* (IX 670 f.) teilt er seinen Lesern mit, dafs er zur Vermeidung von unnötiger Weitschweifigkeit sich damit begnüge, die falschen Ansichten seiner Vorgänger zu berichtigen und das Fehlende zu ergänzen: *ταῦτ' οὖν ἅπαντα εἰ μεταφέρειν εἰς τόνδε τὸν λόγον ἐπιχειρήσαιμι, καὶ τούτοις ἔτι προσθεῖναι τὰ ὑφ' ἡμῶν εἰρημένα, μέμψονται τῷ μήκει τῆς πραγματείας. καὶ μὲν δὴ καὶ τὰ περὶ τῆς τῶν πυρετῶν διαφορᾶς, εἰ πάντα κατὰ τόνδε τὸν λόγον ἐπεξίοιμι, πολὺ δὴ μᾶλλον ἔτι μηκύνειν αὐτοῖς δόξω. τὸ μὲν οὖν δύνασθαι διαφυγεῖν ἐπήρειαν γράμμα μηδὲν οὕτως ἦν παλαιὸν, ὥστε καὶ Πλάτων αὐτοῦ μέμνηται. τὸ δ' οὕτω τούτων ἐχόντων ἐκλέγεσθαι μέσον εἶδος λόγων, ἄριστον εἶναί μοι φαίνεται. τί δὲ τὸ μέσον ἐστὶν . . . . δεικνὺς μὲν ἃ χρὴ γινώσκειν ἐξ ἀνάγκης τὸν μέλλοντα καλῶς προγνώσεσθαι λύσιν νοσήματος, ὁποία τέ τις ἔσοιτο καὶ καθ' ὅντινα χρόνον. οὐχ ἅπαντα δ' αὐτὰ νῦν ἐπεξερχόμενος, ἀλλ' ὅσα ἀσαφῶς εἴρηται τοῖς ἔμπροσθεν ἐξηγούμενος, ὅσα δὲ παραλέλειπται, προστιθείς. τὸ δ' ἤτοι τὰ καλῶς*

---

[1]) V. Rose, Anecdota gr. et graecol. I 22 f.

ϑ' ἅμα καὶ σαφῶς εἰρημένα μεταγράφειν, ἢ τοῖς ψευδῶς εἰρημένοις ἀντιλέγειν, ὡς εἰς μακρολογίαν ἀπάγον, ἐφυλαξάμην. Diese Mitteilung hat meines Erachtens darin ihren Grund, dafs er für diesmal von seinem gewöhnlichen Verfahren abgewichen ist, welches darin bestand, dafs er das Gute seiner Quelle verwertete, mit andern Worten, dafs er seine Quelle da, wo die Ansichten derselben seine Billigung fanden, ebenfalls excerpierte.

Mit diesem Zeugnis des Galen gewinnen wir einen festen Anhalt für die Beurteilung seiner sorgfältig durchgearbeiteten Schriften. Wir wären demnach allen Unbequemlichkeiten einer Quellenanalyse überhoben, wenn er sich dazu verstanden hätte, hier und da seine Quelle mit Namen zu nennen. Statt dessen unterläfst er jeglichen citierenden Fingerzeig und erwähnt seine Quelle nur da, wo er gegen sie polemisiert. Zu dieser Kategorie von Schriften gehören die drei erwähnten.

Die Pathologie verdankt der pneumatischen Schule eine Reihe neuer Theorieen, welche in der Folgezeit herrschend geworden sind. In erster Linie die Lehre von den Fiebern. Der Stifter der Schule, Athenaios, ferner Agathinos, Herodot und Archigenes haben an ihrer Vervollkommnung gearbeitet. Der letztere verfafste eine umfängliche Schrift *περὶ τῆς τῶν πυρετῶν σημειώσεως* in 10 Büchern[1]), in welcher er die Errungenschaften seiner Schule zusammenstellte. Diese Schrift, von der es auch eine Epitome gab, veranlafste den Galen zur Abfassung seiner zwei Bücher *περὶ διαφορᾶς πυρετῶν*[2]), die in übersichtlicher Gliederung nach den Rubriken der einzelnen Fieberarten ein Bild von dieser Lehre geben. Bisher hat man diese Schrift für Galens eigenes System verwertet[3]) in der Voraussetzung, dafs die von ihm vorgetragenen Lehren wirklich von ihm herrühren. So berechtigt dies Verfahren an sich sein mag, glaube ich doch den Nachweis führen zu können, dafs er nichts Wesentliches zur Ausbildung dieser Theorie beigetragen hat trotz seiner Versicherung, dafs man aus den Schriften anderer nichts lernen könne, weder über das dreitägige Fieber, noch über eine

---

[1]) Gal. IX 381. 668 f.: *τὰ γοῦν Ἀρχιγένους περὶ τῆς τῶν πυρετῶν σημειώσεως δέκα βιβλία μακρὰ φάσκοντες εἶναι, μόνην ἀναγινώσκειν ἐπιχειροῦσι τὴν ἐπιτομὴν οὐδὲ ταύτην ἅπαντες, ἀλλ' εἰσὶν οἳ καὶ ταύτης ἔτι βραχύτερόν τι ζητοῦσι . . .*

[2]) Gal. VII 273 f.

[3]) Sprengel a. a. O. II³ 167.

andere der unzählig vielen Fieberarten[1]), dafs sich vielmehr seine Thätigkeit im Wesentlichen darauf beschränkt hat, die Lehren der pneumatischen Schule in Einzelheiten zu modificieren und weiter auszubilden[2]).

Zunächst bezeugt Galen selbst, dafs er in dieser Schrift, abgesehen vom Eintagsfieber, im Wesentlichen mit den Theorieen der Pneumatiker übereinstimme (VII 295f.): *ἐπεὶ δὲ τῶν λοιμωδῶν ἐμνημόνευσα πυρετῶν ὑπὸ σηπεδόνος ἁπάντων γινομένων, ἄξιον ἐπιστάντα τὸν λόγον ἐν τῷδε διασκέψασθαι περὶ παλαιοῦ δόγματος, ἅπαντα πυρετὸν ἐπὶ τῇ τῶν χυμῶν σήψει φάσκοντος γίνεσθαι. κινδυνεύει γὰρ οὖν δοξάζειν ὧδε καὶ ὁ τῶν ἀπ' Ἀθηναίου χορός, ἄνδρες οὐχὶ φαυλότατοι τά τ' ἄλλα τῆς τέχνης καὶ οὐχ ἥκιστα πυρετῶν ἐπιστήμης, περὶ ὧν κἀγὼ τόγε πλεῖστον αὐτοῖς σύμφημι, πλὴν ἕν τι παρίημι, τοὺς ἐφημέρους ὀνομαζομένους πυρετούς.*

Die Schrift, mit deren Hilfe diese Übereinstimmung für eine Stelle genauer nachgewiesen werden kann, ist der unter dem Namen des *Ἀλέξανδρος Ἀφροδισιεὺς ἰατρός* überlieferte Tractat *περὶ πυρετῶν*[3]). Es ist bereits des öfteren ausgesprochen worden[4]), dafs diese Schrift mit dem berühmten Aristotelescommentator Alexander von Aphrodisias nicht das mindeste zu thun hat. Dem widerspricht, dafs der Verfasser ausdrücklich *ἰατρός* genannt wird, natürlich zur Unterscheidung von dem gleichnamigen *ἐξηγητὴς τοῦ Ἀριστοτέλους*, dem widerspricht noch weit nachdrücklicher die ganze geistige Richtung dieses Mannes. Es enthält nämlich jener Tractat so unverkennbare Spuren der pneumatischen Lehre, dafs ich kein Bedenken trage, ihn dieser Schule zuzuweisen.

Er unterscheidet drei Bestandteile des Körpers, feste, flüssige, und pneumatische (c. 14 p. 91, 23. Gal. XIX 356, 16. Aret. caus. ac. m. II 3, 40), das Pneuma wird von ihm nach Art der späteren Pneumatiker mit dem *ἔμφυτον θερμὸν* identificiert (Gal. XIX 357, 1), das Herz gilt ihm als Sitz der eingepflanzten Wärme (82, 20f. Gal. XIX 360, 4), die mit den Einzelwesen zusammen ent-

---

[1]) Gal. IX 647. Vgl. Gal. VII 369. [2]) Gal. VII 369.

[3]) Ich citiere nach Seiten-Zeilen- und Capitelzahl der phys. et med. gr. min. ed. Ideler I 81f.

[4]) Zeller IV 791 A. 2.

steht (85, 26 f.) und sich von hier aus durch das Pneuma und das Blut dem ganzen Körper mitteilt (83, 5 f. Gal. XIX 360). Er kennt die Lehre von der Dyskrasie; die eingepflanzte Wärme beruht nach ihm auf der normalen Mischung der Qualitäten, bei der die Wärme überwiegt (86, 57), während die widernatürliche Wärme auf Dyskrasie beruht. Pneumatisch ist die Zurückführung der beim Fieber entstehenden Dyskrasie auf Wärme und Trockenheit (82, 29 f. Gal. I 522. XIX 398, 14), die Unterscheidung des *φυσικὸν* oder *ζωτικὸν πνεῦμα* (84, 37), die Definition der Krankheit als widernatürlichen Zustandes, durch den die körperlichen Functionen gestört werden (Gal. XIX 384, 15. 386, 7. VIII 14 ff.), die Behauptung, dafs das Zustandekommen von Wahrnehmung, Bewegung, Ernährung, Entwicklung und Zeugung durch die eingepflanzte Wärme oder das Pneuma bedingt ist (85, 6 f. Gal. XIX 355, 15. 371, 15), endlich die Lehre von den Ursachen, die in seiner Untersuchung einen breiten Raum einnimmt (c. 27 f. Gal. XIX 392, 5 f.). Will man den Rückschlufs von dem Inhalt der Schrift auf die geistige Richtung des Verfassers gelten lassen, so war er Pneumatiker. Über seine Zeit läfst sich soviel ausmachen, dafs er nach dem Pneumatiker Aretaios gelebt hat, den er an 3 Stellen citiert (c. 16 p. 92, 18. c. 24 p. 97, 15. c. 30 p. 105, 3) d. h. nach dem 2. Jh. n. Chr.

Diese Schrift Alexanders weist in der Einteilung der Fieberarten eine so grofse Übereinstimmung mit den von Galen in seiner erwähnten Schrift vorgetragenen Lehren auf, dafs der Gedanke an ein nahes verwandtschaftliches Verhältnis der beiderseitigen Berichte unabweislich ist. Beide Schriftsteller kennen drei Einteilungsprincipien. Da das Wesen des Fiebers in der abnormen Steigerung der Wärme besteht, so ist ein Einteilungsprincip mit dem Gradunterschied der Wärme gegeben. Je nachdem sie in höherem oder geringerem Grade auftritt, unterschieden sie 2 Arten, die *πυρετοὶ μεγάλοι* und *μικροί*. Da ferner das Fieber an einen bestimmten Stoff gebunden ist, so ist ein zweites Einteilungsprincip durch die verschiedenen Formen gegeben, in denen die Materie in unserem Körper auftritt. Mit Zugrundelegung der bekannten pneumatischen Theorie von den dreierlei verschiedenen Stoffarten in unserm Körper[1]), den festen

---

[1]) Es verdient darauf hingewiesen zu werden, dafs bei beiden in demselben Zusammenhang die Berufung auf Hippokrates wiederkehrt (Alex. c. 17

(*στερεά*), flüssigen (*ὑγρά*) und luftförmigen (*ἀερώδης οὐσία*), unterschieden sie, je nachdem einer dieser Teile von der Krankheitsveränderung betroffen wird, Eintagsfieber, septische und hektische Fieber. Ein drittes Einteilungsprincip bildet die Art der Bewegung der Wärme: die Arten, die nach diesem Princip zu unterscheiden sind, fehlen bei Galen, Alexander erwähnt sie: es sind die langsamen und schnellen, die intermittierenden und continuierenden Fieber (91, 27 f.). Die Übereinstimmung beider Autoren ist sogar zum Teil eine wörtliche, wovon eine Gegenüberstellung jeden Unbefangenen überzeugen wird:

Alex. c. 15 p. 91, 27:

Τριῶν τοίνυν ἐν ἡμῖν ὄντων, στερεῶν, ὑγρῶν καὶ τῆς ἀερώδους οὐσίας, καὶ τῶν μὲν μορίων τοῦ ἡμετέρου σώματος ὄντων τῶν στερεῶν, τῶν δὲ χυμῶν τῶν ὑγρῶν, τοῦ δὲ φυσικοῦ πνεύματος τῆς ἀερώδους οὐσίας, συμβαίνει τὴν παρὰ φύσιν θερμότητα ἄλλοτε μὲν ἐξ ἄλλου τῶν εἰρημένων ἄρχεσθαι, ἐπινέμεσθαι δὲ καὶ συνδιατιθέναι τῷ πεπονθότι τὰ λοιπὰ δύο γένη, εἰ μὴ φθάσειε λυθῆναι πρότερον καὶ διαφορηθῆναι· κἀντεῦθεν τρεῖς ἡμῖν καὶ παρὰ τὴν ὕλην διαφοραὶ τῶν πυρετῶν ἀναφαίνονται. Μία μέν, καθ' ἣν ἡ ἀερώδης μὲν οὐσία μόνη τεθέρμασται ἱκανῶς, τὰ δὲ ὑγρὰ καὶ τὰ στερεὰ θερμαίνεται μὲν καὶ αὐτά, ἐκτεθέρμασται (Wil. *ἔτι τεθ.* Hds.) *δὲ οὔπω· διαφέρει γὰρ οὐ μικρῷ τὸ θερμαίνεσθαι τοῦ τεθερμάσθαι· τὸ μὲν γὰρ γίγνεται, δυνάμει τέ ἐστι ξυμπεφυρμένον ἀεί, καὶ οὔπω ἐντελεχείᾳ τὸ εἶναι ἔχει, τὸ δὲ γέγονεν ἤδη, καὶ οὔποτε* (Wil. *οὔτε* Hds.) *δυνάμει ξυμπέφυρται, καὶ ἐνεργείᾳ ἐστίν· ἄλλη δέ, καθ' ἣν τῶν ὑγρῶν μὲν ἡ οὐσία τεθέρμασται, τεθέρμασται δὲ οὔπω οὔθ' ἡ ἀερώδης οὐσία οὔτε τὰ στε-*

Galen VII 275 f.

Αἱ δὲ παρὰ τὴν ὕλην, ἐν ᾗ τὸ παρὰ φύσιν τοῦτο θερμόν, οἰκειόταται διαφοραὶ τῆς παρὰ φύσιν θερμασίας εἰσὶν, ἤτοι τὸ σῶμα τῆς καρδίας αὐτὸ κατειληφυίας αὐτῆς ἢ τοὺς περιεχομένους ἐν ταῖς κοιλίαις αὐτῆς χυμούς. λοιπὴ δὲ καὶ τρίτη τις ἐπ' αὐταῖς διαφορά, τῆς ἀερώδους οὐσίας μόνης ἐκτεθερμασμένης ἱκανῶς, τῶν δὲ ὑγρῶν καὶ στερεῶν σωμάτων θερμαιομένων μὲν ἔτι, ἐκτεθερμασμένων δὲ οὐδέπω. διαφέρει γὰρ οὐ σμικρῷ τὸ θερμαίνεσθαί τι τοῦ τεθερμάσθαι ....

c. 2 p. 277: *Ἄρχεται μὲν οὖν ἡ παρὰ φύσιν αὕτη θερμότης, ἥνπερ καὶ πυρετὸν ὀνομάζομεν, ἄλλοτε ἐξ ἄλλου τῶν εἰρημένων, ἐπινέμεται δὲ καὶ συνδιατίθησι τῷ πεπονθότι τὰ λοιπὰ δύο γένη .....*

p. 278, 16: ... *καὶ εἰ μὴ φθάσειε λυθῆναι, συνδιατίθησιν ὡσαύτως κἀκεῖνα τῷ χρόνῳ.*

---

p. 93, 16. Gal. 278), in dessen *μόρια ἴσχοντα, ἰσχόμενα* und *ἐνορμῶντα* die pneumatische Dreiteilung wiedergefunden wurde.

ρεά· θερμαίνεταί γε μὴν ἔτι καὶ οὔπω τεθέρμασται· τρίτη δὲ καί ἐσχάτη, καθ' ἣν τεθέρμασται μὲν ἤδη τὰ στερεὰ, τὰ δ' ἄλλα θερμαίνεται μὲν, οὐ τεθέρμασται δέ.

Dazu kommt bei Alexander endlich noch ein viertes dem Hippokrates[1]) entnommenes Einteilungsprincip nach den Symptomen der widernatürlichen Wärme (Alex. 93, 35), nach dem die Fieber in ἐξέρυθροι, ἔξωχροι und πελιοί eingeteilt wurden.

Aus der steten Bewegung der eingepflanzten Wärme erklärt es sich, dafs die einzelnen Fieberarten leicht in einander übergehen; am leichtesten teilt sich die widernatürliche Hitze der Säfte dem Pneuma und die der festen Teile den Säften und dem Pneuma mit, während die festen Teile ungleich schwerer in Mitleidenschaft gezogen werden, da die festen Substanzen nicht so leicht der Veränderung unterworfen sind wie die dünnen (Alex. c. 16. c. 19. Gal. 277, 17f.). Es ist deshalb genau zu bestimmen, welche Teile wirklich erhitzt sind, da ein wesentlicher Unterschied zwischen der bestehenden und der beginnenden Hitze besteht. (Alex. 91, 36ff. Gal. 276). Nach dem Teile, der wirklich erhitzt ist, wird die Fieberart benannt: sind z. B. die luftartigen Teile erhitzt, während die übrigen Teile von der Hitze angegriffen sind, so hat man es mit den Eintagsfiebern zu thun u. s. w. (Gal. 276. Alex. 91, 36ff.). Vergleicht man diese beiden Partieen, so wird man ohne weiteres zugeben, dafs die Darstellung Alexanders gegenüber dem stark gekürzten Bericht des Galen durchaus den Eindruck des Ursprünglichen macht: demnach ist die Möglichkeit der Abhängigkeit des Verfassers von Galen von der Hand zu weisen.

Es folgt bei beiden ein Beispiel zur Veranschaulichung dieses Herganges (Alex. c. 16 p. 92, 14f. Gal. 276). Der Zweck ist bei beiden derselbe, das Beispiel dagegen verschieden.

Diese Stelle verhilft uns zur Bestimmung der Quelle Alexanders. Da er ausdrücklich bezeugt, dafs er sein Beispiel dem Aretaios entlehnt hat, so folgt aus dem unlöslichen Zusammenhang desselben mit der vorhergehenden Darlegung, dafs sie derselben Quelle entnommen ist. Eine wichtige Bestätigung dafür erhalten wir durch

[1]) Vgl. Gal. VII 275. XVII A 870 f.

Cap. 30. Alexander bestreitet hier die Behauptung des Aretaios, dafs das eigentümliche Kennzeichen des septischen Fiebers darin bestehe, dafs keine offenbare Gelegenheitsursache wie bei den andern beiden Fieberarten vorhergehe. Ich schreibe diese Worte wegen ihrer Wichtigkeit aus: *Παραιτοῦμαι δὲ ἐνταῦθα τὸν Ἀρεταῖον καὶ ἑτέρους, ἰδίαν εἰπόντας διάγνωσιν τῶν ἐπὶ χυμοῖς πυρετῶν καὶ οὐκ ἀχώριστον τὸ μηδὲν τῶν προκαταρκτικῶν αἰτιῶν ἡγήσασθαι τῶν τοιούτων πυρετῶν, ὅτι καὶ οὐδετέρῳ τῶν ἄλλων γενῶν τοῦθ' ὑπάρχει, διὰ τὸ τοὺς μὲν ἐφημέρους ἅπαντας ἐπὶ ταῖς προκαταρκτικαῖς αἰτίαις συνίστασθαι, τοὺς δὲ ἑκτικούς, ὅταν ἄνευ τούτων γένωνται, μηδὲ ἐξ ἀρχῆς εἰσβάλλειν, καίτοι μηδενὸς οἵου τ' ὄντος, οὐ πυρετοῦ μόνον, ἀλλ' οὐδὲ νοσήματος οὑτινοσοῦν, ἄνευ τινὸς τῶν προκαταρχόντων ἄρχεσθαι.* Ganz dieselbe Ansicht, die Aretaios hier vertritt, lesen wir bei Galen (304, 11): *Αἱ διαγνώσεις δὲ τῶν ἐπὶ σήψει χυμῶν πυρετῶν αἱ τοιαίδε. πρώτη μὲν ἁπασῶν οὐκ ἀχώριστος μέν, ἴδιος δὲ τὸ μηδὲν τῶν προκαταρκτικῶν αἰτιῶν ἡγήσασθαι τῶν τοιούτων πυρετῶν· οὐδετέρῳ γὰρ τῶν ἄλλων γενῶν τοῦθ' ὑπάρχει διὰ τὸ τοὺς ἐφημέρους ἅπαντας ἐπὶ ταῖς προκαταρκτικαῖς αἰτίαις συνίστασθαι, τοὺς δ' ἑκτικούς, ὅταν ἄνευ τούτων γένωνται, μηδέποτ' ἐξ ἀρχῆς εἰσβάλλειν, ὥσθ' ὅταν ἄνευ προκαταρχούσης αἰτίας ὑπάρξηταί τις πυρέττειν, εἰδέναι τούτου τὴν αἰτίαν τοῦ πάθους ἐν τοῖς χυμοῖς ὑπάρχειν.* Da die Übereinstimmung zwischen Aretaios und Galen eine wörtliche ist, so ergiebt sich für uns als eine zweifellose Thatsache, dafs für die Partieen, in denen Alexander und Galen übereinstimmen, Aretaios als Quelle anzusetzen ist, der thatsächlich eine Schrift *περὶ πυρετῶν* verfafst hat[1]). Ferner schliefse ich daraus, dafs Aretaios diese Schrift nicht im ionischen Dialekt verfafst hat, weil sonst die enge Übereinstimmung mit Galen nicht zu erklären ist.

Wie ist nun aber die Übereinstimmung zwischen ihm und Galen zu erklären? Der nächstliegende Gedanke ist der, dafs er den Galen benützt hat. Dem widerspricht aber der oben geführte Nachweis, dafs er in seiner Pathologie und Therapie trotz mannigfacher Über-

---

[1]) Aret. p. 185: *ὁκόσα μὲν ὦν ἐν πυρετῶν θεραπείῃ γίγνεται κατά τε τὴν τούτων διαφορὴν καὶ κατὰ τὴν τῶν νοσημάτων ἰδέην καὶ τὴν ἐν αὐτοῖς ποικιλίην, τούτων τὰ πλείω ἐν τοῖσι ἀμφὶ πυρετῶν λόγοισι λελέξεται κτλ.*

einstimmungen mit Galen nicht diesem, sondern dem Archigenes gefolgt ist. Ferner erinnere ich an den Umstand, auf den ich bereits aufmerksam gemacht habe, dafs die Darstellung Alexanders auch da, wo sie sich mit Galen berührt, durchaus den Eindruck des Ursprünglichen macht. Endlich wäre es doch höchst auffallend und der Manier dieser späten Excerptoren durchaus widersprechend, wenn man annehmen wollte, dafs Aretaios nur einzelne Sätze dem Galen entnommen und die gröfsere übrige Masse einer andern Quelle entlehnt habe. Die Sache liegt vielmehr so: Galen und Aretaios schöpfen aus derselben Quelle und diese Quelle ist dieselbe, die Aretaios in seiner Pathologie und Therapie benützt hat, nämlich das umfängliche Werk des Archigenes *περὶ τῆς τῶν πυρετῶν σημειώσεως*. Er ist also der Arzt, auf den die Worte des Galen zu beziehen sind (295): *περὶ ὧν* (sc. *πυρετῶν*) *κἀγὼ τό γε πλεῖστον αὐτοῖς σύμφημι*, mit andern Worten die Quelle, aus der seine Fiebertheorie im Wesentlichen stammt.

Hat die vorhergehende Untersuchung gezeigt, wie Galen den Archigenes auszunützen liebte, so wird es um so weniger auffallen, dafs er sich in seiner Schrift *περὶ πεπονθότων τόπων* dem Archigenes anschliefst, da dieser Arzt dasselbe Thema vor ihm ausführlich behandelt hat. Galen rühmt sogar diese Schrift, die aus drei Büchern bestand, als die beste auf diesem Gebiet[1]). Gleichwohl hat er uns die Möglichkeit genommen, den Umfang der Benützung des Archigenes aus seinen Citaten nachzuweisen. Er erwähnt ihn in dieser Schrift an 11 Stellen, aber nur, um gegen seine Theorieen zu Felde zu ziehen. Insbesondere ist es seine Lehre von den verschiedenen Arten der Schmerzempfindung, die den Spott des Galen herausfordert. Archigenes hatte die Ansicht vertreten, dafs man durch die Arten der Schmerzempfindung den Sitz der Krankheit bestimmen könne[2]) und in spitzfindiger Weise eine grofse Zahl von verschiedenen Arten unterschieden. Ferner hatte er die Theorie der Sympathie in allen ihren Consequenzen verfochten, deren Wesen darin besteht, dafs ein Körperteil in seiner Function dadurch beein-

---

[1]) Gal. IX 670: *Καὶ γὰρ δὴ καὶ περὶ πεπονθότων τόπων Ἀρχιγένει γέγραπται βιβλία τρία, πάντων τῶν ἔμπροσθεν εἰς τὴν αὐτὴν πραγματείαν γεγραμμένων ἄριστα.*

[2]) Gal. VIII 70. 73. 86. 90. 110.

trächtigt wird, dafs er, ohne selbst erkrankt zu sein, von einer andern Krankheit in Mitleidenschaft gezogen wird[1]). Als Beispiel führte er unter anderm die Trübung der Augen an, die sich bei der Ansammlung von feinteiligen Speiseresten im Magenmunde einstellt und die ihren Grund darin hat, dafs Gase der im Magen enthaltenen Flüssigkeiten zum Kopfe emporsteigen[2]). Endlich gab seine echt pneumatische Theorie von der Verlegung des *ἡγεμονικόν* ins Herz dem Galen reichlich Gelegenheit zur Polemik[3]). Trotz dieser wiederholten Polemik gegen ihn, die den Zweck hat, die wunden Punkte in seiner örtlichen Pathologie nachzuweisen, hat er es nicht verschmäht, das Gute, was Archigenes bot, aus ihm zu entlehnen. Er behandelt (VIII 414) den hysterischen Erstickungsanfall in wörtlicher Übereinstimmung mit Aetius (XVI 68), dessen unmittelbare Quelle mit Hilfe des Oribasius (V 539) benannt werden kann:

Orib. V 539:

Περὶ ὑστερικῶν πνιγός· ἐκ τῶν Φιλουμένου.

Περὶ τὴν πρώτην συναίσθησιν ἢ καὶ ἤδη κατειλημμένης τῇ ὑστερικῇ πνιγὶ, διαδέσμοις τὰ ἄκρα χρὴ καταλαμβάνειν καὶ τρίβειν ἰγνύας ἰσχυρῶς, μετὰ δὲ τῶν διαδέσμων καὶ κνήμας καὶ ὅλα τὰ σκέλη, ὀσφραντά τε τῇ ῥινὶ τὰ δυσώδη προσφέρειν. Καὶ σικύας δὲ κολλᾶν προσήκει βουβῶσι καὶ μηροῖς καὶ ὑπογαστρίῳ· ἐνιέναι δὲ δεῖ καὶ διὰ κλυστῆρος ἐν τοῖς μηκυνομένοις τὰ τῶν πνευμάτων ἀγωγὰ καὶ τῷ δακτυλίῳ καὶ τῷ κόλπῳ τῷ γυναικείῳ προστιθέναι, οἷόν ἐστι τόδε· πήγανον λειοτριβεῖται σὺν μέλιτι καὶ προσλαμβάνει βραχὺ κυμίνου καὶ νίτρου καὶ χρίεται δαψιλὲς κατὰ ἑκατέρων τῶν τόπων. Καὶ εἰς αὐτὴν δὲ τὴν ὑστέραν τὰ

Aetius:

Διαδεσμεῖν τοίνυν χρὴ τὰ ἄκρα ἐν τοῖς παροξυσμοῖς καὶ τρίβειν τοὺς πόδας ἰσχυρῶς μετὰ τῶν διαδέσμων καὶ τὰς κνήμας καὶ ὅλα τὰ σκέλη· καὶ ὀσφραντὰ ταῖς ῥισὶ προσάγειν, καστόριον μετ' ὄξους λεῖον καὶ διαχρίειν αὐτῷ τοὺς μυκτῆρας ἢ χαλβάνην ὁμοίως καὶ ὄξος δριμύτατον, ἐν ᾧ ἀφήψηται γλήχων μάλιστα ἢ καλαμίνθη ἢ θύμος ἢ ὀρίγανον ἢ κόνυζα λεπτὴ καὶ τὰ οὕτω δριμέα ... δεῖ δὲ .. πταρμοὺς κινεῖν ... τῇ δὲ μήτρᾳ εὐώδη μετὰ τοῦ χαλᾶν καὶ θερμαίνειν καὶ πνεύματα[1]) *προσκαλεῖσθαι δυνάμενα προσάγειν, οἷόν ἐστι τὸ ἐννεαφάρμακον λεγόμενον καὶ τὰ παραπλήσια ἐπὶ σκληρίας μήτρας γραφησόμενα .... Τοιαῦτα δὲ προσ-*

[1]) *πνεῦμα* W.

---

[1]) Gal. VIII 20. 136. 138. [2]) Gal. VIII 20.

[3]) Gal. VIII 19. In seiner Behauptung, dafs das Herz der Sitz des *ἡγεμονικόν* sei, stimmt er mit Athenaios (Gal. X 929), der diese Theorie der Stoa entlehnt hat. Vgl. Stein a. a. O. 135. vgl. 149. Siebeck, Geschichte der Psychologie T. I, 2. Abteilung S. 267.

εὐώδη τῶν μύρων ἐγχεόμενα κατασπᾶν αὐτὴν πέφυκε. Σὺν τούτῳ δὲ καὶ ἐμβοάτω τις αὐταῖς τραχυτέρᾳ τῇ φωνῇ· ὕστερον δὲ καὶ πταρμικὰ παραλαμβανέσθω. Ἀνενεχθείσης δὲ ἀπὸ τοῦ παροξυσμοῦ φλεβοτομητέον, εἰ μή τι κωλύει· βέλτιον δὲ ἀπὸ σφυροῦ ποιεῖσθαι τὴν ἀφαίρεσιν. Διαστήσαντες δὲ ὅσον ἑπτὰ ἡμέρας τῆς διὰ κολοκυνθίδος ἱερᾶς δώσομεν, εἶτα χρησόμεθα τῇ τοῦ καστορίου δόσει· πολλάκις γὰρ τοῦτο μόνον ἀπήλλαξε τῆς διαθέσεως τὴν καμοῦσαν· κιρνάσθω δὲ τὸ μελίκρατον διὰ ἀρτεμισίας ἀφεψήματος. Καὶ πεσσοὶ δὲ μαλακτικοὶ καὶ τὰ ἐγκαθίσματα δεόντως ἂν παραλαμβάνοιτο.

ἥνει λαβοῦσαν τὴν μαῖαν τοῖς δακτύλοις προσάγειν τῷ στόματι τῆς μήτρας καὶ παρατρίβειν ἠρέμα καὶ ἐπὶ πολύ ... καὶ τῇ ἕδρᾳ δὲ προσθεῖναι πήγανον, κύμινον, νίτρον μετὰ μέλιτος καὶ τὰ προῤῥηθέντα μύρα μετὰ βουτύρου ἐνιέναι καὶ σικύαν δὲ κολλᾶν προσήκει βουβῶσί τε καὶ μηροῖς, κἄπειτα περὶ τὸν ὀμφαλὸν μέσον καὶ ἑκατέρωθεν μετὰ πολλῆς φλογὸς ἄνευ κατασχασμοῦ. σὺν τούτοις δὲ πᾶσιν ἐμβοάτω τις αὐταῖς τραχυτέραις [1]) φωναῖς .... Ἀνενεχθεῖσα δὲ ἀπὸ τοῦ παροξυσμοῦ ... ἐπὶ τὴν τοῦ καστορίου πόσιν· συνεχῶς γὰρ παραλαμβανομένη πολλάκις τῆς διαθέσεως ἀπήλλαξε· διδόσθω δὲ τὸ καστόριον ὁτὲ μὲν μετὰ ἀφεψήματος ἀρτεμισίας, ὁτὲ δὲ μετὰ μελικράτου ὅσον < α' ... τῆς δὲ ἐπὶ τῶν χρονιζόντων ἀνασκευῆς κατὰ τὸ πλεῖστον ἀπὸ φλεβοτομίας ἀρχόμεθα ... ἔπειτα καὶ κάθαρσιν παραλαμβάνομεν· πρακτικωτάτη [2]) δέ ἐστιν ἐπὶ τούτων ἡ διὰ τῆς ἱερᾶς τῆς κολοκυνθίδος κάθαρσις ... προφυλακῆς χάριν ἐκ διαλειμμάτων τινῶν καὶ μάλιστα περὶ τὸν ὕποπτον καιρὸν ἐγκαθίσμασι χρῆσθαι τοῖς προειρημένοις ... ἐκ δὲ τούτων αὐτῶν καὶ τῶν θερμαίνειν καὶ μαλάσσειν δυναμένων πεσσοὺς προστιθέναι ...

[1]) παχυτέραις W. Am Rande von anderer Hand τραχυτέραις. [2]) πρακτικώτατον W.

Diese Übereinstimmung gestattet keinen Zweifel, daſs Philumenos die directe Vorlage des Aetius für die Therapie dieses Leidens und damit für das ganze Capitel ist. Die Berührung zwischen Galen und Philumenos hingegen ist derart, daſs beide Berichte einander gegenüber als selbständig erscheinen; so leicht und natürlich sie sich in einander fügen, so unmöglich ist es, die eine Darstellung aus der andern abzuleiten, weil bald der eine, bald der andere eine gröſsere

Reichhaltigkeit aufweist. Nach Philumenos gehen die hysterischen Erstickungsanfälle vom Uterus aus und ziehen die darüber gelegenen Organe in Mitleidenschaft, durch die Arterien das Herz, durch die Häute und Nerven des Rückgrats das Gehirn und durch die Venen die Leber[1]; der ganze Uterus scheint in die Höhe zu steigen. Als Symptome nennt er Abgeschlagenheit, Trägheit bei der Verrichtung der Geschäfte, Abspannung in den Gliedern, bleiche Gesichtsfarbe, glänzende Augen. Plötzlich tritt ein heftiger Erstickungsanfall ein, Gefühls- und Bewegungslosigkeit, der Puls ist klein und sehr schwach, bisweilen setzt er ganz aus, die Respiration ist manchmal gar nicht bemerkbar. Von diesen Symptomen fehlen die ersteren bei Galen, die letzteren werden dagegen völlig übereinstimmend von ihm geschildert:

Aetius XVI 68:

Ἡ ὑστερικὴ πνὶξ κάτωθεν μὲν ἀπὸ τῆς ὑστέρας λαμβάνει τὴν ἀρχὴν, εἰς συμπάθειαν δὲ ἄγει τὰ ὑπερκείμενα μέρη καὶ μάλιστα τὰ κυριώτατα, διὰ μὲν τῶν ἀρτηριῶν τὴν καρδίαν, διὰ δὲ τῶν τοῦ νωτιαίου μηνίγγων καὶ τῶν εἰς αὐτὰς[1]) ἐμφυομένων νεύρων τὸν ἐγκέφαλον, διὰ δὲ τῶν φλεβῶν τὸ ἧπαρ. ἔοικε δὲ ἀναδρομὴ πάσης[2]) τῆς ὑστέρας ἐπὶ τὰ ἄνω μέρη γίγνεσθαι. παρέπεται δὲ ταῖς πασχούσαις, ἐγγίζοντος μὲν τοῦ παροξυσμοῦ, διανοίας νωθρότης στυγνὴ οἷον ὑπ' ἐκπλήξεως τεθαμβημένη, ὄκνος πρὸς τὰς πράξεις, ἀτονία σκελῶν, ὠχρότης προσώπου, βλέμμα ὑπολίπαρον. εἶτα ἐξαπίνης προσπεσούσης τῆς πνιγὸς[3]) ἀναίσθητοι καὶ ἀκίνητοι γίγνονται. μικρὸν δὲ καὶ ἀμυδρότατον τὸν σφυγμὸν ἴσχουσιν· ἐνίοτε δὲ

[1]) *αὐτήν* W. P. *αὐτάς* Sor. ed. Dietz p. 247. [2]) *πάσης ὑστέρας* P. vgl. Sor. p. 247. [3]) *προσπεσοῦσα ἡ πνὶξ* P.

Galen VIII 414. Vgl. XVI 177.

Ἐγὼ δὲ θεασαμενος πολλὰς γυναῖκας ὑστερικὰς . . . τινὰς μὲν ἀναισθήτους τε ἅμα καὶ ἀκινήτους κειμένας, ἀμυδρότατόν τε καὶ μικρότατον ἐχούσας σφυγμὸν ἢ καὶ παντελῶς ἀσφύκτους φαινομένας, ἐνίας δ' αἰσθανομένας τε καὶ κινουμένας καὶ μηδὲν βεβλαμμένας τὸν λογισμὸν[1]) ὀλιγοδρανούσας[2]) τε καὶ μόγις ἀναπνεούσας, ἑτέρας δὲ συνελκομένας τὰ κῶλα, διαφορὰς ὑπολαμβάνω τῶν ὑστερικῶν παθημάτων εἶναι πλείους,

[1]) *τοῦ λογισμοῦ* Hds. [2]) Wil. *λιποδρανούσας* Hds.

[1] Diese Theorie ist echt archigenisch: Gal. VIII 20.

καὶ παντελῶς ἄσφυκτοι γίγνονται. ἐνίαις δὲ οὐδὲ ἡ ἀναπνοὴ αἰσθητικὴ σώζεται δηλονότι παρὰ τῆς ποιούσης αἰτίας τὴν διαφορὰν καὶ τὸ μέγεθος.

ἤτοι κατὰ τὸ μέγεθος τῆς ποιούσης αἰτίας ἢ κατ' εἴδη τινὰ διαφερούσας ἀλλήλων.

Von nun an laufen beide Berichte längere Zeit hindurch vollständig parallel; so wissen beide von einigen Ärzten zu berichten, die, um zu prüfen, ob die Respiration völlig aufgehört hat, entweder Charpiefasern der Erkrankten unter die Nase hielten, oder auf die Magengegend ein kleines Gefäſs mit Wasser setzten und aus dessen Bewegung ihre Schlüsse zogen. Beide erklären den Scheintod der an diesem Leiden Erkrankten damit, daſs, trotzdem die Respiration beim Menschen durch Mund und Nase aufgehört habe, doch die Transspiration im Körper durch die Arterien stattfinden könne und verweisen dabei als Analogie auf die Schlangen, bei denen während der Winterruhe die Respiration aufhöre, woraus sich ihr totenähnlicher Zustand erkläre:

Aetius:

Καί τινες βουλόμενοι γνῶναι, εἰ σώζεταί τις αὐταῖς καὶ [1]) βραχεῖα ἀναπνοή, κατὰ τῆς [2]) ῥινὸς ἔριον ἐξασμένον ἀποκρεμῶσιν, εἶτα ἐκ τῆς γινομένης κινήσεως τεκμαίρονται σώζεσθαι τὴν διὰ τῆς ῥινὸς εἰσπνοὴν καὶ ἐκπνοήν. τινὲς δὲ φιάλην ὕδατος μεστὴν κατὰ τοῦ στόματος [3]) τῆς γαστρὸς ἐτίθεσαν, θεωροῦντες εἰ κίνησίν τινα ἕξει τὸ ὕδωρ· ἀγνοοῦσι δὲ οὗτοι, ὡς ἡ μὲν διὰ τοῦ στόματος καὶ τῶν ῥινῶν ἀναπνοὴ ἐνίοτε οὐ γίνεται, ἡ δὲ διὰ τῶν ἐν ὅλῳ τῷ σώματι ἀρτηριῶν διαπνοὴ γίνεται, καθάπερ ἐπὶ τῶν ἰοβόλων φωλευόντων ζώων ὁρῶμεν γινόμενον· τὰ γὰρ ἰοβόλα ζῷα, τὸ [4]) τῶν ὄφεων λέγω γένος, δι' ὅλου τοῦ χειμῶνος νεκροῖς

[1]) κἂν W. Sor. καί P. [2]) κατὰ τὴν τῆς P. [3]) In W. fehlen die Worte von τῆς — στόματος. Ich habe sie ergänzt nach P. und Sor. 248. [4]) τὸ fehlt in P.

Gal. VIII 415:

Ἡρακλείδου δ' αὖθις ὕστερον γεγονότες ἔνιοι, βουλόμενοι διασώζεσθαί τι τῆς ἀναπνοῆς, εἰ καὶ μὴ φαίνοιτο, κτηδόνας ἐρίου διεξαμμένου καταρτᾶν φασι χρῆναι πρὸ τῆς ῥινὸς, εἰς διάγνωσιν ἀκριβῆ τοῦ φέρεσθαί τι πνεῦμα διὰ τῆς ἀναπνοῆς εἴσω τε καὶ αὖθις ἔξω· τινὲς δὲ κατὰ τὸ στόμα τῆς γαστρὸς ἐπιτιθέναι κελεύουσιν λεκάνιον ὕδατος μεστὸν, ἀκίνητον γὰρ ἀκριβῶς φυλαχθήσεσθαι τὸ ὑγρὸν, εἰ μηδὲν ὅλως σώζοιτο τῆς ἀναπνοῆς. εἰ μὲν οὖν ἀπέθνησκον αἱ οὕτως ἔχουσαι πᾶσαι γυναῖκες, ἁπλοῦν ἂν εἴη τὸ ζήτημα· σωζομένων δὲ ἐνίων, διπλοῦν γίγνεται, τήν τε διάθεσιν ἡμῶν ζητούντων, ὑφ' ἧς ἀπώλλυται τὸ τῆς ἀναπνοῆς ἔργον, ἔτι τε μᾶλλον ὅπως ἔτι ζῶσιν αἱ μηδ' ὅλως ἀναπνέουσαι· πεπίστευται γὰρ ἀχώριστον εἶναι τοῦ ἀναπνεῖν τὸ ζῆν τοῦ τε ζῆν τὸ ἀναπνεῖν, ὥστε καὶ τὸν ζῶντα πάντως ἀναπνεῖν καὶ τὸν ἀναπνέοντα πάντως ζῆν. ἢ *ὅμοια κατὰ τοὺς ἑαυτῶν φωλεοὺς ἔῤῥιπται διὰ τῶν ἐν ὅλῳ τῷ σώματι ἀρτηριῶν διαπνεόμενα. ἐγχωρεῖ τοίνυν κἀπὶ τῆς ὑστερικῆς πνιγὸς, ἐπειδὴ κατέψυκται τὸ πᾶν σῶμα, τὴν μὲν διὰ τοῦ στόματος ἀναπνοὴν μηδόλως γίνεσθαι, τὴν δὲ ἐν ὅλῳ τῷ σώματι διὰ τῶν ἀρτηριῶν γίνεσθαι· δυνατὸν δὲ καὶ γινομένην αὐτὴν διὰ στόματος καὶ ῥινῶν ἐλαχίστην οὖσαν λανθάνειν τὴν αἴσθησιν.*

τοῦτο χαλεπώτερον: οὐκ ἔστι δ' ὄντως χαλεπώτερον, ἀλλὰ θατέρου φωραθῆναι ῥᾷον, εἴγε καὶ τὰ φωλεύοντα ζῷα νεκροῖς ὅμοια κατὰ τοὺς φωλεοὺς εἰργμένα τῆς ἀναπνοῆς οὐδὲν ἀποσώζοντα φαίνεται . . . . ἐγχωρεῖ τοίνυν ἐπὶ τῆς ὑστερικῆς ἀπνοίας, ἐπειδὴ κατέψυκται τὸ πᾶν σῶμα, φαίνεται γὰρ ἐναργῶς τοῦτο, τὴν μὲν διὰ τοῦ στόματος ἀναπνοὴν μηδόλως γίγνεσθαι, τὴν δὲ διὰ τῶν ἀρτηριῶν γίγνεσθαι· δυνατὸν δὲ καὶ γιγνομένην αὐτὴν ἐλαχίστην λανθάνειν τὴν αἴσθησιν.

Die weiteren Symptome fehlen wieder bei Galen. Philumenos nennt als solche Schlafsucht, Stimmlosigkeit, Gefühls- und Bewegungslosigkeit, während im Fall, dafs das Leiden nachläfst, der Körper seinen *τόνος* erhält, die Wangen sich röten, die Kinnbacken nicht mehr krampfhaft auf einander geprefst sind, die Augen sich öffnen, aus den Genitalien eine Feuchtigkeit austritt und Poltern im Bauch entsteht. Besonders entsteht diese Krankheit im Winter und Herbst, sie findet sich vorzugsweise bei jungen, geilen und unfruchtbaren Frauen. Zu den Veranlassungen der Krankheit gehören Erkältungen der Gebärmutter, Unterdrückung einer Blutung aus dem Uterus, bei manchen hat das Leiden auch Fehlgeburten zur Folge. Diese Krankheit beruht nach Philumenos auf einer Erkältung des Pneuma, er bekämpft die Ansicht des Soran, dafs sie durch eine Entzündung veranlafst werde. Er nahm an, dafs ein reichliches, dickes, klebriges Sperma sich im Uterus ansammelt, erkältet wird und die Erkältung dem Herzen und Gehirn mitteilt.

Als Beweis dafür, dafs die Ursache eine so geringfügige ist, wird von beiden wieder übereinstimmend ein Beispiel mit einem Weibe angeführt, das nach Aussonderung eines dicken, reichlichen, klebrigen Sperma von ihrem Leiden genas:

Aetius:

Οἶδα γὰρ αὐτός ποτε θεασάμενος γύναιον περιπεσὸν τῷ τοιούτῳ πάθει· καὶ τῆς μαίας τὰ χαλαστικὰ καὶ εὐώδη βοηθήματα προσαγούσης καὶ παρατριβούσης τὸ αἰδοῖον ἐσω-

Galen 420:

Ἐν ταύταις μού ποτε ταῖς ἐννοίαις ὄντος ἐφάνη τοιόνδε συμβὰν ἐκ πολλοῦ χρόνου χηρευούσῃ γυναικί· κατεχόντων γὰρ αὐτὴν καὶ ἄλλων μέν τινων ὀχληρῶν καὶ νευρικῶν διατά-

τάτω τοῖς δακτύλοις, ὑπό τε τῆς ἐκ τῶν βοηθημάτων θερμασίας καὶ τῆς τῶν δακτύλων ψαύσεως ἐγένοντο συνολκαὶ μετὰ πόνου τε ἅμα καὶ ἡδυνῆς[1]· ἐφ' αἷς[2]) ἐκκριθέντος παχέος[3]) τε καὶ πολλοῦ καὶ γλίσχρου σπέρματος, ἀπηλλάγη τῶν κατεχόντων αὐτὴν ὀχληρῶν ἡ γυνή.

¹) ὀδύνης W. ²) ἐφ' οἷς W.
³) ταχέος W.

σεων, εἰπούσης δὲ τῆς μαίας ἀνεσπάσθαι τὴν μήτραν, ἔδοξε χρήσασθαι βοηθήμασιν, οἷς εἰώθασιν εἰς τὰ τοιαῦτα χρῆσθαι· χρωμένης δ' αὐτῆς, ὑπό τε τῆς αὐτῶν θερμασίας καὶ τῆς κατὰ τὴν θεραπείαν ψαύσεως τῶν γυναικείων τόπων, ἐγένοντο συνολκαὶ μετὰ πόνου τε ἅμα καὶ ἡδονῆς ὅμοιαι ταῖς κατὰ τὰς συνουσίας, ἐφ' αἷς ἐκκριθέντος παχέος τε καὶ πολλοῦ σπέρματος, ἀπηλλάγη τῶν κατεχόντων αὐτὴν ὀχληρῶν ἡ γυνή.

Es ist nicht wunderbar, fährt Philumenos fort, dafs geringfügige Ursachen so grofse Wirkungen haben, da doch das Gift der Schlangen, trotzdem es nur durch eine schmale Öffnung eingespritzt wird, die schwersten Erkrankungen im Gefolge hat. Die unheilvolle Wirkung verderbter Säfte zeigt sich bei tollen Hunden; schon die Berührung mit ihrem Speichel genügt, um die Krankheit zu übertragen:

Aetius:

Καὶ οὐδὲν θαυμαστὸν ἐκ τοῦ οὕτως ἐλαχίστου τοιαῦτα γίνεσθαι συμπτώματα, ὅπου γε καὶ τὰ δηλητήρια σμικρότατα διδόμενα καὶ τῶν ἑρπετῶν ὁ ἰὸς μείζονα τούτων παθήματα προσάγει βραχυτάτου ἰοῦ διὰ τὴν στενότητα τῆς ὀπῆς ἐνιεμένου. Οὐδὲν οὖν ἄτοπον εἰ καὶ σπέρμα κακόχυμον ἢ καταμήνιον ὁμοίως ἔχον ἐπισχεθέντα καὶ διασαπέντα συμπτώματα φέρει[1]) χαλεπά· τεκμήριον δέ σοι γινέσθω τὸ ἐπὶ τῶν λυττώντων κυνῶν γινόμενον. Τοσαύτη γὰρ ἐν αὐτοῖς γίνεται διαφθορὰ τῶν χυμῶν, ὥστε τὸ σίελον αὐτῶν μόνον ἀνθρωπείῳ σώματι προσπεσὸν ἀπεργάζεσθαι λύτταν. Παρὰ μὲν οὖν τὴν ποσότητά τε καὶ[2]) ποιότητα τοῦ ἀθροισθέντος αὐταῖς σπέρματος καὶ κατα- ἄλλοτε ἄλλου[3]) συμπτώματος

¹) φέρειν W. ²) καί ohne τε W.
³) ἄλλοτε fehlt in W.

Gal. 421:

Ὅσοι δ' οἴονται μεγάλων συμπτωμάτων ἐν ὅλῳ τῷ σώματι γιγνομένων ἀπίθανον εἶναι χυμὸν ὀλίγον ἐν ἑνὶ μορίῳ περιεχόμενον αἰτιᾶσθαι, δοκοῦσί μοι λίαν ἀμνήμονες εἶναι τῶν ὁσημέραι γινομένων· ἐπὶ γοῦν τοῖς τῶν φαλαγγίων δήγμασιν ὅλον ὁρᾶται πάσχον τὸ σῶμα, μικροῦ τινος ἰοῦ κατὰ βραχυτάτην ὀπὴν ἐνιεμένου. . . . . 423: οὐδὲν θαυμαστὸν εἰ σπέρμα κακόχυμον ἢ καταμήνιον ὁμοίως ἔχον ἐπισχεθέντα καὶ διασαπέντα συμπτώματα φέρει χαλεπὰ τοῖς παθεῖν ἐπιτηδείως ἔχουσι σώμασιν. μαθεῖν γὰρ ἔστι κἀπὶ τῶν κυνῶν, ὅσην ἔχει δύναμιν ἡ πρὸς τὸ παθεῖν ὁτιοῦν ἐπιτηδειότης· οὐδενὸς γοῦν τῶν ἄλλων ζῴων ἁλισκομένου λύττῃ, μόνον ἁλίσκεται τοῦτο, καὶ τοσαύτη γε κατὰ αὐτὸ γίγνεται διαφθορὰ τῶν χυμῶν, ὥστε τὸ σίαλον αὐτοῦ μόνον ἀνθρωπίνῳ σώματι προσπεσὸν ἐργάζεται λύτταν . . . . 432: παρὰ δὲ τὴν

εἶδος αὐταῖς γίνεται· ψύχειν μὲν γὰρ ὅλον τὸ σῶμα δυναμένου τοῦ λυποῦντος αἰτίου, καταψύχονται σφοδρῶς, ὡς μήτε ἀναπνεῖν αἰσθητῶς μήτε σφύζειν τὰς ἀρτηρίας· παχέος δὲ ὄντος ἢ δριμέος, σπασμοὶ γίνονται· δυσθυμία δὲ παρακολουθεῖ, ὅταν μελαγχολικώτερον ᾖ· λειποψυχίαι δὲ ταῖς σφοδρότησι τῶν διατάσεων[1]) ἕπονται καὶ ταῖς καταψύξεσι καὶ ταῖς τοῦ στόματος τῆς γαστρὸς κακώσεσι.

[1]) διαστάσεως W.

ποσότητά τε καὶ ποιότητα τοῦ τε καταμηνίου καὶ τοῦ σπέρματος ἄλλοτ' ἄλλο συμπτώματος εἶδος αὐταῖς γίγνεται. ψύχειν μὲν γὰρ ὅλον τὸ σῶμα δυναμένου τοῦ λυποῦντος αἰτίου, καταψύχονται σφοδρῶς, ὡς μήτ' ἀναπνεῖν αἰσθητῶς μήτε σφύζειν· παχέος δ' ὄντος ἢ δριμέος, οἱ σπασμοὶ γίγνονται· δυσθυμίαι δέ, ὅταν ᾖ μελαγχολικώτερον· ὥσπερ γε πάλιν λειποψυχίαι τε τῇ σφοδρότητι τῶν τάσεων ἕπονται καὶ ταῖς καταψύξεσι καὶ ταῖς τοῦ στομάχου κακώσεσιν.

Die Durchmusterung des Einzelnen bei Aetius hat also den oben ausgesprochenen Eindruck bestätigt, dafs sein Bericht unmöglich aus Galen geschöpft sein kann. Hinsichtlich der Quelle hat schon Valentin Rose in seiner Ausgabe des Soran[1]) die Vermutung ausgesprochen, dafs sein Bericht auf Archigenes beruhe. Es trifft sich glücklich, dafs das aus Archigenes entlehnte Capitel des Aretaios über die ὑστερικὴ πνίξ[2]) sich mit ihm deckt, sowohl in den mit Galen übereinstimmenden Partieen als auch in denjenigen Sätzen, die nur von ihm erhalten sind und damit der Vermutung Roses den urkundlichen Beweis in die Hand liefert:

Aet. XVI 68. Aret. caus. ac. m. II 11 p. 60:

Vgl. S. 94. Ἐν τῇσι λαγόσι τῶν γυναικῶν μέσῃσιν ἐγκέεται ἡ μήτρη, σπλάγχνον γυναικήϊον ἄγχιστα ζωῶδες. κινέεται γὰρ ἐξ ἑωυτῆς ἔνθα καὶ ἔνθα ἐπὶ τὰς λαγόνας· ἀτὰρ καὶ ἐς τὰ ἄνω, κατ' ἴξιν μὲν ὑπὸ τὸν χόνδρον τοῦ θώρηκος· ἐς τὰ πλάγια δὲ [ἐπὶ δεξιὰ ἢ ἐς ἀριστερὰ][1]) ἢ ἐς ἧπαρ ἢ σπλῆνα[2]). γίγνεται δὲ καὶ προπετεστέρη ἐς τὰ κάτω, καὶ ξυλλήβδην εἴπωμεν, πάντῃ ἐστὶ πλανώδης καὶ τὸ

[1]) Wil. [2]) Wig. σπλάγχνα Hds.

Gal. VIII 425:

Διὸ καί τινες οἷον ζῷόν τι παιδοποιΐας ἐπιθυμητικὸν εἶναι τὴν μήτραν ὑποθέμενοι, στερισκόμενον ὧν ὀρέγεται, παντὶ τῷ σώματι λυμαίνεσθαί φασι. γράφει γοῦν ὁ Πλάτων οὕτως· ⟨Tim. p. 365⟩ „Αἱ δὲ ἐν ταῖς γυναιξὶν μῆτραί τε καὶ ὑστέραι λεγόμεναι δι' αὐτὰ ταῦτα, ζῷον ἐπιθυμητικὸν ὂν τῆς παιδοποιΐας, ὅταν ἄκαρπον παρὰ τὴν ὥραν χρόνον πολὺν γίγνηται, χαλεπῶς ἀγανακτοῦν φέρει καὶ πλανώμενον πάντῃ κατὰ τὸ σῶμα, τὰς τοῦ πνεύματος διεξόδους ἀποφράττον, ἀναπνεῖν οὐκ

[1]) Sor. 320 adn. [2]) Aret. caus. ac. m. II 11, 60.

ξύμπαν ἐν τῇ ἀνθρώπῳ[1]) ἐστὶν ἡ ὑστέρη, ὁκοῖόν τι ζῷον ἐν ζῴῳ.

ἥδε οὖν ἢν ἐξαπίνης ἀνώϊστος γένηται καὶ ἐπιπολὺ ἄνω μείνῃ, καὶ ἐκβιάσηται τὰ σπλάγχνα, ἀπεπνίχθη κοτὲ ἡ ἄνθρωπος τρόπον τὸν ἐπιληπτικὸν ἄνευθεν σπασμῶν· ἐπιέζετο γὰρ ὠκέως στενοχωρίῃ ἧπαρ, διάφραγμα, πνεύμων, καρδίη. τοὔνεκεν ἀπνοίῃ ξυνεῖναι δοκέει καὶ ἀφωνίῃ[2]). ἀτὰρ καὶ αἱ καρωτίδες ξυμπαθίῃ τῆς καρδίας πιέζονται. διὰ τόδε καρηβαρία τε καὶ ἀναισθησία ξύνεστι καὶ κάρος[3]) .... ἔτι δὲ τρόμοι αὐτόματοι καὶ οὐκ αὐτόματοι .. ἀλλ' ἐξ ὑποθέσιος ἀμβλωθριδίου ψύξιες καρτεραὶ τῆς ὑστέρης, αἱμοῤῥαγίης ἀθρόης ἐπίσχεσις καὶ ὁκόσα τοιάδε.

ἢν οὖν ἄρξηται πάσχειν, κινευμένης ἄνω τῆς ὑστέρας, ὄκνος ἔργων πρήξιος, ἔκλυσις, ἀτονίη, γουνάτων ἀκρασίη, σκοτόδινος, καὶ τὰ γυῖα λύονται, κεφαλῆς πόνος, καρηβαρίη ... σφυγμοὶ διαλείποντες, ἄτακτοι, ἐκλείποντες· πνὶξ καρτερὴ, ἀφωνίη, ἀναισθησίη, ἡ ἀναπνοὴ ἄσημος, ἀσαφὴς, ὤκιστος καὶ ἄπιστος ὁ θάνατος. οὐδὲν γὰρ ἴσχουσι νεκρῶδες, ἐς χροιὴν ζωώδεες, ἐρυθρότεραι μᾶλλον μέχρι πολλοῦ τοῦ θανάτου· ὀφθαλμοὶ μικρόν τι ἐξίσχοντες, λαμπροὶ, οὐ κάρτα μὲν ἀτενέες, ἀτὰρ οὐδὲ κάρτα κεκαμμένοι.

Ἢν δὲ μετακινέηταί ποτε ἐς ἕδρην ἡ ὑστέρη, πρὶν ἐς τέλος ἰέναι τὸ πάθος, διαδιδρήσκουσι τὴν πνίγα· εὖτε κοιλίη ὑποβορβορύζει, ὑγρότης τῶν γυναικηΐων τόπων, ἀναπνοὴ δασυτέρη καὶ σαφεστέρη, ὠκίστη ἐκ τοῦ πάθεος ἡ ἔγερσις ...... διὰ

[1]) Wil. ἄνω Hds. [2]) Wig. ἀτονίη Hds. [3]) Erm. καινῷ κάρῳ Hds.

ἐῶν, εἰς ἀπορίας τὰς ἐσχάτας ἐμβάλλει καὶ νόσους παντοδαπὰς ἄλλας παρέχει.“ Ταῦτα τοῦ Πλάτωνος εἰπόντος, ἔνιοι προσέθεσαν, ὡς ἐπειδὰν αἱ μῆτραι πλανώμεναι κατὰ τὸ σῶμα τῷ διαφράγματι προσπέσωσιν, ἐμποδίζουσι τὴν ἀναπνοήν· ἔνιοι δὲ πλανᾶσθαι μὲν αὐτὴν ὥσπερ ζῷον οὔ φασιν ... Vgl. XVI 179. Soran ed. Rose p. 177, 4 ff. Gal. XIX def. 300 p. 428.

Aet. a. a. O.:

Καὶ ψύξις δὲ ἐν καθάρσει καταμηνίων τὸ νόσημα ἀπειργάσατο· ἐνίαις δὲ καὶ ἐκτρωσμὸς[1]) δυσχερὴς τὸ πάθος ἐπήνεγκε. Καὶ εἰ αἱμοῤῥαγίαν ἀπὸ ὑστέρας ἀποτόμως στεῖλαί τις βουληθῇ, τὸ νόσημα εἰργάσατο. — fehlt bei Galen.

παρέπεται δὲ ταῖς πασχούσαις, ἐγγίζοντος μὲν τοῦ παροξυσμοῦ, διανοίας νωθρότης στυγνὴ, οἷον ὑπ' ἐκπλήξεως τεθαμβημένη, ὄκνος πρὸς τὰς πράξεις, ἀτονία σκελῶν, ὠχρότης προσώπου, βλέμμα ὑπολίπαρον. εἶτα ἐξαπίνης προσπεσούσης τῆς πνιγὸς, ἀναίσθητοι καὶ ἀκίνητοι γίνονται, μικρὸν δὲ καὶ ἀμυδρότατον τὸν σφυγμὸν ἴσχουσιν· ἐνίοτε δὲ καὶ παντελῶς ἄσφυκτοι γίνονται. ἐνίαις δὲ οὐδὲ ἡ ἀναπνοὴ αἰσθητικὴ σώζεται...... — Gal. VIII 414.

καταφέρονται τοίνυν[2]) βαθέως αἱ τοιαῦται μετὰ ἀφωνίας καὶ ἀναισθησίας καὶ ἀκινησίας· εἶτα διαλυομένων τῶν αἰτιῶν, ἄρχεται τονοῦσθαι τὸ σῶμα καὶ ἀνερευθεῖν[3]) τὰ μῆλα· διανοίγονται δὲ καὶ αἱ γνάθοι, καὶ οἱ ὀφθαλμοὶ μετὰ πλείστου βάρους ἐπαίρονται· — fehlt bei Galen.

[1]) Wil. Hds.: ἐκτρωσμοὺς δυσχερεῖς. [2]) τοίνυν καὶ τοιαῦται βαθέως P. [3]) Wil. ἐνερευθεῖν P. cod. Paris. 2193. ἐρευθεῖν W. Paris. 2191.

τόδε νεήνισι τὸ πάθος γίγνεται, γεραιτέρῃσι δὲ ἥκιστα. ᾗσι γὰρ ἡλικίη τε καὶ βιοτὴ καὶ γνώμη πλανωδεστέρη, τῇσι καὶ ὑστέρη ἐστὶ ῥεμβώδης· ἀπηλικωτέρῃσι[1]) δὲ εὐσταθέα καὶ ἡλικίη καὶ βίος καὶ γνώμη καὶ ὑστέρη.

Vgl. Soran ed. V. Rose II 4 p. 320 ff. Eine Vergleichung des Aretaios und Aetius mit ihm läfst ihre Zusammengehörigkeit als unzweifelhaft erscheinen.

1) Wig. πηλικωτέρῃσι Hds.

μελλούσης δὲ ⟨ἤδη⟩[1]) ἀνίεσθαι, προτρέχει ἐκ τῶν γυναικείων τόπων ὑγρασία πρὸς τὴν ἁφὴν, καὶ βορβορυγμὸς γίνεται τῶν ἐντέρων, αὐτή τε ἐπιχαλᾶται κατ' ὀλίγον ἡ ὑστέρα· καὶ οὕτως ἀπολαμβάνουσιν αἱ πάσχουσαι τό τε νοεῖν καὶ αἰσθάνεσθαι καὶ κινεῖσθαι. ἐπιπίπτει δὲ τὸ πάθος ἀεὶ μὲν, μάλιστα δὲ ἐν χειμῶνι καὶ φθινοπώρῳ· νέοις δὲ μᾶλλον καὶ εὐκαταφόροις πρὸς λαγνείαν, στείραις[2]), καὶ μάλιστα εἰ διὰ φαρμακείαν εἶεν ἄτοκοι.

1) ἤδη fehlt in W. Vgl. Soran ed. Dietz 250. 2) στείραις fehlt in P.

Die Theorie endlich, dafs die hysterischen Erstickungsanfälle nicht auf einer Entzündung im Körper, sondern auf einer Verderbnis des Pneuma beruhen, pafst vortrefflich zu Archigenes. Er hatte in ähnlicher Weise bei der Behandlung der Synanche die Ansicht bekämpft, dafs sie auf einer Entzündung beruhe und sie für ein Leiden des Pneuma ausgegeben, das durch die schlechte Beschaffenheit der Atemluft hervorgerufen werde. (Aret. caus. ac. m. I 7, 11). An jener Stelle des Aretaios kehrt sogar zum Beweis für die unheilvolle Wirkung verderbter Säfte das Beispiel vom tollen Hunde wieder (Aret. p. 12, 9). Zum Schlufs will ich noch darauf verweisen, dafs auch die Therapie des Philumenos abgesehen von ihrer gröfseren Reichhaltigkeit sich im Wesentlichen mit Aretaios (cur. ac. m. II 10, 285 f.) deckt.

Die einzige Quelle für unsere Kenntnis der pneumatischen Entwicklungsgeschichte ist das zweite Buch der Galenischen Schrift *περὶ σπέρματος* (IV 593 f.). Im ersten Teile dieses Buches widerlegt Galen die Ansicht des Athenaios, dafs die Weiber keinen Samen haben und sucht zu erweisen, dafs sie nicht nur Samen haben, sondern dafs ihr Same auch ebenso wie der des Mannes Gestaltungskraft (*δύναμις*) besitze. Athenaios hatte im 7. Buche seiner medicinischen Compilation über den Samen gehandelt[1]) und ohne Zweifel im Anschlufs daran in seiner bekannten doxographischen Manier

1) Gal. IV 604.

seine ganze Entwicklungslehre auseinandergesetzt[1]). Da er sich in dieser Theorie aufs engste an Aristoteles[2]) anschlofs, so glaube ich in ihm die Quelle sehen zu dürfen, aus welcher dem Galen die Aristotelescitate in diesem Buche zuflossen.

Die sachlich keineswegs scharf gegliederte Beweisführung des Galen zerfällt der Hauptsache nach in 2 Teile: im ersten wird aus dem Bau der weiblichen Zeugungsorgane, insbesondere der Ovarien und der Muttertrompeten gefolgert, dafs auch die Weiber Samen haben (592—601). Seine Quelle für die Beschreibung der Ovarien (*δίδυμοι*) und der Samenkanäle (*σπερματικοὶ πόροι*) ist Herophilos, der in seiner Anatomie ausführlich über die Geschlechtsorgane gehandelt hatte (596). Die Ansicht des Herophilos wird von ihm in zwei Punkten berichtigt, nämlich darin, dafs die Samenkanäle nicht deutlich zu sehen seien und dafs sie sich wie beim Manne bis an den Hals der Blase erstrecken. Zum Beweis für seine Behauptung, dafs die Weiber Samen haben, führt er das bekannte, von Archigenes entlehnte[3]) Beispiel von einer Witwe an, die, von hysterischen Krämpfen befallen, dickflüssigen Samen in reichlicher Menge von sich gegeben habe (598). Dieser Teil schliefst mit einer Widerlegung der Behauptung des Athenaios (599), dafs die weiblichen Geschlechtsorgane nur der Harmonie wegen in der angeführten Weise gebildet seien in ähnlicher Weise wie die Brustdrüsen des Mannes.

Im zweiten Teile (601—615) entwickelt er die Widersprüche, zu welchen die Behauptung des Athenaios, dafs die Weiber bei der Begattung keinen Samen liefern, mit der von ihm gebilligten Annahme von der Bildungskraft des Samens führt. Zugestandenermafsen besitzt der Same als das bildende Princip die Kraft, das Erzeugte so zu gestalten, dafs es dem Erzeuger ähnlich oder unähnlich wird (603). Wenn also das Weib keinen Samen hat, so ist klar, dafs das Erzeugte niemals der Mutter ähnlich werden könne (607) ebenso wie im umgekehrten Falle, wenn die Katamenien die

---

[1]) Er wird von Galen an 10 Stellen citiert: IV 599. 601. 603. 604. 610. 612. 613. 614. 620. 626.

[2]) Vgl. Gal. IV 601. 612. 613. 620, wo er mit Aristoteles zusammen genannt wird.

[3]) Vgl. S. 96.

Kraft des Samens haben, das Erzeugte niemals mit dem Vater Ähnlichkeit haben könne. Athenaios hatte auch aus diesem Dilemma einen Ausweg gefunden, indem er die Ähnlichkeit des Erzeugten mit der Mutter aus der ihm von ihr zugeführten Nahrung erklärte und sich dabei auf die Veränderungen berief, die in der Tier- und Pflanzenwelt durch die Nahrung herbeigeführt werden (603). Galen gelangt dann weiter durch ein doppeltes Schlufsverfahren zu dem Resultat (609), dafs die Ähnlichkeit der Kinder mit den Erzeugern sich nur aus dem Samen erklären lasse, dafs also der weibliche Zeugungsstoff Same d. h. als solcher Kraft (*δύναμις*) und Stoff (*ὕλη*) zugleich sein müfse (613). Selbst dies Resultat, zu dem Galen auf rein logischem Wege gelangt, ist nicht sein geistiges Eigentum. Er giebt es unverholen zu, wenn er im Folgenden berichtet, dafs gegen diese Annahme zweierlei geltend gemacht werde: 1. Für den Fall, dafs das Weibchen Stoff und Kraft zugleich enthält, ist das Männliche überflüssig. 2. Dafs das Männliche überflüssig sei, beweisen die Hühner, die ohne vorhergehende Begattung Eier zu legen imstande sind (616). Dieser doppelte Einwurf giebt ihm Veranlassung die Frage zu erörtern, warum das Weib nicht aus sich selbst zeugen und warum, auch wenn das Weibchen Samen habe, ein Männliches entstehen könne. Er beginnt mit der Ansicht des Empedokles über die Ursachen der Entstehung männlicher und weiblicher Individuen, die in dem Satze gipfelt, dafs die Teile der sich bildenden Jungen sich teils im Männchen, teils im Weibchen befänden, weshalb diese auf Vereinigung mit einander bedacht sein (616 f.)[1]. Diese Ansicht des Empedokles, die zuerst von Aristoteles behandelt worden, ist so sehr Gemeingut der späteren naturwissenschaftlich medicinischen Litteratur geworden, dafs die Annahme gerechtfertigt erscheint, Galen verdanke sie derselben Quelle, aus der ihm die Aristotelescitate zugeflossen sind, d. h. dem Athenaios, zumal dieser sicher den Empedokles[2]) benützt hat.

In der folgenden Auseinandersetzung, welche die Frage nach der Ähnlichkeit der Kinder mit den Eltern behandelt (626 f.), kann man zweifelhaft sein, inwieweit hier Galen seiner Quelle folgt und inwieweit er diese Frage selbst weiter ausführt. Jedenfalls ist diese

---

[1]) Vgl. Stein, Emped. Agrig. fragm. p. 65, wo diese Stelle des Galen fehlt.
[2]) Orib. III 79.

Frage auch von Athenaios erörtert worden und zwar in einer Weise, dafs er damit in Widerspruch mit seiner Ansicht über die Bedeutung des weiblichen Samens kam (614). Da Galen ausdrücklich zum Beweis dafür auf das Folgende verweist (614), so glaube ich in seiner Auseinandersetzung über diese Frage die Ansicht des Athenaios wiederzufinden. Nimmt man an, so heifst es bei ihm, dafs die Ähnlichkeit durch das Überwiegen des Samens zu stande komme, so müfsten alle Teile demjenigen der Erzeuger ähnlich werden, dessen Same überwiege. Dem widerspricht aber die Erfahrung. Demnach ist die Ähnlichkeit nur so zu erklären, dafs bei den verschiedenen Akten der Begattung bald der männliche, bald der weibliche Same überwiegt und dafs der in jedem Fall überwiegende Same zur Bildung der einzelnen Körperteile beitrage.

Eine weitere Frage ist die nach der Entstehung des Geschlechtsunterschiedes. Die Ansicht des Straton (629), der ihn daraus erklärte, dafs entweder der männliche Same über den weiblichen oder dieser über jenen das Übergewicht habe, wird von ihm verworfen. Seine Quelle ist vermutlich wieder Athenaios, der den Strato benützt und bekämpft hat[1]). Galen erklärt sie vielmehr aus dem Vorwiegen der warmen und trockenen oder der kalten und feuchten Qualitäten in der Gebärmutter. Diese Erklärung beruht durchaus auf pneumatischer Anschauung. Athenaios hat thatsächlich Kälte und Feuchtigkeit als die dem weiblichen Geschlecht eigene Qualitätenverbindung bezeichnet[2]) und dementsprechend Wärme und Trockenheit als die des männliche Geschlechts. Darin waren ihm die späteren Pneumatiker wie Archigenes[3]) gefolgt. Die Grundlage für diese Annahme bilden zwei Sätze des Empedokles, dafs sich der männliche Embryo schneller entwickele als der weibliche und dafs er für gewöhnlich aus der rechten Seite des Uterus d. h. aus der wärmeren stamme (631. 633). Da nun ausdrücklich überliefert ist[4]), dafs Athenaios diese beiden Sätze des Empedokles in seiner Entwicklungslehre gekannt und verwertet hat, so halte ich die Vermutung für wahrscheinlich, dafs diese Verknüpfung der pneumatischen Qualitätentheorie mit den alten Lehrsätzen des Empedokles zur Erklärung der Entstehung des Geschlechtsunterschiedes auf ihn zurück-

---

1) Gal. VII 615 f.
2) Orib. III 97.
3) Aret. caus. ac. m. I 6 p. 7.
4) Orib. III 79.

geht. Dafür würde die Thatsache sprechen, dafs er in diesem Abschnitte mit keinem Worte erwähnt wird, da Galen bekanntlich seine Quelle nur dann zu nennen pflegte, wenn er gegen sie polemisiert.

Zum Schlusse dieser Untersuchung will ich noch darauf verweisen, dafs man sich angesichts der Thatsache, dafs Athenaios für uns der letzte Arzt ist, der seine Entwicklungstheorie auf Aristoteles aufbaute, veranlafst sehen könnte, die beiden bei Oribasius (III 63) sich unmittelbar an ein Excerpt aus Athenaios anschliefsenden aus Aristoteles geschöpften Capitel über die Lebensfähigkeit der Kinder von 8 Monaten[1]) und über die Molenschwangerschaft[2]) auch für ihn in Anspruch zu nehmen.

3. Oribasius. Aetius.

Die umfänglichsten Excerpte aus den verloren gegangenen Schriften der pneumatischen Ärzte sind uns in den grofsen Compilationen des Oribasius, des Leibarztes des Kaisers Julian, und des syro-armenischen Christen Aetius aus Amida aus dem 6. Jahrh. erhalten. Leider sind die späteren medicinischen Sammelwerke von der modernen Forschung derartig vernachläfsigt worden, dafs über ihre Quellen so gut wie nichts bekannt ist. Über beide hier ein Wort.

Was Oribasius anlangt, so ist die Frage berechtigt, ob die Excerptenmassen, die er seinem *ἑβδομηκοντάβιβλος* einverleibt hat, von ihm zusammengestellt sind. V. Rose hat in seinen Anecdota graeca[3]) zuerst darauf aufmerksam gemacht, dafs zahlreiche Excerpte, die Oribasius aus Athenaios, Herodot, Archigenes, Rufus und Antyll erhalten hat, in dem Commentar des Galen zu der hippokratischen Schrift *περὶ χυμῶν*[4]) und, was ergänzend hinzuzufügen ist, in seiner Schrift *περὶ βδελλῶν, ἀντισπάσεως, σικύας καὶ ἐγχαράξεως καὶ κατασχασμοῦ*[5]) wiederkehren, ohne aus diesem Thatbestand die weiteren Schlufsfolgerungen gezogen zu haben. Aus dem Umstande nämlich, dafs bei Galen mehrfach dieselben aus verschiedenen

---

1) Arist. histor. an. VII p. 203 (B).
2) Arist. an. gen. IV 107. histor. an. IX 318. 315 (B).
3) Anecd. gr. I 22f. 4) Gal. XVI 1ff. 5) Gal. XI 317f.

Autoren entlehnten Stücke in derselben Reihenfolge wiederkehren, folgt mit Notwendigkeit, daſs es bereits vor Galen eine medicinische Compilation im Stil des Oribasius gegeben hat.

Orib. II 36f. steht ein Excerpt aus Antyll über die Frage, welche Gefäſse beim Aderlaſs zu öffnen sind; daran schlieſst sich ein Stück aus Herodot (II 42) über die Zeit des Aderlasses in den verschiedenen Fieberperioden. Beide Excerpte folgen bei Galen (XVI 134) in entsprechender Kürzung in umgekehrter Reihenfolge auf einander:

Gal. XVI 134:

Εἰ δὲ συνεχεῖς εἶεν οἱ πυρετοὶ, δῆλον δέ τινα παροξυσμὸν φέροιεν[1]*, καθ' ὃν προστιθέντες ἐπὶ τοῦ αὐτοῦ μεγέθους μένουσι, ποιούμενοι τεταγμένως ἢ ἀτάκτως τὰς προσβολὰς, ἐπιθεωρητέον, ὡς ἔνι μάλιστα, μὴ κατὰ τὰς ἐπιθέσεις τῶν ἐπισημασιῶν τὰς ἀφαιρέσεις ποιεῖσθαι, ἀλλὰ κατὰ τοὺς διομαλισμοὺς*[2]*, ποιούμεθα δὲ τὴν ἀφαίρεσιν ἀπὸ μορίων πολλῶν. εἰ μὲν οὖν ἀπὸ μετώπου ποιεῖς, τὴν εὐθεῖαν ἐπὶ μετώπῳ φλέβα διαιρήσεις, ἐπὶ δὲ τῶν πλείστων κατὰ τὰ ἄνω μέρη τοῦ μετώπου καὶ πρὸς τῷ βρέγματι, ἔνθα ὑοειδῶς ἡ φλὲψ σχίζεται. δεῖ δὲ παρὰ αὐτὴν τὴν σχίσιν ἐν τῷ κάτω μέρει ποιεῖν τὴν διαίρεσιν· τὰς δὲ ἐν τοῖς κανθοῖς ἐγγὺς τῆς ὀφρύος πολὺ ἀνωτέρω τῶν κανθῶν. Ὄπισθεν δὲ τῶν ὤτων*[3]*) διαιρετέον τὴν ἀντικειμένην τῷ τραγανῷ τοῦ ὠτός. Ὑπὸ δὲ τῆς γλώττης, εἰ μὴ ἀμφοτέρας διαιροῦμεν, τὴν ὑπερέχουσαν κατὰ μέγεθος τὴν δεξιὰν τεμοῦμεν· κατὰ δὲ χεῖρα*

[1]) *φέροιεν* Orib. *φέρουσι* Gal.
[2]) *διομαλισμούς* Orib. *διορισμούς* Gal. [3]) *τοῦ ὠτός* Hds.

Orib. II 42:

Τίς καιρὸς φλεβοτομίας ἐν τοῖς ἐπὶ μέρους καιροῖς; ἐκ τῶν Ἡροδότου, ἐκ τοῦ περὶ κενουμένων βοηθημάτων.

. . . .

43, 13: *Εἰ δὲ συνεχεῖς μὲν εἶεν οἱ πυρετοὶ, ἔκδηλον δέ τινα παροξυσμὸν φέροιεν, κατὰ ὃν προστιθέντες ἐπὶ τοῦ αὐτοῦ μεγέθους μένουσι, ποιούμενοι τεταγμένας ἢ καὶ ἀτάκτους τὰς προσβολὰς, ἀποθεωρητέον, ὡς ἔνι μάλιστα, μὴ κατὰ τὰς ἐπιθέσεις τῶν ἐπισημασιῶν τὰς ἀφαιρέσεις ποιεῖσθαι, ἀλλὰ κατὰ τοὺς διομαλισμούς· οὗτος γὰρ καὶ πρὸς τροφὴν καιρὸς ἐπιτήδειος.*

38, 1: *Ποῖα τῶν ἐν τοῖς μέρεσιν ἀγγεῖα διαιρετέον; ἐκ τῶν Ἀντύλλου, ἐκ τοῦ β' λόγου τῶν κενουμένων βοηθημάτων.*

Ἀπὸ μετώπου τὴν ἀφαίρεσιν ποιούμενοι, τὴν εὐθεῖαν ἐπὶ μετώπου διαιροῦμεν φλέβα, ἐπὶ δὲ τῶν πλείστων κατὰ τὰ ἄνω μέρη τοῦ μετώπου καὶ πρὸς τῷ βρέγματι, ἔνθα ὑοειδῶς ἡ φλὲψ σχίζεται· δεῖ δὲ παρὰ αὐτὴν τὴν σχίσιν ἐν τῷ κάτω μέρει ποιεῖν τὴν διαίρεσιν· τὰς δὲ ἐν τοῖς κανθοῖς ἐγγὺς τῆς ὀφρύος πολὺ ἀνωτέρω τῶν κανθῶν. Ὄπισθεν δὲ τῶν ὤτων διαιρετέον τὴν ἀντικειμένην τῷ τραγανῷ τοῦ ὠτός. Ὑπὸ δὲ τῆς γλώττης, εἰ μὴ ἀμφοτέρας διαιροῦμεν, τὴν ὑπερέχουσαν κατὰ μέγε-

κατὰ νώτου[1]) τῆς χειρὸς τὴν οὖσαν μεταξὺ τοῦ μέσου καὶ παραμέσου δακτύλου· κατὰ δὲ ἰγνύαν τὴν μεσοτάτην· κατὰ δὲ σφυρὸν[2]) τὰς ἔνδον· ἀλλὰ σμικρότης πολλάκις ποιεῖ ὡς οὐκ εἶναι ἐφ' ἡμῖν ἃς φλέβας βουλόμεθα διελεῖν. Ἐπὶ δὲ τῶν κατ' ἀγκῶνα, εἰ κατὰ φύσιν ὡς ἐπὶ τῶν πλείστων ἐπιτήδεια εἴη τὰ τρία ἀγγεῖα[3]) καὶ φανερά, τό τε ἄνω τὸ κατὰ τὸν μῦν καὶ τὸ μέσον καὶ τὸ πρὸς τῇ ἀποφύσει τοῦ βραχίονος, διακρινοῦμεν, ποῖον αὐτῶν ἐπὶ τίνων διαιρετέον. Ἐπὶ μὲν γὰρ τῶν λιποθυμικῶν[4]) ἢ ἐφ' ὧν τι κεκάκωται ὁ στόμαχος ἢ τὰ τῆς δυνάμεως, τὸ ἄνω διαιρετέον ἀγγεῖον· ἐπὶ δὲ τῶν ἀθρόας ἀφαιρέσεως χρῃζόντων καὶ εὐτόνου τῆς κενώσεως[5]) τὸ μέσον· ἐπὶ δὲ τῶν μεταποιήσεως χρῃζόντων, ὥσπερ ἐπιληπτικῶν, τὸ κάτω. ἐπὶ δὲ τῶν ἰσχνῶν φυλακτέον τὸ κάτω καὶ ἐφ' ὧν εὔρωστόν τε καὶ πάνυ μέγα ἐστίν. ἐπὶ δὲ τῶν σφόδρα πιμελωδῶν τὸ ἄνω διαιρετέον.

[1]) νῶτον Hds. [2]) σφυρῶν Hds. [3]) τὰ ἀγγεῖα Hds. [4]) λειποθυμιῶν Hds. [5]) κινήσεως Hds.

θος τὴν δεξιὰν τεμοῦμεν· κατὰ δὲ χεῖρα κατὰ νώτου τῆς χειρὸς τὴν οὖσαν μεταξὺ τοῦ μέσου καὶ παραμέσου δακτύλου· κατὰ δὲ ἰγνύαν τὴν μεσοτάτην· κατὰ δὲ σφυρὸν τὰς ἔνδον, καί, εἴ γε εἶεν αἱ μὲν ἔμπροσθεν τοῦ σφυροῦ, αἱ δὲ ὄπισθεν, τὰς ἔμπροσθεν· διὰ μέντοι τὴν μικρότητα τῶν ἀγγείων τὰ πολλὰ οὐκ ἐπὶ ἡμῖν ἐστιν ἃ βουλόμεθα διελεῖν. Ἐπὶ δὲ τῶν κατὰ ἀγκῶνα καὶ τὰ ἐν τούτῳ διαιρούμενα ἀγγεῖα ἐξετάσεως ποικιλωτέρας χρῄζει . . . εἰ δὲ ὥσπερ κατὰ φύσιν καὶ ἐπὶ τῶν πλείστων ἐπιτήδεια εἴη τὰ τρία καὶ φανερά, τό τε ἄνω τὸ κατὰ τὸν μῦν καὶ τὸ μέσον καὶ τὸ πρὸς τῇ ἀποφύσει τοῦ βραχίονος, ὃ δὴ καὶ ἀρτηριῶδές ἐστι, διακρινοῦμεν, ποῖον αὐτῶν ἐπὶ τίνων διαιρετέον. Ἐπὶ μὲν τῶν λιποθυμικῶν ἢ ἐπὶ ὧν κεκάκωται στόμαχος ἢ τὰ τῆς δυνάμεως ὕποπτά ἐστι, τὸ ἄνω διαιρετέον ἀγγεῖον· ἐπὶ δὲ τῶν ἀθρόας ἀφαιρέσεως χρῃζόντων καὶ κενώσεως εὐτόνου τὸ μέσον· ἐπὶ δὲ τῶν ξενισμοῦ καὶ μεταποιήσεως χρῃζόντων, ὥσπερ ἐπιληπτικῶν . . τὸ κάτω . . . . ἐπὶ δὲ τῶν κατίσχνων φυλακτέον τὸ κάτω καὶ ἐπὶ ὧν εὔρωστόν τε καὶ σφόδρα μέγα ἐστίν . . . ἐπὶ δὲ τῶν σφόδρα πιμελωδῶν . . . τὸ ἄνω διαιρετέον.

Die gröfseren Excerptenmassen bei Oribasius II 195ff. über das Brechen und die Klystiere aus Rufus und Diokles folgen bei Galen (XVI 141) ebenfalls auf einander:

Gal.:

Περὶ δὲ τῆς κενώσεως τῆς διὰ ἐμέτου τί δεῖ λέγειν; φανερὸν γὰρ ὅτι τοῖς εἰωθόσι μὲν ἐμεῖν ἐνίοτε συμφέρει προσάγειν, ἐνίοτε δὲ ἀπεθίζειν. Εἰ μὲν οὖν εἰς τὴν κοιλίαν συῤῥέοι ξανθὴ χολή, ἣν ὁ ἄνθρωπος

Orib..

Τοῖς ἔθεσι τῶν ἐμέτων ἐνίοτε μὲν συμφέρει προσάγειν, ἐνίοτε δὲ ἀπάγειν τε καὶ ἀπεθίζειν. Εἰ μὲν οὖν εἰς τὴν κοιλίαν συῤῥέοι ξανθὴ χολή, πικροχόλου τε ὄντος τοῦ ἀνθρώπου καὶ χωρίον οἰκοῦντος θερμὸν ἔν τε

ἢ πικρόχολος καὶ ⟨κατὰ⟩[1] χωρίον θερμὸν ἔν τε πόνοις καὶ φροντίσι διαιτούμενος, προσεθίζειν χρὴ τὴν χολὴν ἐμεῖν, πρὶν προσαίρεσθαι τροφήν· εἰ δὲ διὰ τὸ πλέον ἐθέλειν οἶνου πίνειν ἐπὶ τοῖς λουτροῖς πρὸ τῶν σιτίων, ἀπάγειν τοῦ ἔθους καὶ τοῦ πλήθους ἀφαιρεῖν τῶν τε σιτίων καὶ ποτῶν. ἡ γὰρ κοιλία διὰ τούτων ἀσθενὴς γενομένη τὰς ἐξ ὅλου τοῦ σώματος περιουσίας εἰς αὐτὴν συῤῥεούσας ὑποδέχεται. ἐνίοτε δὲ ἐμεῖν προσήκει, ὡς χυμὸν γλίσχρον καὶ πλεῖστον ἀπορρῖψαι[2] τῆς γαστρὸς **** καὶ εἰ συνεχῶς τοιοῦτον χυμὸν ἀθροίζει τις ἐν τῇ γαστρί, συνεχῶς ἐμεῖν αὐτὸν δεῖ. ἔμπαλιν δὲ ⟨εἰ⟩ ἡ κοιλία ἀτονοῦσα μὴ δύναται φέρειν τὰ ληφθέντα, οὐκ ἐμετέον καὶ δοτέον ὀλίγα σιτία τε καὶ εὐστόμαχα καὶ τοῖς ἔξωθεν ἐπιτιθεμένοις φαρμάκοις ῥωννύντες αὐτὴν ἐάσομεν[3].	πόνοις καὶ φροντίσι διαιτουμένου, προσεθίζειν χρὴ τὴν χολὴν ἐμεῖν, πρὶν προσαίρεσθαι τροφήν· εἰ δὲ διὰ τὸ πλέον ἐθέλειν οἴνου πίνειν ἐπὶ τοῖς λουτροῖς πρὸ τῶν σιτίων, ἀπάγειν τοῦ κατὰ τὸν ἔμετον ἔθους ἅμα τῷ καὶ τοῦ πλήθους ἀφαιρεῖν τῶν τε σιτίων καὶ ποτῶν· ἀσθενὴς γὰρ ἡ κοιλία γενομένη τούτων, ἐθίζεται δέχεσθαι τὰς ἐξ ὅλου τοῦ σώματος περιουσίας εἰς αὐτὴν συῤῥεούσας. Κατὰ καιροὺς δέ τινας ἐμεῖν συμφέρει χάριν τοῦ χυμὸν γλίσχρον καὶ πλεῖστον ἀποῤῥῖψαι τῆς γαστρός ... Καὶ εἰ συνεχῶς δὲ τὸν τοιοῦτον χυμὸν ἀθροίζει τις ἐν τῇ γαστρί, συνεχῶς ἐπὶ τὸν ἔμετον ἄξομεν· ἔμπαλιν δέ, ἀτονούσης τῆς κοιλίας, ὡς μὴ δύνασθαι φέρειν τὰ ληφθέντα, κωλύσομεν ἐμεῖν, ὀλίγα τε διδόντες σιτία καὶ ταῦτα εὐστόμαχα, καὶ τοῖς ἔξωθεν ἐπιτιθεμένοις φαρμάκοις ῥωννύντες αὐτήν.
	II 197: *Πῶς ἄν τις εὐκόλως ἐμοῖ; Ἐκ τῶν Ῥούφου· ἐκ τῶν πρὸς Ποταμωνιανὸν περὶ ἐμέτων.*
Ἐπειδὴ δὲ τοῖς χαλεπῶς ἐμοῦσι κίνδυνος οὐχ ὁ τυχὼν καὶ φλέβιον ῥῆξαι καὶ τὴν ὄψιν βλαβῆναι καὶ κιονίδα καὶ στόμαχον ὀδυνηθῆναι καὶ ἄλλα κακὰ παθεῖν, διὸ ἐξευρήκασιν οἱ ἰατροὶ τρόπους, καθ' οὓς ἔνεστιν εὐπετῶς ἐμεῖν.	Ἐπειδὴ τοῖς συντόνως καὶ χαλεπῶς ἐμοῦσι κίνδυνος οὐχ ὁ τυχὼν καὶ φλέβιον ῥῆξαι καὶ τὴν ὄψιν βλαβῆναι, φαρύγγεθρόν τε καὶ κιονίδα καὶ στόμαχον ὀδυνηθῆναι καί τι ἄλλο οὐκ ἐπιτήδειον παθεῖν, διὸ δὴ ἐξευρήκασιν οἱ ἰατροὶ τρόπους, κατὰ οὓς ἔνεστιν εὐπετῶς ἐμεῖν ....
ἐφ' ὧν γοῦν βουλόμεθα τὸν μετὰ δεῖπνον ἔμετον ἀλύπως κινῆσαι, τοὺς βολβοὺς τῶν ναρκίσσων ἅμα τῶν ἐσθιομένων φαγεῖν δώσομεν καὶ οὕτως εὐημεῖς αὐτοὺς ποιήσομεν. ἐμετικὸν δὲ ἐστι καὶ ἀναγύρεως σπέρμα καὶ βαλάνου μυρεψικῆς	II 196, 9: Ἐπὶ ὧν δὲ βουλόμεθα τὸν μετὰ δεῖπνον ἔμετον ἀλύπως κινῆσαι, τοὺς βολβοὺς τῶν ναρκίσσων ἅμα τῶν ἐσθιομένων τινὶ φαγεῖν δόντες, εὐημεῖς αὐτοὺς ποιήσομεν· ἔστι γὰρ ἐμετικὸν φάρμακον ὁ τοῦ ναρκίσσου βολβός, ὃν κεφαλὴν ὀνομάζουσιν. Ἐμετικὸν δέ ἐστι καὶ ἀναγύρεως τὸ σπέρμα καὶ βαλάνου μυρεψικῆς τῆς σαρκὸς δραχμὴ μία

[1] Wil. [2] ἀποτρῖψαι Hds. [3] Wil. ἰάσωμεν Hds.

τῆς σαρκὸς δραχμὴ μία μετὰ μελικράτου ποθεῖσα. Πολλάκις δὲ καὶ διὰ τῆς κάτω κοιλίας ὑπάγει, ὡς καὶ τὸ ἧπαρ καὶ τὸν σπλῆνα μετὰ ὀξυκράτου διακαθᾶραι.

μετὰ μελικράτου ποθεῖσα. Πολλάκις δὲ καὶ διὰ τῆς κάτω κοιλίας ὑπάγει δαψιλές, ὅθεν, ἐπειδὰν ὑπὲρ τοῦ διακαθᾶραί τι τῶν σπλάγχνων καὶ μάλιστα ἧπαρ ἢ σπλῆνα χρώμεθα τῷ φαρμάκῳ, μετὰ ὀξυκράτου δίδομεν.

ὁ δ' ἔμετος πολλὰς ὠφελείας ἐπιφέρει· καὶ γὰρ τὸ φλέγμα κενοῖ καὶ κεφαλὴν βαρεῖαν ἐπικουφίζει καὶ τὴν ὅλην ἕξιν τοῦ σώματος ἐλαφροτέραν παρέχει, καί ποτε καὶ προθυμότερον φαγόντα ἀπεπτῆσαι κωλύει καὶ ἀπολαύσαντα οἴνου πλείονος οὐκ ἐᾷ βλαβῆναι. Ὅστις δὲ ἐμεῖν ἐθέλει, στοχαστέον αὐτῷ τῶν προσφερομένων, ὡς μὴ στρυφνὰ ἢ ξηρὰ ᾖ, ἀλλὰ τὰ μὲν τοῦ γλυκυτέρου καὶ ὑγροτέρου τρόπου, τὰ δὲ τοῦ δριμυτέρου ..., ἔστι δὲ τοιάδε[1]*) ἡ ῥαφανίς τε καὶ εὔζωμον καὶ τάριχος παλαιὸν καὶ ὀριγανὶς χλωρὰ καὶ κρομμύου ὀλίγον καὶ πράσου καὶ τῶν ὀσπρίων πτισάναι, μέλιτος ἔχουσαι, καὶ τὰ ἀπὸ τῶν κυάμων ἔτνη*[2]*) καὶ τὰ πίονα τῶν κρεῶν. τῶν οἴνων δὲ τοὺς γλυκυτέρους αἱρετέον· οὗτοι γὰρ ἐπιπολαστικώτεροι, καὶ μᾶλλον εἰ κεραννῦντο τοῦ εἰωθότος ὑδαρέστερον.*

II 197, 8: *καὶ γὰρ φλέγμα κενοῖ, καὶ κεφαλὴν βαρεῖαν ἐπικουφίζει καὶ τὴν ἄλλην ἕξιν ἐλαφροτέραν παρέχει καί ποτε καὶ προθυμότερον φαγόντα ἀπεπτῆσαι κωλύει ἢ καὶ ἀπολαύσαντα οἴνου πλείονος οὐκ ἐᾷ βλαβῆναι ... Στοχαστέον δὲ καὶ τῶν προσφερομένων, ὡς μὴ στρυφνὰ ἢ ξηρὰ ᾖ, ἀλλὰ τὰ μὲν τοῦ γλυκυτέρου τρόπου καὶ ὑγροτέρου, τὰ δὲ τοῦ δριμυτέρου. Δοκεῖ δὲ ἐν τούτοις ῥαφανίς τε εὐδοκιμεῖν καὶ εὔζωμον καὶ τάριχος παλαιὸν καὶ ὀριγανὶς χλωρὰ καὶ κρομμύου ὀλίγον καὶ πράσου. Συνεργεῖ δὲ τοῖς ἐμέτοις καὶ τῶν ὀσπρίων αἵ τε πτισάναι, μέλιτος ἔχουσαι, καὶ τὰ πίονα τῶν κρεῶν ... Δῆλον δὲ δήπου, ὅτι καὶ τῶν οἴνων τοὺς ὡς γλυκυτάτους αἱρετέον· οὗτοι γὰρ ἐπιπολαστικώτεροι, καὶ μᾶλλον εἰ κεραννῦντο τοῦ εἰωθότος ὑδαρέστερον.*

II 200: *Ἐμετικά. Ἐκ τῶν Διοκλέους.*

Ῥᾷον δέ τις καθήμενος ἐμεῖ ἢ ὀρθός· δεῖ δὲ μὴ βιάζεσθαι[3]*) προθυμούμενον πάντα ἐξεμεῖν ἀκριβῶς, ἀλλ' ὅταν κενωθῇ τις ἱκανῶς, ἐᾶν. Μετὰ δὲ τὸ ἐμεῖν τὸ δοκοῦν εὔλογον εἶναι, διάνιψον τὴν κοιλίαν ὥσπερ ἀγγεῖον [τι]*[4]*), πιόντα*[5]*) μελίκρατον ἢ ὕδωρ πολὺ καὶ πάλιν ἔμεσον.*

201, 9: *Ῥᾷστα δὲ ἄν τις καθήμενος ἐμοῖ ἢ ὀρθός. δεῖ δὲ μὴ βιάζεσθαι προθυμούμενον πάντα ἐξεμεῖν ἀκριβῶς, ἀλλά, ὅταν κενωθῇ τις ἱκανῶς, ἐᾶν ... Μετὰ δὲ τὸ ἐμεῖν τὸ δοκοῦν εὔλογον εἶναι, καθάπερ ἀγγεῖον διανίψαι τὴν κοιλίαν, πιόντα μελίκρατον, ἢ ὕδωρ πολὺ καὶ πάλιν ἐμέσαι.*

---

1) Wil. *τόδε* Hds. 2) *ἔτι* Hds. 3) *βιάζοντα* Hds. 4) Wil. 5) Wil. *πιὼν τὸ* Hds.

Bei Galen folgen Excerpte aus Rufus über die Clystiere (XVI 144, 11) = Orib. II 204, 7: *περὶ κλύσματος. Ἐκ τῶν Ῥούφου,* über das Räuchern (147, 8) = Orib. II 186, 3: *Περὶ ὑποκαπνισμοῦ. Ἐκ τῶν Ἀντύλλου*, über Niesmittel (147, 14) = Orib. II 188, 1 aus Antyll, über Thränen- und Urinreizende Mittel (148, 1) = Orib. II 188, 4. 189, 1 ebenfalls aus Antyll.

Die weiteren übereinstimmenden Partieen sind folgende:

Gal.	XVI	95	= Orib. II 66 (aus Apollonios).
„		117, 3f.	= Orib. II 88.
„		117, 11f.	= Orib. II 90 (aus Rufus).
„	„	119ff.	= Orib. II 93ff. (aus Rufus).
„	„	400	= Orib. II 298 (aus Antyll).
„	„	401	= Orib. II 302 (aus Athenaios).
„	XI	317	= Orib. II 69 (aus Antyll).
„	„	321	= Orib. II 63 (aus Antyll).
„	„	322	= Orib. II 64 (aus Apollonios).

Die Annahme, dafs Oribasius die betreffenden Partieen aus Galen entlehnt habe, stellt sich bei der gröfseren Reichhaltigkeit des Oribasius in allen Capiteln als von Haus aus unzulässig dar. Es bleibt demnach nur die Möglichkeit, ihre Übereinstimmung daraus zu erklären, dafs sie aus demselben verloren gegangenen Werke geschöpft haben. Dies Resultat kann uns bei einem Schriftsteller wie Galen nicht überraschen, da ja sein Commentar zu Hippokrates *περὶ χυμῶν*, an dessen Echtheit zu zweifeln nicht der geringste Anlafs vorliegt, lediglich für Schulzwecke bestimmt war. Das Quellenwerk war eine umfängliche Compilation, in der nach bestimmten Gesichtspunkten Excerpte medicinischer Art besonders aus den Ärzten der pneumatischen Schule, wie Athenaios, Herodot, Apollonios von Pergamon, Archigenes, Rufus und Antyll an einander gereiht waren.

Die weitere Frage nach dem Verfasser dieser Compilation ist nicht so wesentlich und es würde nichts verschlagen, wenn sie unbeantwortet bliebe. Indessen scheint eine schwache Spur auf den Namen zu führen. Da die meisten der benützten Schriftsteller der pneumatischen Schule angehören, so ist der Schlufs berechtigt, dafs die Compilation das Werk eines pneumatischen Arztes ist. Der jüngste der excerpierten Pneumatiker ist Antyll, der sicher nach Archigenes[1]) und vor Galen, also etwa um 140 n. Chr. anzusetzen ist. Seine Schrift *περὶ βοηθημάτων* ist von Oribasius häufig und

---

[1]) Er citiert den Archigenes: Orib. II 337.

in grofser Ausführlichkeit excerpiert worden. Wäre der Nachweis möglich, dafs er in dieser Schrift einen oder mehrere der genannten Schriftsteller excerpierte, so glaube ich, würde die Vermutung, dafs er die postulierte Quelle ist, zu einer fast an Gewifsheit reichenden Höhe der Wahrscheinlichkeit erhoben werden. In der That sprechen zwei Stellen dafür, dafs seine Schrift eine Compilation gewesen.

Die eine Stelle steht bei Oribasius II 383f. 409. 410. Diese Excerpte aus Antyll über die natürlichen Bäder, über das Ausziehen der Haare mittelst der Pechmütze, über die Verwendung des Pechs und über die Anwendung von Senfpflastern kehren wörtlich bei Aetius (III 167. 180. 181) wieder, tragen aber bei ihm nicht den Namen des Antyll, sondern des Archigenes. Das erste dieser Capitel möge hier in Gegenüberstellung Platz finden:

Orib. II 383:

Περὶ τῶν αὐτοφυῶν λουτρῶν. Ἐκ τοῦ αὐτοῦ λόγου (sc. *ἐκ τῶν Ἀντύλλου ἐκ τοῦ α' λόγου τοῦ περὶ βοηθημάτων* vgl. 380, 6).

Τῶν δὲ αὐτοφυῶν λουτρῶν πολὺ ἡ δύναμίς ἐστιν ἰσχυροτέρα καὶ δραστικωτέρα τῶν ἐξ ἐπιτεχνήσεως· εἰσὶ δὲ διαφοραὶ πλείους παρὰ τὴν τῆς γῆς ποιότητα, διὰ ἧς φέρεται· τὰ μὲν γάρ ἐστι νιτρώδη, τὰ δὲ ἁλμυρὰ, τὰ δὲ στυπτηριώδη, τὰ δὲ θειώδη, τὰ δὲ ἀσφαλτώδη, τὰ δὲ χαλκανθώδη, τὰ δὲ σιδηρίζοντα, τὰ δὲ σύνθετα ἐκ τούτων, πλειόνων ποιοτήτων ὁμοῦ συμμιγνυμένων. Πάντων μὲν οὖν αὐτοφυῶν ὑδάτων ἡ δύναμίς ἐστι ξηραντικὴ καὶ θερμαντικὴ, τὸ ἐπίπαν σφόδρα εὐτόνων ὑπαρχόντων· διὸ δὴ καὶ τοῖς ὀξέσι νοσήμασιν οὐχ ἁρμόζει, ἀλλὰ μᾶλλον τοῖς χρονίοις, καὶ τούτων μάλιστα τοῖς καθύγροις καὶ ψυχροῖς. Ἤδη δὲ τὰ μὲν νιτρώδη καὶ ἅλας ἔχοντα κεφαλῇ κατάλληλα καὶ θώρακι ῥευματιζομένῳ καὶ στομάχῳ καθύγρῳ καὶ ὑδρωπικοῖς, οἰδήμασί τε τοῖς ἐκ νόσων καὶ συγκρίσει φλέγματος γεννητικῇ· τὰ δὲ στυπτηριώδη αἵματός τε ἀναγωγαῖς

Aet. III 167:

Περὶ λουτρῶν αὐτοφυῶν. Ἀρχιγένους.

Τῶν δ' αὐτοφυῶν λουτρῶν τὰ μέν ἐστι νιτρώδη, τὰ δὲ ἁλμυρὰ, τὰ δὲ στυπτηριώδη, τὰ δὲ θειώδη[1]), *τὰ δὲ ἀσφαλτώδη, τὰ δὲ σιδηρίζοντα, τὰ δὲ χαλκοῦ ἔχει*[2]) *ποιότητα*[3]), *τὰ δὲ σύνθετα ἐκ τούτων ἐστί. Τῶν τοιούτων δὲ πάντων ἡ*[4]) *δύναμίς ἐστι ξηραντικὴ, τινὰ δ' αὐτῶν σὺν τῷ ξηραίνειν*[5]) *καὶ θερμαίνει γενναίως, τινὰ δὲ σὺν τῷ ξηραίνειν*[6]) *στύφει καθάπερ τὰ στυπτηριώδη, ἐκ μέρους δὲ καὶ τὰ ἁλμυρὰ καὶ τὰ χαλκοῦ ποιότητα κεκτημένα. Ἁρμόδια δ' ἐστὶ πάντα τοῖς ὑγροῖς καὶ ψυχροῖς παρὰ φύσιν σώμασι καὶ νοσήμασι τοιούτοις χρονίζουσι· διὰ ταῦτα κατάλληλα ἀρθρίτιδι, ποδάγρᾳ, παρέσεσι, νεφρίτιδι, ἀσθματικοῖς, καταγμασι πωρώσεως*[7])*δεομένοις, ἕλκεσι ῥευ-*

---

[1]) *τὰ δὲ θειώδη, τὰ δὲ ἀσφαλτώθη* W. P.: *τὰ δὲ ἀ. τὰ δὲ θ.* ed. [2]) *ἔχοντα* W. *ἔχει* P. ed. [3]) *ποιότητος* W. [4]) *ἡ* fehlt in W. ed. [5]) *ξηραίνει* W. [6]) *ξηρ. καὶ στύφει* ed. [7]) *πυρώσεως* ed.

καὶ ἐμετικῷ στομάχῳ καὶ τοῖς ἀμέτρως ὑπὸ αἱμοῤῥοΐδων ἐνοχλουμένοις καὶ γυναιξὶν ἀτάκτως καθαιρομέναις καὶ συνεχῶς ἐκτιτρωσκούσαις. Τὰ θειώδη δὲ νεύρων μαλακτικὰ καὶ συγκρίσεως θερμαντικὰ καὶ πόνων παρηγορικά· στόμαχον δὲ θηλύνει καὶ ἀνατρέπει. Τὰ δὲ ἀσφαλτώδη κεφαλήν τε συμπληροῖ καὶ τὰ αἰσθητήρια κακοῖ· θερμαίνει δὲ ἐμμόνως καὶ μαλάσσει σὺν χρόνῳ, μάλιστα τὰ περὶ ὑστέραν καὶ κύστιν καὶ κῶλον. Τὰ δὲ χαλκανθίζοντα στόματι καὶ παρισθμίοις καὶ σταφυλῇ καὶ ὄμμασι διαφερόντως ἐπιτήδεια. Τὰ δὲ σιδήρου ποιότητος μετέχοντα στομάχῳ καὶ σπληνὶ πεπονθόσι δύναται χρησιμεύειν. Τὰ δὲ μικτῆς ὄντα ποιότητος κατὰ τὴν ἐπικράτειαν τῶν μεμιγμένων ἐνεργεῖ. Δεῖ δὲ καθεστῶσι τοῖς αὐτοφυέσιν ὕδασι καὶ ἀτρεμοῦσι χρῆσθαι· . . . διὰ τοῦτο καὶ τὰς ἐμβάσεις τὰς εἰς τὸ ὕδωρ χρὴ ποιεῖσθαι κατιόντας ἀθορύβως, ὅπως ἡ δύναμις ἀνειμένῳ τῷ σώματι προσιοῦσα ἐγκαταδύσαιτο· τῶν δὲ σεσοβημένως καὶ ταραχωδῶς ἐμβαινόντων εἰς αὐτὰ πυκνούμενον τὸ σῶμα οὐκ εἰσδέχεται παρὰ τοῦ ὕδατος ποιότητα . . . Ὑπερέχειν δὲ κρουνοῖς αὐτοφυῶν ὑδάτων ἐκείνοις χρὴ μόνοις, ὅσοις ποιότητές εἰσιν ἀμόδιοι τῇ κεφαλῇ, ὡς ὅσοι τοῖς ἀπὸ ἀσφάλτου ἢ θείου ῥέουσι κρουνοῖς παρέχοντες ἑαυτοὺς εὐκόλως κακοῦνται.

ματικοῖς, φλεγμοναῖς χρονιζούσαις καὶ ἤδη σκληρυνομέναις[1]). Ἤδη δὲ τὰ μὲν νιτρώδη καὶ ἁλμώδη κεφαλῇ κατάλληλα καὶ θώρακι[2]) ῥευματιζομένῳ καὶ στομάχῳ καθύγρῳ[3]) καὶ ὑδρωπικοῖς καὶ οἰδήμασι πᾶσι[4]). Τὰ δὲ στυπτηριώδη αἵματος ἀναγωγαῖς, ἐμετικῷ στομάχῳ καὶ τοῖς ἀμέτρως ὑπὸ αἱμοῤῥοΐδων ἐκκενουμένοις[5]) καὶ γυναιξὶν ἀτάκτως καθαιρομέναις[6]) καὶ ταῖς χωρὶς φανερᾶς προφάσεως συνεχῶς ἐκτιτρωσκούσαις. Ὀνίνησι δὲ καὶ τοὺς ὑπὲρ τὸ δέον ἱδροῦντας καὶ τοὺς βραδυπεπτοῦντας καὶ τὰ ἐν κνήμαις οἰδήματα καὶ[7]) κιρσοῖς σύμφορα. Τὰ δὲ θειώδη νεύρων τε[8]) μαλακτικὰ καὶ τῶν τεινεσμωδῶν πόνων παρηγορητικά· στόμαχον[9]) δὲ ἐκλύει καὶ ἀνατρέπει· κενοῖ δὲ τὴν ἐπιφάνειαν καὶ διὰ τοῦτο βοηθεῖ ἀλφοῖς[10]) λεύκαις, ⟨λέπραις, ψώραις⟩[11]), λειχῆσι, ἕλκεσι[12]) πολυχρονίοις, ἄρθρων ῥεύμασι, σπληνὶ σκιῤῥώδει καὶ[13]) ἥπατι καὶ ὑστέρᾳ παρειμένοις[14]) καὶ ἰσχιαδικοῖς καὶ κνησμοναῖς. Τὰ δὲ ἀσφαλτώδη κεφαλὴν συμπληροῖ καὶ τὰ αἰσθητήρια κακοῖ· θερμαίνει δὲ ἐμμόνως καὶ μαλάσσει σὺν χρόνῳ, μάλιστα τὰ περὶ τὴν ὑστέραν καὶ κύστιν καὶ κῶλον. Τὰ δὲ χαλκοῦ ποιότητα ἔχοντα στόματι καὶ παρισθμίοις καὶ σταφυλῇ καὶ ὄμμασι

---

[1]) σκληρωμέναις ed. [2]) θώρακα ed. [3]) καθύδω ed. [4]) πᾶσι am Rande von W. von anderer Hand nachgetragen. [5]) κενουμένοις ed. [6]) In ed. interpoliert ἢ ὑπερκαθαιρομέναις. [7]) καὶ fehlt in W. ed. [8]) τέ ἐστι P. [9]) καὶ στόμαχον δέ W. P. [10]) ἀδελφοῖς ed. [11]) fehlt in W. P. [12]) καί ed. [13]) καί W. P. [14]) παρειμέναις ed.

διαφερόντως ἐπιτήδεια. Τὰ δὲ σιδηρίζοντα στομάχῳ καὶ σπληνὶ καταλληλότατα[1]). τὰ δὲ μικτῆς[2]) ὄντα ποιότητος κατὰ τὴν ἐπικράτειαν τῶν μεμιγμένων ἐνεργεῖ. Δεῖ δ' ὅτι μάλιστα τὰς εἰς[3]) αὐτοφυῆ θερμὰ ὕδατα ἐμβάσεις ἀθορύβως ποιεῖσθαι, ὅπως ἡ δύναμις ἀνειμένῳ[4]) τῷ σώματι προσπίπτουσα ἐγκαταδύσαιτο· τῶν γὰρ ταραχωδῶς ἐμβαινόντων πυκνοῦται τὸ σῶμα φρίττον, καὶ οὐκ εἰσδέχεται τὴν ἀπὸ τοῦ ὕδατος ποιότητα. Τοῖς δ' ἀσφαλτώδεσι καὶ[5]) θειώδεσι κρουνοῖς[6]) τῶν ὑδάτων οὐ δεῖ ὑποτιθέναι τὰς κεφαλάς· εὐχερῶς[7]) γὰρ κακοῦται.

---

1) καταλληλότερα W. 2) μικτῆς γὰρ ὄντα W. ed. 3) εἰς τό P.: εἰς τάς ed. 4) ἀνιεμένῳ ed. 5) καὶ θ. fehlt in W. P. „Ceterum bituminosis et sulphurulentis“ Corn. 6) κροψοῖς P. 7) εὐμαρῶς ed.

Ich habe beide Stellen ausführlich ausgeschrieben, um einmal an einem charakteristischen Beispiel die Unabhängigkeit des Aetius von Oribasius darzuthun: die Quelle des Aetius war vermutlich die Compilation des Philagrius. Will man nun seinen Quellenschriftsteller nicht geradezu zum Fälscher stempeln, der auf Archigenes übertrug, was dem Antyll gehörte, so mufs man annehmen, dafs er die betreffende Partie im Archigenes las oder wenigstens unter dem Namen des Archigenes vorfand. Der Einwand, dafs die Autorenbeischrift bei Aetius gefälscht sein könne, erledigt sich durch den einfachen Verweis auf die zweifellose Thatsache, die ich hiermit ein für allemal constatiert haben will, dafs die Quellenbeischriften in der späteren medicinischen Litteratur im Gegensatz zu denen der Geoponici, die bekanntlich zu einer traurigen Berühmtheit gelangt sind, in den controllierbaren Fällen durchaus glaubwürdig sind. Ich halte demnach die Schlufsfolgerung für unabweislich, dafs Antyll seine Darstellung von den Mineralwassern aus Archigenes geschöpft hat.

Die zweite ebenso beweiskräftige Stelle ist das Excerpt des Oribasius (II 287. 289) aus Antyll über die verschiedene Mischung der Luft in den einzelnen Tages- und Jahreszeiten. Der gleiche Bericht ist bei Aet. III 162 zu lesen mit der einzigen Abweichung, dafs bei ihm Athenaios als Quelle figuriert:

Orib. 287, 9[1]).

Περὶ τῆς κατὰ μῆνα τῶν ἀέρων διαφορᾶς. Ἐκ τῶν Ἀντύλλου· ἐκ τοῦ α' λόγου τῶν ἔξωθεν προσπιπτόντων.

Ἐργάζεται δὲ διαφορὰς ἐν τῷ ἀέρι παραπλησίως τῷ ἡλίῳ καὶ ἡ σελήνη, περιοῦσα τὸν τῶν ζῳδίων κύκλον· ἐργάζεται δὲ καὶ αὕτη τέσσαρας ὥρας μηνιαίας ἀναλογούσας ταῖς ἐτησίοις, ἑβδομαδικῷ δὲ ἀριθμῷ περικυκλουμένας. Ἡ μὲν οὖν πρώτη τοῦ μηνὸς ἑβδομὰς ἀρχὴν μὲν ἀπὸ νουμηνίας ἔχει, πρόεισι δὲ μέχρι διχοτόμου· ἔστι δὲ ἔαρι ἐοικυῖα· ὑγρὰ γὰρ καὶ θερμή ... ἡ δὲ δευτέρα ἑβδομὰς ἄρχεται μὲν ἀπὸ διχοτόμου, πρόεισι δὲ μέχρι πανσελήνου· θέρει δὲ παραπλήσιος διὰ τοῦτο, ὅτι καρποὺς πέσσει μάλιστα. Ἥ γε μὴν μετὰ πανσέληνον ἑβδομὰς μέχρι διχοτόμου φθινούσης τῆς σελήνης ξηρὰ ⟨καὶ ψυχρὰ⟩ καὶ μετοπώρῳ παραπλήσιος. Ἡ δὲ τελευταία χειμῶνι ἔοικεν.

II 289, 4: *Περὶ τῆς κατὰ ἡμέραν διαφορᾶς τῶν ἀέρων. Τοῦ αὐτοῦ· ἐκ τοῦ αὐτοῦ λόγου.* Vgl. Stob. Flor. CI 15.

Τὴν ἡμέραν λαμβάνομεν μετὰ τῆς νυκτός· ἀναλογίαν δὲ καὶ ταύτην φαμὲν ἔχειν πρὸς τὸν ἐνιαυτόν. Ἐστὶ δὲ ὁ μὲν ὄρθρος ὑγρὸς καὶ θερμός, ἔαρι παραπλήσιος· διὰ τοῦτο οἵ τε ὕπνοι εὐκρινεῖς καὶ τὰ σώματα ἀνεῖται καὶ τὰ τῶν ὑγιαινόντων καὶ τὰ τῶν νοσούντων, ὥστε καὶ τοῖς πυρέσσουσιν εὐφορώτατον εἶναι τόνδε

1) Vgl. Stob. Floril. CI 30.

Aet.

Περὶ ἀέρων Γαληνοῦ . . . . . .

ἐκ τῶν Ἀθηναίου· ἐν[1]) *μὲν οὖν τῇ ἐαρινῇ ὥρᾳ ὑγρὸς καὶ θερμὸς ὁ*[2]) *ἀήρ, ἐν δὲ τῇ θερινῇ θερμὸς καὶ ξηρὸς*[3]), *ἐν δὲ τῇ φθινοπωρινῇ ψυχρὸς καὶ ξηρὸς, ἐν δὲ τῇ χειμερινῇ ὑγρὸς καὶ ψυχρός. Πάλιν δ' ἐν ἑκάστῃ τῶν ὡρῶν τρεῖς διαφοραὶ γίγνονται, πρώτη καὶ μέση καὶ ὑστάτη. Τὰ μὲν οὖν μέσα τὴν εἰλικρινεστάτην τῆς ὥρας ἔχει κρᾶσιν· τὰ δὲ πρῶτα καὶ ὕστατα τῇ γειτνιώσῃ ὥρᾳ ἀφομοιοῦνται. Καὶ ἡ σελήνη δὲ κατὰ μῆνα ἐργάζεται διαφορὰς τέσσαρας ἐν τῷ ἀέρι. Ἡ μὲν οὖν πρώτη ἑβδομὰς ἀπὸ νεομηνίας μέχρι τῆς ἑβδόμης παρέοικε*[4]) *τῷ ἔαρι, ὑγρὰ καὶ θερμὴ οὖσα· ἡ δὲ δευτέρα ἑβδομὰς μέχρι πανσελήνου θέρει παραπλήσιος· ἡ δὲ τρίτη ἑβδομὰς φθινούσης σελήνης ψυχρὰ καὶ ξηρά· ἡ δὲ τετάρτη καὶ τελευταία ψυχρὰ καὶ ὑγρά. ⟨καὶ⟩*[5]) *καθ' ἑκάστην δὲ ἡμέραν διαφοραὶ τοῦ ἀέρος γίγνονται. ὁ μὲν γαρ ὄρθρος ὑγρὸς καὶ θερμὸς ὡς τὸ ἔαρ· διὰ τοῦτο καὶ τὰ σώματα ἀνίεται καὶ τῶν ὑγιαινόντων καὶ τῶν νοσούντων, ὥστε καὶ τοῖς πυρέσσουσιν ὁ καιρὸς οὗτος εὐφορώτατος. Τὰ δὲ μέσα τῆς ἡμέρας θέρει παρείκασται, τὰ δὲ*[6])

1) *ὁ μὲν οὖν ἐν τῇ* P. *καὶ ἐν μὲν* ed. 2) fehlt in P. 3) *ξηρὸς καὶ θερμός* ed.. *θερμὸς καὶ ξηρός* W. P. 4) *παρεοικυῖα* W. P.: *παρέοικε* ed. 5) *καθ' ἑκάστην δὲ* W. P. 6) *κατὰ δὲ τὴν δείλην* W. P.

τὸν καιρόν .... Τὰ δὲ μέσα τῆς ἡμέρας θέρει παρείκασται, τὰ δὲ κατὰ τὴν δείλην φθινοπώρῳ. Τῆς δὲ νυκτὸς τὰ μὲν πρῶτα καὶ περὶ τὴν ἑσπέραν ὅμοια τῇ δείλῃ ... τὰ δὲ μέσα τῆς νυκτὸς χειμῶνι ἐξείκασται .... τὰ δὲ τελευταῖα τῆς νυκτὸς διὰ τὴν πρὸς τὸν ὄρθρον γειτνίασιν τῆς αὐτῆς κράσεως ἐκείνῳ μεταλαμβάνει.

κατα τὴν δείλην φθινοπώρῳ, τὰ δὲ περὶ ἑσπέραν χειμῶνι. Καὶ τῆς νυκτὸς δὲ τὰ πρῶτα φθινοπώρῳ παρείκασται, τὰ δὲ μέσα χειμῶνι[1]) καὶ τὰ ἄλλα ἀκολούθως.

[1]) παρέοικε P.

V. Rose[1]) hat allerdings die Überschrift bei Aetius: *ἐκ τῶν Ἀθηναίου* nur auf die unmittelbar folgenden Worte d. h. auf die hier vorgetragene Theorie der Qualitätenmischung der einzelnen Jahreszeiten bezogen. Dagegen spricht aber die Citierweise des Aetius und vor allem der Umstand, daſs das Excerpt inhaltlich zu der Lehre des Athenaios vortrefflich paſst[2]).

Die beiden von uns für die Quelle postulierten Charakteristika: Zugehörigkeit zur pneumatischen Schule und compilatorische Art der Darstellung passen also auf Antyll. Ich halte mich danach für berechtigt, die dem Galen und Oribasius gemeinschaftlichen Partieen dieser Quelle zuzuweisen. Ob aber Oribasius den Antyll selbst benützt hat oder ihn bereits in seiner Quelle verarbeitet vorfand, vermag ich mit dem mir zu Gebote stehenden Material nicht zu entscheiden.

Im Anschluſs an dies Resultat fasse ich kurz zusammen, was wir von Antyll wissen. Er war Pneumatiker und lebte in der Mitte des zweiten Jahrhunderts. In Cramers Anecd. gr. IV 196 wird er unter den berühmtesten Ärzten aufgeführt. Seine Verdienste liegen auf dem Gebiet der Diätetik und Chirurgie. Seine Hauptschrift *περὶ βοηθημάτων* bestand aus vier Büchern, von denen das erste *περὶ τῶν ἔξωθεν προσπιπτόντων βοηθημάτων*[3]), das zweite *περὶ τῶν κενουμένων βοηθημάτων*[4]), das dritte *περὶ τῶν προσφερομένων*[5]) und das vierte *περὶ τῶν ποιουμένων βοηθημάτων*[6]) handelte. Sein chirurgisches Werk, das ebenfalls eine Compilation

[1]) Rose a. a. O. 22 Anm.
[2]) Vgl. Orib. II 291 f.
[3]) Orib. II 287.
[4]) Orib. II 38 f.
[5]) Orib. I 300.
[6]) Orib. I 436 vgl. S. 15 A. 7.

war[1]), führte nach dem Vorbilde seines Vorgängers Heliodor den Titel *χειρουργούμενα*[2]) und bestand vermutlich aus zwei Büchern[3]).

Antyll gehörte zusammen mit Leonidas, Heliodor, Archigenes zu den bedeutendsten Vertretern der Chirurgie, die in der pneumatischen Schule ihre letzte Blüte erlebte. Die pneumatischen Chirurgen sind gewissermafsen die letzten Glieder einer längeren Entwicklungskette, deren Anfänge nach Alexandreia weisen. Von chirurgischen Versuchen aus dem Anfang der hellenistischen Zeit, wo in Alexandreia die beiden Schulen des Herophilos und Erasistratos blühten, erfahren wir nichts. Die grofsen Verdienste dieser beiden bedeutenden Ärzte liegen auf andern Gebieten, vornehmlich auf dem der Anatomie. Die anatomischen Anschauungen des Herophilos, die er in seiner *ἀνατομή*[4]) und in einer Specialschrift *περὶ ὀφθαλμῶν*[5]) niedergelegt hat, beherrschen die medicinische Wissenschaft bis in die späteste Zeit, wogegen die Verdienste seines grofsen Nebenbuhlers Erasistratos, der ebenfalls eine Anatomie[6]) verfafste, zurücktraten. Erst im 2. und besonders im 1. Jh. v. Chr. beginnen die grofsen Erfolge alexandrinischer und römischer Chirurgen. Sie wagten sich an die schwierigsten Operationen, an die Behandlung des Steinschnitts und der Embryotomie, an die Operation der verschiedenen Arten von Augenleiden und der Knochenkrankheiten. Celsus entwirft uns in

---

[1]) Vgl. schol. Orib. IV 527, 25 ff. IV 463: *περὶ ὑποσπαδιαίων. ἐκ τῶν Ἀντύλλου καὶ Ἡλιοδώρου.* Vgl. Orib. III 570. 615. Aufser Heliodor ist Leonidas von ihm benützt: vgl. Orib. III 631, 2 f. mit schol. Orib. III 688, 14 f. und Paul. Aeg. VI 78, 322.

[2]) Schol. Orib. IV 540, 14 und öfter.

[3]) Im 1. Buche handelt er unter anderm über folgende Gegenstände: *περὶ πώρου* (Orib. IV 11, 3 = schol. 527, 10), *περὶ ἀποστημάτων* (III 570, 11 = schol. 685, 17), *περὶ συρίγγων* (III 611, 9 = schol. 687, 17. 688, 7), *περὶ στεατωμάτων* (IV 3, 11 = schol. 526, 2), *περὶ μελικηρίδων καὶ ἀθηρωμάτων* (IV 7, 7 = 526, 10), *περὶ ἀγκυλίου* (IV 22, 1 = 527, 21), *περὶ ἀγκυλογλώσσου* (IV 25, 6 = 527, 23), *περὶ χοιράδων* (IV 27, 9 = 528, 4), *περὶ ἀνευρύσματος* (IV 52, 9 = 529, 1), *περὶ κολοβωμάτων* (IV 56, 3 = 529, 3), *περὶ τῶν ἐν ῥισὶ καὶ ὠσὶ κολοβωμάτων* (IV 58, 1 = 529, 4). Aus dem 2. Buche sind folgende Capitelüberschriften erhalten: *περὶ λιποδέρμων* (IV 460, 10 = 540, 12), *περὶ ὑποσπαδιαίων* (IV 463, 13 = 540, 14), *περὶ φιμώσεως* (IV 466, 5 = 540, 18), *περὶ προσφυοῦς πόσθης* (IV 469), *περὶ τῶν περιτεμνομένων, περὶ θύμων τῶν ἐν αἰδοίοις* (IV 469 f.).

[4]) Gal. II 571 u. öfter.

[5]) Aetius VII 46.

[6]) Gal. IV 718. Cael. Aur. A. M. III, 4.

den letzten beiden Büchern seiner Encyclopädie der Arzneiwissenschaft ein anschauliches Bild von der Thätigkeit dieser Chirurgen und nennt als die bedeutendsten Vertreter dieses Zweiges der Medicin den Philoxenos, Gorgias, Sostratos, Heron, Ammonios aus Alexandreia, Apollonios von Kition, Apollonios Mys, Tryphon, Euelpistos und Meges. Das Erbe dieser Männer hat dann die pneumatische Schule angetreten; die bedeutenden Erfindungen derselben wurden von den pneumatischen Chirurgen mit unwesentlichen Veränderungen herübergenommen und um neue bereichert. So bildet die pneumatische Schule das Bindeglied zwischen der alten Zeit und den späteren Jahrhunderten: aus ihren Schriften hat sich die alexandrinische Doctrin herübergerettet in die Schriften des Oribasius, Aetius und Paulus von Aegina. Wer nur einen Blick in die chirurgischen Partieen dieser Compilatoren wirft, dem wird der enge Zusammenhang auffallen, der zwischen ihren Theorieen und denen jener Alexandriner besteht. Sucht man nach einer Erklärung für diese Erscheinung, so ist der nächstliegende Gedanke, dafs schon in der Zeit vor Celsus das gesamte chirurgische Wissen von einem Arzt zusammengefafst ist und dafs diese Schrift grundlegend geworden ist für die Folgezeit. An eine Benützung des Celsus seitens der Späteren wird kein Verständiger glauben wollen.

Die häufige Übereinstimmung des Celsus mit der Chirurgie des Paulus von Aegina (B. VI) ist natürlich von dem verdienstvollen Herausgeber des Celsus, Ch. Daremberg, nicht übersehen, aber keineswegs in ihrem vollen Umfang gewürdigt worden. Zur endgültigen Lösung dieses Problems ist aufser Paulus Aegineta die parallele Überlieferung, die in der Compilation des Aetius vorliegt, heranzuziehen.

In der Beschreibung der Erkrankungen des Auges und der Darstellung der verschiedenen Arten ihrer Behandlung finden sich durchgängig Übereinstimmungen zwischen Celsus und Paulus Aegineta. Über die ὑδατίς, eine Art Fettblase im oberen Augenlide, die einen anhaltenden Schleimausflufs aus dem Auge veranlafst und sich meist bei Kindern findet, sowie über die Operation derselben, die in einem seichten Querschnitt in die Haut besteht, um die Blase zum Austritt zu bringen, berichten beide im Wesentlichen gleichmäfsig[1]).

[1]) Cels. VII 7, 1. Paul. Aeg. VI 14. Vgl. die Abhandlung über Augenkrankheiten herausg. von Th. Puschmann, Berl. Stud. für klass. Philol. Bd. V Heft 2 S. 144. Ps.-Galen XIX def. 364 p. 438, 17.

Bei der Behandlung des Hagelkorns (*χαλάζιον*) empfehlen beide dasselbe Verfahren, indem sie es, wenn es unmittelbar unter der Haut sitzt, von aufsen, wenn es sich dagegen unter dem Knorpel befindet, von innen mit dem Messer einschneiden und von den gesunden Teilen loslösen[1]). Vom Flügelfell (*πτερύγιον*) geben beide dieselbe Beschreibung; auch über die Art der Behandlung berichten sie übereinstimmend und mahnen zur Vorsicht bei dem chirurgischen Eingriff, weil die Gefahr besteht, dafs die Thränenkarunkel am inneren Augenwinkel mit abgetragen wird, was eine neue Erkrankung des Auges, die *ῥυάς*, zur Folge habe[2]). Die Behandlungsweise der *ἐγκανθίς*, einer Geschwulst am innern Augenwinkel, wird von Paulus[3]) nur kurz angedeutet. Die ausführlichere Beschreibung derselben bei Aetius[4]) berührt sich mit Celsus[5]) sehr nahe. Dieselbe Berührung zwischen Celsus und Aetius ist in der Beschreibung der Operation der Thränenfistel nachweisbar[6]).

Beweisend ist wieder die Übereinstimmung der Capitel, welche von der Operation der *τριχίασις* handeln. Die Alten verstanden darunter eine Augenkrankheit, bei der Haare auf den Augenlidrändern nachwachsen und dadurch, dafs sie nach innen gegen das Auge gekehrt sind, das Sehvermögen beeinträchtigen. Die antike Medicin kannte verschiedene Heilmethoden, von denen Celsus[7]) drei anführt. Die Darstellung der beiden ersten stimmt in der Hauptsache mit Paulus[8]), bei dem sie die technische Bezeichnung *διὰ ἀναβροχισμοῦ* und *διὰ σιδήρου καύσεως* führen.

In der Darstellung des chirurgischen Eingriffs bei dem Hasenauge (*λαγώφθαλμος*)[9]) ist Celsus reichhaltiger als Paulus[10]). Die Beschreibung der von Celsus vorgeschlagenen Operation, die in einem

---

1) Cels. VII 7, 3. Paul. Aeg. VI 16. Vgl. Aet. VII 93. Puschmann a. a. O. S. 146. Ps.-Galen XIX def. 354 p. 437, 7.

2) Cels. VII 7, 4. Paul. Aeg. VI 18. Vgl. Aet. VII 60f. Puschmann a. a. O. S. 142. Ps.-Gal. XIX def. 366 p. 439, 5.

3) Paul. Aeg. VI 17.

4) Aet. VII 63. 64.

5) Cels. VII 7, 5. Puschmann S. 148. Ps.-Gal. def. 361 p. 438, 5.

6) Cels. VII 7, 7. Aet. VII 85 (aus Severus) Paul. Aeg. VI 22.

7) Cels. VII 7, 8.

8) Paulus VI 13.

9) Cels. VII 7, 9. Vgl. Puschmann S. 146. Ps.-Gal. def. 365 p. 439, 3.

10) Paul. VI 10.

halbmondförmigen Einschnitt in die Haut besteht, stimmt wieder im Wesentlichen mit Aetius[1]).

Eingehend wird von Celsus[2]) die Extraction der toten Frucht aus der Gebärmutter behandelt. Das entsprechende Capitel des Paulus[3]) stammt nach Aetius[4]) aus Philumenos-Soran[5]). Die Übereinstimmungen mögen hier kurz angedeutet werden. Die Gebärende mufs bei dieser Operation rücklings auf das Bett mit dem Kopf nach unten gelegt und ihr Unterleib mit den Schenkeln zusammengedrückt werden:

Cels. VII 29 p. 317, 4:	Soran II 19 p. 363 R.	Paul. VI 74:	Aet. XVI 23:
Oportet autem ante omnia resupinam mulierem transverso lecto sic collocare, ut feminibus eius ipsius ilia comprimantur ...	⟨δεῖ τοίνυν ἐπὶ κλίνης⟩ πᾶσαν σχηματίζειν καταφερῶς . . καὶ συνηγμένων πρὸς τὸ ἐπιγάστριον τῶν ποδῶν ἐπὶ τοῦ ἐνηλάτου στηρίζειν, εἶτα ἑκατέρωθεν δι' ὑπηρετῶν τὸ σῶμα κατέχειν ἢ γυναικῶν ἐμπείρων καὶ ἰσχυρῶν.	κατακλιθείσης τοίνυν ἐπὶ κλίνης ὑπτίας τῆς γυναικὸς καὶ μᾶλλον καταῤῥόπου, τὰ σκέλη ἐπηρμένα διακρατείτωσαν ἑκατέρωθεν γυναῖκες ἢ ὑπηρέται τινές ...	περὶ ἐμβρυουλκίας καὶ ἐμβρυοτομίας· Φιλουμένου. ... κατακλινέσθω τοίνυν ἐπὶ τῆς κλίνης ὑπτία καὶ μᾶλλον κατάῤῥοπος, τὰ δὲ σκέλη αὐτῆς ἐπηρμένα καὶ διεστηκότα ἀπ' ἀλλήλων καὶ ὑποκεκαμμένα διακρατείτωσαν γυναῖκες ἔμπειροι καὶ ἰσχυραὶ ἑκατέρωθεν ...

Der Arzt führt die Finger der linken Hand, nachdem er sie gesalbt, in den Muttermund ein und bringt bei Quer-, Steifs- oder Schulterlage die Frucht in eine gerade Richtung:

Cels. 317, 9:	Sor. 363, 15:	Paul. a. a. O..
Hac occasione usus (d. h. wenn der Muttermund geöffnet ist) *medicus unctae manus* (der linken; es folgt aus den folgenden Worten: *trahere autem*	τὴν εὐώνυμον χεῖρα ... συνηγμένων κατὰ κορυφὰς εἰς μύουρον τῶν δακτύλων καὶ λελιπασμένων καθιέναι, διεστῶτος τοῦ στομίου τῆς	τὴν εὐώνυμον χεῖρα συνηγμένην μετ' εὐρώστων δακτύλων λελιπασμένην καθιέναι πρὸς τὸ στόμα τῆς μήτρας καὶ διευρύνειν αὐτὸ, ἐλαιοχυ-

[1]) Aet. VII 73 (aus Demosthenes).

[2]) Cels. VII 29.

[3]) Paul. VI 74.

[4]) Aet. XVI 23.

[5]) Soran ed. Rose p. 362 ff.

dextra manus uncum; sinistra intus posita infantem ipsum) indicem digitum primum debet inserere atque ibi continere, donec iterum id os aperiatur rursusque alterum digitum demittere et per easdem occasiones alios, donec tota esse intus manus possit. . . . Medici vero propositum est, ut cum manu dirigat vel in caput vel etiam in pedes, si forte aliter compositus est. Ac si nihil aliud est, manus vel pes apprehensus, corpus rectius reddit . . .

ὑστέρας· εἰ δὲ μή, θλίψεσι καὶ συνεχέσιν ἐλαιοχυτήσεσι προαναχαλασθέντος. ἔπειτα πειρᾶσθαι τὸ παρεγκεκλικὸς εἰ δυνατὸν ἀπευθύνειν καὶ ζητεῖν τόπον εἰς κατάπαρσιν ἐμβρυουλκοῦ πρὸς τὸ μὴ ἐκπεσεῖν ῥᾳδίως.

τούμενον δὲ τοῦτο προσαναχαλᾶν καὶ ζητεῖν, ποῦ καταπαρτέον τὸν ἐμβρυουλκόν.

Hat der Arzt die Zange angelegt, so zieht er mit der rechten Hand, die linke dient zur Leitung der Frucht in der Gebärmutter. Ist die Frucht von Wasser aufgetrieben, so mufs er sie mit dem Zeigefinger durchbohren, damit sie nach Abflufs des Wassers zusammenfällt. Gefährlich ist es, wenn die Spitze des Hakens abgleitet und in den Muttermund gelangt:

Cels. 318, 1:

Trahere autem dextra manus uncum; sinistra intus posita infantem ipsum, simulque dirigere eum debet. Solet etiam evenire, ut is infans humore distendatur exque eo profluat foedi odoris sanies. Quod si tale est, indice digito corpus illud forandum est, ut effuso humore extenuetur.

p. 317, 34: *Nam, si compresso vulvae ore id tentatum est, non emittente eo, infans abrumpitur et*

Sor. 364, 12:

θερμῷ δὲ ἐλαίῳ προκεχλιασμένον τὸν ἐμβρυουλκὸν τῇ δεξιᾷ χειρὶ κατέχειν, τὴν καμπὴν δὲ αὐτοῦ τοῖς δακτύλοις ἐγκρύψαντα τῇ εὐωνύμῳ χειρὶ πρᾴως συνεισφέρειν καὶ καταπείρειν εἴς τινα τόπον ἄχρι κενεμβατήσεως ὡς εἰρήκαμεν. καταπείρειν δὲ καὶ ἀντίθετον τούτῳ δεύτερον, ὅπως ἰσόρροπος καὶ μὴ ἑτεροκλινὴς ὁ ἐπισπασμὸς ἐπιτελῆται καὶ διὰ τοῦτο τοῦ μέρους παρεγκλίνον-

Paul. 302:

Ἔπειτα τὸν ἐμβρυουλκὸν τῇ δεξιᾷ χειρὶ κατέχειν· τὴν καμπὴν δὲ αὐτοῦ τοῖς δακτύλοις ἐγκρύψαντα τῇ εὐωνύμῳ χειρὶ πρᾴως συνεισφέρειν καὶ καταπείρειν ἔν τινι τῶν εἰρημένων τόπων ἄχρι κενεμβατήσεως· καὶ ἀντίθετον τούτῳ δεύτερον, ὅπως ἰσόρροπος καὶ μὴ ἑτεροκλινὴς ὁ ἐπισπασμὸς ἐπιτελοῖτο.

Ist der Embryo von Wasser aufgetrieben, so empfiehlt Paulus (304 ff.)

unci acumen in ipsum os vulvae delubitur; sequiturque nervorum distentio et ingens periculum mortis.

τος σφήνωσιν ὑπομένῃ τὸ ἔμβρυον.

366, 7: ... εἰ μὲν ὑγροκέφαλον εἴη τὸ βρέφος, διαιρεῖν, ἵνα τοῦ ὑγροῦ κενωθέντος ἡ περιοχὴ συμπέσῃ τῆς κεφαλῆς ...

367, 3: εἰ δὲ μηδ' οὕτως ὑπείκοι, τὸ ἐπιγάστριον διαῤῥινᾶν, ὡσαύτως κἂν ὑδρωπικὸν ᾖ τὸ ἔμβρυον. κενωθέντος γὰρ τοῦ ὑγροῦ συμπίπτει πρὸς ἴσχνωσιν ἡ περιοχὴ τοῦ σώματος.

dasselbe Verfahren, mag der Kopf oder die Brust oder der Unterleib wasserhaltig sein.

Bei der Fufslage wird die Frucht leicht nach aufsen befördert. Wenn bei der Querlage die Wendung der Frucht auf den Kopf oder die Füfse nicht vorgenommen werden kann, so mufs sie zerstückelt werden, wobei man darauf zu achten hat, dafs der Kopf zuerst nach aufsen befördert wird, da er sonst leicht in die leere Gebärmutter zurückfällt.

Cel. 318, 8:

In pedes quoque conversus infans non difficulter extrahitur; quibus apprehensis per ipsas manus commode educitur.

318, 15: *Tum id agendum est, ut ante caput, deinde reliqua pars auferatur: quia fere, maiore parte extracta, caput in vacuam vulvam prolabitur extrahique sine summo periculo non potest.*

Sor. 368, 3:

Πολλάκις δὲ διὰ τὴν ἐπὶ πόδας ἄπειρον ὁλκὴν ἀποσπᾶται τὸ κεφάλιον καὶ δύσληπτόν ἐστι διὰ τὴν περιφέρειαν καὶ τὸ προσαναπρέχειν κατὰ τὴν εὐρυχωρίαν τῆς μήτρας.

Paul. Aeg. 306, 5:

Τῶν δὲ ἐπὶ πόδας φερομένων ἡ μὲν παρέγκλισις ῥᾳδίως ἀπευθύνεται πρὸς τὸ στόμα τῆς ὑστέρας ...... Τὰ δὲ πλάγια τῶν ἐμβρύων, εἰ μὲν ἀπευθύνοιντο, ταῖς εἰρημέναις χρῆσθαι μεθόδοις, εἰ δὲ μή, ἔνδον ὅλον αὐτὸ κατατέμνοντα κομίζεσθαι κατὰ μέρος, φυλαττόμενον μή τι τῶν μορίων αὐτοῦ διαλαθὸν ἔνδον καταλειφθείη.

Tritt der letztere Fall ein, so mufs ein kräftiger Mann, der zur linken Seite der Gebärenden steht, mit der einen Hand auf den Unterleib, mit der andern auf den Steifs drücken, um den Kopf der Frucht gegen den Muttermund zu bringen. Celsus drückt sich

ungenau aus (318, 18): *Si tamen id incidit, super ventrem mulieris duplici panniculo iniecto, valens homo, non imperitus, a sinistro latere eius debet assistere et super imum ventrem eius duas manus imponere alteraque alteram premere: quo fit, ut illud caput ad os vulvae compellatur; idque eadem ratione, quae supra posita est, unco extrahitur.* Genauer Soran nach Sostratos (368, 6): *Ὁπότε Σώστρατος μὲν ὡς ἐπὶ τῶν λίθων* (cf. Cels. VII 26 p. 308, 20f.) *εἰς τὴν ἕδραν καθεὶς τὸν τῆς εὐωνύμου χειρὸς δάκτυλον, τῇ δεξιᾷ δὲ πιέζων πειρᾶται τὸ κεφάλιον κατάγειν* . . . Soran verwirft dies Verfahren des Sostratos; er empfiehlt vielmehr, den Kopf mit der Hand in der Gebärmutter zu suchen, ihn bis an den Muttermund zu bringen und dann mit Hilfe der Zange herauszuschaffen. Bei der Steifslage endlich empfehlen beide (Cels. 318, 26 = Sor. 361) die Hinterbacken zurückzuschieben, den zunächst gelegenen Fufs aufzusuchen und daran die Frucht herauszuziehen.

Alle vier Autoren behandeln im Wesentlichen übereinstimmend die Honig-, Brei- und Fettgeschwülste: Cels. VII 6. Aet. XV 7 (nach Leonidas). Orib. IV 2 p. 3, 11 (nach Antyll) und Paulus VI 36 (ebenfalls nach Antyll). Da die Übereinstimmung zwischen Celsus einerseits und Leonidas-Antyll andererseits eine auffallend enge ist, so lasse ich die drei Massen in Gegenüberstellung folgen:

Celsus:

In hoc (sc. capite) multa variaque tubercula oriuntur; γάγγλια, μελικηρίδας, ἀθερώματα nominant; aliisque etiamnum vocabulis quaedam alii discernunt: quibus ego στεατώματα quoque adiciam. Quae quamvis et in cervice et in alis et in lateribus oriri solent, per se tamen non posui, cum omnia ista mediocres differentias habeant ac neque periculo terreant neque diverso genere curentur. Omnia vero ista et ex parvulo incipiunt et diu pauta-

Aetius XV 7:

Περὶ ἀθερωμάτων καὶ μελικηρίδων. Λεωνίδου,

Τὸ μὲν ἀθέρωμά ἐστιν ὄγκος ὁμόχρους, ἀνώδυνος, ἐν χιτῶνι νευρώδει περιέχων ἀργοῦ ὑγροῦ συλλογὴν, ἐοικότος τῇ λεγομένῃ ἀθήρᾳ[1] *τῇ ἐξ ἀλεύρου ἑψουμένου σκευαζομένῃ. ἐπὶ δέ τινων ἀθερωμάτων σπανίως εὑρίσκομεν σὺν τῷ ἀθερώδει ὑγρῷ καὶ ἕτερά τινα λιθιώδη καὶ σκληρὰ σώματα καὶ ἕτερα ὡς θείου ψήγματα, ἔσθ' ὅτε δὲ καὶ ὀρνίθων ὀσταρίοις μεμασημ-*

[1]) *ἀνθηρᾷ* W.

Paul. Aeg. VI 36 p. 177.

Vgl. Orib. IV 3 ff.

Τοῦ γένους ὄντα καὶ ταῦτα (στεάτ. ἀθερ. καὶ μελ.) τῶν ἀποστημάτων τούτῳ διαφέρουσιν, ὅτε τὰ μὲν ἰδίως ἀποστήματα καλούμενα φλεγμονώδη τέ εἰσι καὶ ἐπώδυνα καὶ δριμέος ὑγροῦ καὶ διαβρωτικοῦ περιεκτικὰ καὶ οὐκ ἐν ἰδίῳ ὑμένι περιέχονται ἤτοι χιτῶνι. Διαφέρουσι δὲ ἀλλήλων, ὅτι τὸ μὲν ἐν τῷ στεατώματι

timque increscunt, et tunica sua includuntur. Quaedam ex his dura ac renitentia, quaedam mollia cedentiaque sunt; quaedam spatio nudantur, quaedam tecta capillo suo permanent fereque sine dolore sunt. Quid intus habeant, ut coniectura praesagiri potest, sic ex toto cognosci, nisi cum eiecta sunt, non potest. Maxime tamen in iis, quae renituntur, aut lapillis quaedam similia, aut concreti confertique pili reperiuntur. In iis vero, quae cedunt, aut melli simile aliquid, aut tenui pulticulae aut quasi rasae cartilagini, aut carni hebeti et cruentae; quibus alii aliique colores esse consuerunt. Fereque ganglia renituntur; atheromati subest quasi tenuis pulticula; meliceridi liquidior humor; ideoque pressus circumfluit; steatomati pingue quiddam; idque latissime patere consuevit, resolvitque totam cutem superpositam sic, ut ea labet, cum in ceteris sit adstrictior.

μένοις ὅμοια· εὕρομεν δέ ποτε καὶ ὥσπερ τρίχας συμπεπλεγμένας τῷ[1]) ὑγρῷ παχυτάτῳ ὄντι. Φιλόξενος δέ φησί ποτε εὑρηκέναι ζῷα ἐν τῷ ὑγρῷ κώνωψι[2]) ἢ μυίαις μικραῖς ὅμοια· ὑποπίπτει δὲ ἐνίοτε τὰ τοιαῦτα σώματα τῇ ἁφῇ τῶν δακτύλων ἐν ταῖς σημειώσεσιν. Ἔστι δὲ καὶ τῷ σχήματι καὶ τῇ διαπλάσει ὁ ὄγκος τοῦ ἀθερώματος ὑπομήκης καὶ ὑπόπλατυς, τῇ παραπιέσει τῶν δακτύλων διὰ τὸ πάχος τοῦ ὑγροῦ βραδέως κοιλαινόμενος καὶ μετὰ τὴν ἄρσιν τῶν δακτύλων βραδέως συναγόμενος.

Ἡ δὲ μελικηρὶς νευρώδης ἐστὶ χιτὼν λεπτοῦ ὑγροῦ μελιτώδους περιεκτικὸς, ἀνώδυνος δὲ ὁμοίως. διαφέρει μὲν οὖν τοῦ ἀθερώματος σχήματι καὶ τῇ τοῦ ὑγροῦ συστάσει· τῷ μὲν σχήματι στρογγυλώτερός ἐστιν ὁ τῆς μελικηρίδος ὄγκος· τῇ δὲ συστάσει λεπτότερόν ἐστι τὸ ἐν αὐτῇ ὑγρόν· διὸ καὶ περιτέταται μᾶλλον ὁ ὄγκος. Καὶ ἐν τῷ παραπιεσμῷ τῶν δακτύλων τάχιστα μὲν εἴκει τὸ ὑγρὸν καὶ πάλιν μετὰ τὴν ἄρσιν τῶν δακτύλων τάχιστα συνάγεται.

περιεχόμενον προσφόρως τῇ ὀνομασίᾳ στέατι παραπλήσιόν ἐστι· τὸ δὲ ἐν τῷ ἀθερώματι τῇ ἀπὸ τοῦ σίτου ἀθήρᾳ· μέλιτι δὲ παρεοικὸς ὑγρὸν ἐν τῇ μελικηρίδι. Διαγνώσῃ δὲ αὐτὰ οὕτως· τὸ μὲν στεάτωμα σκληρότερόν ἐστι τῶν ἄλλων καὶ ἀντιμεθιστάμενον τῇ ἁφῇ καὶ τὴν βάσιν στενωτέραν ἔχον· ἡ δὲ μελικηρὶς ἁπτομένοις ὥσπερ τι σῶμα χαλαρὸν ὑποπίπτει καὶ βραδέως μὲν χεῖται, ταχέως δὲ αὖθις στρέφεται.

Aet. XV 8:

Περὶ στεατωμάτων.

Τὸ στεάτωμα πιμελή ἐστι παρὰ φύσιν ηὐξημένη κατὰ

[1]) Die Worte τῷ ὑγρῷ bis σώματα sind in W. am Rande nachgetragen. [2]) κωνω W.

τὴν τυπικὴν ἰδιότητα· ἔστι δὲ ὄγκος ὁμόχρους εὐαφὴς καὶ κατ' ἀρχὰς μὲν μικρός, χρόνῳ δὲ μεγεθύνεται. τὰ δὲ πολλὰ τῶν στεατωμάτων πλατύτερά εἰσι τῇ βάσει κατὰ τὴν περιφέρειαν· σπανίως δὲ εὑρίσκεται καὶ στενῇ μὲν τῇ βάσει κεχρημένα, κατὰ δὲ τὴν κορυφὴν πλατυνόμενα. διαφέρει δὲ τὸ στεάτωμα χοιράδος τῷ μαλακώτερον ὑποπίπτειν τῇ ἁφῇ· ὡσαύτως διαφέρει καὶ ἀθερώματος καὶ μελικηρίδος, ὅτι καὶ πλῆρές ἐστι καὶ ναστὸν καὶ μὴ κοιλαινόμενον κατὰ τὰς τῶν δακτύλων παραπιέσεις . . .

Die Bezeichnung der einen Geschwulstart (ἀθέρωμα) mit einem lokal gefärbten Worte[1]) enthält einen Fingerzeig für die Herkunft der Quelle: sie war ein alexandrinischer Chirurg. Da nun in der Beschreibung, die Leonidas, der älteste der pneumatischen Chirurgen, von diesen Geschwüren giebt, ausdrücklich Philoxenos als Quelle für eine Partie genannt wird, die sich mit Celsus deckt, da ferner dieser Arzt thatsächlich in Ägypten wirkte[2]) und endlich von Celsus in der Vorrede zum 7. Buch im Gegensatz zu Gorgias, Sostratos, Heron, die beiden Apollonii und Ammonios ὁ λιθοτόμος, denen er nur einzelne Erfindungen auf diesem Gebiete nachrühmt, als derjenige bezeichnet wird, welcher mit der gröfsten Sorgfalt die gesamte Chirurgie in mehreren Büchern bearbeitet hat[3]), so schliefse ich, das er die gesuchte Quelle des Celsus und Leonidas[4]) ist und

[1]) Schol. Orib. IV 527, 3: Ἀθήρωμα καλεῖσθαί φησιν (sc. Ἄντυλλος) ἀπὸ τοῦ τὸ περιεχόμενον ἐοικέναι τῇ παρὰ τοῖς Αἰγυπτίοις λεγομένῃ ἀθήρᾳ· ἕψημα δ' ἐστὶ γινόμενον παρ' αὐτοῖς ἐκ πυρίνου λευκοῦ ἀλεύρου.

[2]) Cels. VII praef. 262, 21.

[3]) Cels. a. a. O.: deinde, posteaqum diducta (sc. chirurgia) ab aliis habere professores suos coepit, in Aegypto quoque increvit, Philoxeno maxime auctore, qui pluribus voluminibus hanc partem diligentissime comprehendit.

[4]) Vermutet hatte ich es schon lange. Vgl. Herm. XXVI 342 A. 1. Übrigens stammt das Citat des Philoxenos bei Aet. XVI 42 auch aus Leonidas. Es ist sicher kein Zufall, dafs beide aus Alexandreia stammen (Gal. XIV 684).

dafs überall da, wo Celsus mit den späteren Chirurgen stimmt, Überreste seiner Doctrin vorliegen.

Eine erfreuliche Bestätigung für unser Resultat ist es, dafs der Autor, der nach unserer Beweisführung von der Quelle bereits verarbeitet sein mufs, Sostratos, thatsächlich von Philoxenos für chirurgische Zwecke verwertet ist. Die beweisende Stelle ist von dem lateinischen Übersetzer des Soran, Muscion erhalten (Soran ed. Rose p. 106) und es ist bezeichnend genug, dafs die Ansicht des Philoxenos ohne Namensnennung bei Paulus (VI 70, 293) wiederkehrt:

Muscion a. a. O.

Apollonius et Sostratus et Filoxenus adseverant in orificio matricis carnem quandam emergere et in tantum excrescere ut expleto orificio et collo matricis aliquando et foris hoc penetret.

Paul. Aeg. a. a. O. vgl. Aet. XVI 103.

Καὶ τὴν κέρκωσιν δὲ σαρκώδη ἔκφυσιν οὖσαν ἀπὸ στομίου τῆς μήτρας ἀναπληροῦσαν τὸ γυναικεῖον αἰδοῖον, ποτὲ δὲ καὶ εἰς τὰ ἔξω δίκην κέρκου προπίπτουσαν, παραπλησίως ἀφαιρετέον τῇ νύμφῃ.

Da er der jüngste der drei genannten Autoren ist [1]), so folgt, dafs er den Apollonios und Sostratos benützt hat. Dann darf aber auch mit derselben Bestimmtheit behauptet werden, dafs Celsus die Kenntnis dieser beiden Ärzte, die er in seiner Vorrede gewissermafsen als Quellenschriftsteller nennt und die er auch sonst citiert, ihm verdankt.

Die Untersuchung ist bisher geführt worden ohne Rücksicht auf die Frage, wem Aetius und Paulus Aegineta ihre chirurgischen Excerpte verdanken. Da ihre Werke völlig aus fremdem Material bestehen, so kommt es bei dieser Frage nicht auf die Entdeckung der älteren, sondern der jüngsten d. h. der directen Quellen an. Die Beantwortung derselben wird erst dann möglich sein, wenn von beiden Compilationen brauchbare Ausgaben vorliegen. Vom Tetrabiblon des Aetius [2]) giebt es überhaupt noch keine vollständige Originalausgabe. Bisher war nur die erste Hälfte des Werkes im griechischen Originale gedruckt, Venedig 1534 f.: erst neuerdings hat der Grieche A. G. Kastomiris in verdienstvoller Weise zunächst die Herausgabe der noch ungedruckten Bücher des Aetius begonnen, von denen bis jetzt das 12. Buch gedruckt vorliegt. Von Paulus [3])

---

1) Vgl. Susemihl, Gesch. d. griech. Lit in der Alexandrinerzeit II 445.

2) Über seine Zeit vgl. Sprengel, Gesch. d. Medicin II³ 277.

3) Paulus von Aegina gehört der Mitte des 7. Jh. an: vgl. Briau, Chirurgie de Paul d'Egine, Paris 1855 p. 19 f.

ist die editio princeps, Basel 1538, wenig brauchbar; in neuerer Zeit ist nur die Chirurgie (B. VI) von dem verdienstvollen französischen Gelehrten R. Briau herausgegeben.

Trotz der Schwierigkeiten, die einer Quellenuntersuchung des Aetius entgegenstehen, glaube ich die Analyse des letzten Buches seines *τετράβιβλον*, das eine Reihe von chirurgischen Fragen, wie die Entfernung der Nachgeburt, die Extraction des kindlichen Körpers, die Behandlung von Erkrankungen der Gebärmutter und der weiblichen Brüste und anderes mehr enthält, in befriedigender Weise lösen zu können. Ich füge sie meiner Darstellung bei, einmal um den Mitforschenden einen Wink zu geben, in welcher Richtung die Quellen dieses Compilators zu suchen sind, andrerseits um einem vielverkannten Arzte seine richtige Stellung in der medicinischen Litteratur anzuweisen.

Aetius steht in seiner schriftstellerischen Thätigkeit noch eine Stufe tiefer als Paulus[1]), insofern als er ganz stumpfsinnig mit Verzicht auf jede eigene Meinung nach Art des Oribasius einfach Excerpt an Excerpt reiht. Darin liegt aber gerade sein hoher Wert für uns: zahlreiche Excerpte aus den Werken älterer Ärzte sind nur von ihm erhalten. Zu Anfang seiner Compilation lesen wir eine kurze Quellenangabe: *Ἀετίου Ἀμιδηνοῦ σύνοψις τῶν τριῶν βιβλίων, Ὀριβασίου λέγω δὴ τοῦ πρὸς Ἰουλιανὸν καὶ τοῦ πρὸς Εὐστάθιον καὶ τοῦ πρὸς Εὐνάπιον καὶ τῶν θεραπευτικῶν βιβλίων Γαληνοῦ καὶ Ἀρχιγένους καὶ Ῥούφου καὶ ἑτέρων τῶν ἀρχαίων ἐπισήμων*. Ergänzt wird diese Angabe durch den Patriarchen Photios, der in seiner Bibliothek (c. 221 p. 177 a 7) eine kurze Inhaltsangabe der 16 Bücher des Amideners erhalten hat: *Ἀνεγνώσθη Ἀετίου Ἀμιδηνοῦ βιβλίον ἰατρικὸν ἐν λόγοις ιϛ'. ἔστι μὲν οὖν αὐτῷ πᾶσα ἡ πραγματεία συντεταγμένη ἔκ τε ὧν Ὀρειβάσιος πρὸς Ἰουλιανὸν ἔγραψε πρός τε Εὐστάθιον καὶ Εὐνάπιον, ἔτι δὲ καὶ ἐκ τῶν θεραπευτικῶν βιβλίων Γαληνοῦ καὶ μὴν καὶ Ἀρχιγένους καὶ Ῥούφου, ἔτι δὲ Διοσκουρίδου καὶ Ἡροδότου καὶ Σωρανοῦ Φιλαγρίου τε καὶ Φιλουμένου καὶ Ποσειδωνίου καὶ ἑτέρων τινῶν τῶν ἐπὶ τῇ τέχνῃ τῆς ἰατρικῆς*

[1]) Dieser betont ausdrücklich in seiner Vorrede (abgedruckt bei Briau 34 f.), dafs er sich seine eigene Meinung seinen Quellen gegenüber bewahrt habe. Bestätigt wird es durch Stellen wie VI 9 p. 108. 53 p. 238 B.

ὄνομα λιπόντων. Wollte man sich auf die Quellenangabe verlassen, so müfste man glauben, dafs er aufser Oribasius, den er natürlich selbst benützt hat, den Galen, Rufus, Archigenes und andere berühmte Ärzte selbst eingesehen habe. Dem widerspricht aber der Umstand, dafs er eine Reihe von Excerpten dieser Ärzte nach seinen eigenen Angaben nur aus späteren Compilationen[1]) kennt. Da die Autorenbeischriften im Aetius durchaus zuverlässig sind, so ist der Weg der Quellenuntersuchung für die einzelnen Bücher, sofern sie ein geschlossenes Ganze bilden, genau vorgeschrieben. Es kommt darauf an, mit ihrer Hilfe den compilierenden Schriftsteller zu ermitteln, die Zahl der von ihm benützten Autoren festzustellen und darnach den Umfang seiner Benützung zu bestimmen.

In dem 16. Buch, das die Krankheiten des weiblichen Geschlechts behandelt, finden sich die Beischriften von folgenden 9 Autoren: Asklepiades, Leonidas, Rufus, Soran, Archigenes, Galen, Aspasia, Philumenos und Philagrios. Dasjenige Werk, dem naturgemäfs die meisten Excerpte entlehnt sind, sind Sorans γυναικεῖα. Die nächstliegende Frage: hat Aetius den Soran selbst eingesehen oder verdankt er die Excerpte aus ihm einer späteren Quelle? läfst sich mit aller nur wünschenswerten Bestimmtheit beantworten.

Oribasius hat im 9. Buch seiner σύνοψις πρὸς Εὐστάθιον c. 45—56 (V 539 ff.) ein längeres Excerpt aus Philumenos erhalten, natürlich in starker Kürzung und mit möglichster Beschränkung auf die Therapie der einzelnen Erkrankungen, das sich vollständig mit den entsprechenden Capiteln des Aetius deckt:

1) Orib. V 539: περὶ ὑστερῶν πνιγός· ἐκ τῶν Φιλουμένου = Aet. XVI 68[2]).

2) Orib. V 540 f.: περὶ ῥοῦ γυναικείου = Aet. XVI 65 (aus Archigenes).

3) Orib. V 542: περὶ φλεγμονῆς ὑστέρας = Aet. XVI 83 (aus Philumenos).

4) Orib. V 543: περὶ τῶν ἐν μήτρᾳ ἀποστημάτων = Aet. XVI 85 (aus Archigenes).

5) Orib. V 543: περὶ τῶν ἐν μήτρᾳ ἑλκῶν = Aet. XVI 88 (aus Archigenes).

---

[1]) Vgl. Aet. V 116 (Herodot aus Philumenos), VIII 45 (Leonidas aus Philumenos), XI 4 (Archigenes aus Philagrios), VI 9 (Galen und Rufus aus Poseidonios).

[2]) Vgl. S. 92.

6) Orib. V 545: *περὶ τῶν ἐν μήτρᾳ καρκινωμάτων* = Aet. XVI 94 (aus Archigenes).

7) Orib. V 545: *πρὸς ῥαγάδας ἐν μήτρᾳ* = Aet. XVI 107.

8) Orib. V 546: *περὶ φίμου ἐν ὑστέρᾳ* = Aet. XVI 95.

9) Orib. V 546: *περὶ ἐμπνευματώσεως μήτρας* = Aet. XVI 78.

10) Orib. V 547: *περὶ προπτώσεως ὑστέρας* = Aet. XVI 76 (aus Soran).

Da Philumenos nicht nur von Oribasius als Quelle für das erste, sondern auch von Aetius als Quelle für das dritte Capitel des Oribasius gesichert ist, da er ferner Archigenesexcerpte[1]) nachweislich seinen Schriften einverleibt hat, so halte ich den Schlufs für berechtigt, dafs Oribasius die ganze Capitelfolge aus ihm entlehnt hat. Folglich hat er auch den Soran excerpiert; denn das letzte der angeführten Capitel, welches das Hervortreten der Gebärmutter behandelt, ist ein wörtliches Excerpt aus diesem Schriftsteller, wovon Jeden eine Gegenüberstellung der in Frage kommenden Partieen überzeugen wird:

Orib. 547:

Καταστέλλειν δὲ δεῖ τὴν προπεσοῦσαν ὑστέραν πρότερον κλύσμασι χρησάμενον πρὸς τὴν κομιδὴν τῶν σκυβάλων· ὡσαύτως δὲ καὶ εἰ ἐν κύστει περίττωμα συνειλεγμένον εἴη, καὶ τοῦτο διὰ καθετῆρος ἐκληπτέον. Εἶτα σχηματίζειν τὴν πάσχουσαν ἐπὶ κλίνης ὑπτίαν ἀνάῤῥοπον συνηγμένας ἔχουσαν τὰς ἰγνύας καὶ ἐν διαστάσει τὰ σκέλη, ἔπειτα λαβεῖν σύστρεμμα ἐρίου ἁπαλοῦ καὶ σχήματι καὶ πάχει ἀναλογοῦν τῷ κόλπῳ τῷ γυναικείῳ περιβάλλειν τε

Soran II 31, 375 R.

Εἰ μὲν οὖν σκύβαλα ἐν τῷ ἀπευθυσμένῳ παρακέοιτο, διὰ κλυστῆρος αὐτὰ κομιστέον ἁπλοῦ. ὡσαύτως δὲ εἰ ἐν κύστει περίττωμα εἴη, διὰ καθετῆρος αὐτὸ κομιστέον ... σχηματίζειν δὲ μετὰ τοῦτο τὴν κάμνουσαν ὑπτίαν ὑψηλότερα ἔχουσαν τὰ ἰσχία καὶ κάμψασαν τὰς ἰγνύας μετὰ τοῦ διεστάναι ἀπ' ἀλλήλων τὰ σκέλη. ἔπειτα ἐλαίῳ πολλῷ χλιαρῷ καταντλήσαντα τὸ προπεπτωκὸς τῆς μήτρας ἐπὶ πολὺ καὶ ποιήσαντα σύστρεμμα ἐξ ἐρίου

Aet. XVI 76:

Περὶ προπτώσεως ὑστέρας, τοῦ αὐτοῦ (sc. *Σωρανοῦ*)[1]).

..... *εἰ μὲν οὖν σκύβαλα ἐν τῷ ἀπευθυσμένῳ παράκειται, διὰ κλυστῆρος αὐτὰ κομιστέον· ὡσαύτως δὲ καὶ εἰ ἐν κύστει περίττωμα εἴη, διὰ καθετῆρος αὐτὸ κομιστέον ... σχηματίζειν δὲ μετὰ τοῦτο τὴν κάμνουσαν ὑπτίαν ὑψηλότερα ἔχουσαν τὰ ἰσχία καὶ κάμψασαν τὰς ἰγνύας μετὰ τοῦ διεστάναι ἀπ' ἀλλήλων*[2]) *τὰ σκέλη· ἔπειτα ἐλαίῳ πολλῷ καταντλήσαντας*[3]) *χλιαρῷ τὸ προ-*

[1]) *Σωρανοῦ* im Text von P. [2]) *ἀλλήλων* P. [3]) *καταντλήσαντες* P.

[1]) Vgl. S. 35 f. 92 f.

λεπτῷ ὀθονίῳ καὶ καταβάπτειν εἰς χύλισμα ὑποκιστίδος ἢ ἀκακίας οἴνῳ διειμένον προστιθέναι τε τῇ ὑστέρᾳ καὶ δίχα βίας ἀναβιβάζειν πᾶν τὸ προπεπτωκός, ἄχρις οὗ ὁ ὄγκος ὅλος ἐν τῷ κόλπῳ γένηται καὶ σκεπάζειν ἔξωθεν σπόγγῳ τὸ ἦτρον ἀποτεθλιμμένῳ ἐξ ὀξυκράτου κατακλίνειν τε τὴν ἄνθρωπον ἐκτεταμένα καὶ συνηρμοσμένα ἔχουσαν ἀλλήλοις τὰ σκέλη ἢ τὸ ἕτερον κατὰ τοῦ ἑτέρου κείμενον. Μετὰ δὲ τοῦτο σικύας παραληπτέον μετὰ φλογὸς πλείονος ἄνω πρὸς ὀμφαλὸν κατὰ ἑκατέραν λαγόνα. Τῇ δὲ τρίτῃ τῶν ἡμερῶν, ἐγκειμένου τοῦ ἐρίου, ἐγκαθιζέτω ἡ γυνὴ εἰς οἶνον μέλανα, αὐστηρὸν ποσῶς κεχλιασμένον ἢ εἰς ἀφέψημα βάτου ἢ μυρσίνης ἢ σιδίων. Μετὰ δὲ ταῦτα τὸ μὲν ἐγκείμενον ἔριον αἰρέσθω, ἕτερον δὲ ἐντιθέσθω τῷ αὐτῷ νενοτισμένον φαρμάκῳ καταπλάσματά τε ἔξωθεν ἐπιῤῥιπτέσθω κατὰ τοῦ ὑπογαστρίου τὰ διὰ φοινίκων καὶ ἀλφίτων ἢ φακῆς ἢ σιδίων· διὰ τρίτης τε πάλιν τὰ αὐτὰ γινέσθω μέχρι πεῖσμα βέβαιον λάβωμεν περὶ τοῦ μένειν τὰ κατεσταλμένα σώματα.

σχήματι καὶ πάχει ἀναλογοῦν τῷ γυναικείῳ κόλπῳ περιβάλλειν ἔξωθεν τὸ σύστρεμμα τοῦ ἐρίου ἰσχνοτάτῳ καὶ καθαρῷ ὀθονίῳ κἄπειτα καταβάπτειν ταχέως εἰς ὀξύκρατον ... εἰς χυλὸν ἀκακίας ἢ ὑποκιστίδος οἴνῳ διειμένης καὶ προστιθέναι τῇ ὑστέρᾳ καὶ διαβιβάζειν πᾶν τὸ προπεπτωκὸς ἠρέμα ἀναθλίβοντα, ἄχρις οὗ ἡ μήτρα ἐπὶ τὸν ἴδιον τόπον ἀναχωρήσῃ καὶ ὁ τοῦ ἐρίου ὄγκος ὅλος ἐν τῷ κόλπῳ γένηται, τοῦτ᾽ ἔστιν ἐν τῷ αἰδοίῳ. εἶτα ἔρια ἔξωθεν ἐπιτιθέναι οἴνῳ στύφοντι βεβρεγμένα ἢ καὶ σκέπειν τὸ ἦτρον ὅλον σπόγγῳ καὶ ἐρίοις ἐξ ὀξυκράτου τεθλιμμένοις . . . ἐκτείνειν τε τὰ σκέλη τῆς γυναικός, ὥστε τὸ ἕτερον τῷ ἑτέρῳ ἐπικεῖσθαι. μετὰ δὲ τοῦτο σικύας προσβλητέον μετὰ φλογὸς πλείονος πρὸς ὀμφαλὸν καὶ καθ᾽ ἑκατέραν λαγόνα ... τῇ δὲ τρίτῃ τῶν ἡμερῶν ἐγκειμένου τῷ κόλπῳ τοῦ ἐρίου ἐγκαθιζέτω ἡ γυνὴ εἰς οἶνον μέλανα αὐστηρὸν κεχλιασμένον ποσῶς ἢ εἰς ἀφέψημα βάτου ἢ μυρσίνης ἢ σχίνου ἢ σιδίων. μετὰ δὲ τὸ ἐγκάθισμα κατακλιθείσης αὐτῆς ὑπτίας ἀναῤῥόπου ὡς ὑψηλότερα

πεπτωκὸς τῆς μήτρας ἐπὶ πολὺ καὶ ποιήσαντας[1] σύστρεμμα[2] ἐξ ἐρίου σχήματι καὶ πάχει ἀναλογοῦν τῷ γυναικείῳ κόλπῳ, περιβάλλειν[3] ἔξωθεν τὸ σύστρεμμα τοῦ ἐρίου ἰσχνοτάτῳ[4] καὶ καθαρωτάτῳ ὀθονίῳ· κἄπειτα καταβάπτειν εἰς χυλὸν ἀκακίας ἢ ὑποκυστίδος οἴνῳ διειμένης[5] καὶ προστιθέναι τῇ ὑστέρᾳ καὶ διαβιβάζειν πᾶν τὸ προπεπτωκὸς ἠρέμα ἀναθλίβοντας, ἄχρις οὗ ἡ μήτρα ἐπὶ τὸν ἴδιον τόπον ἀναχωρῇ καὶ ὁ τοῦ ἐρίου ὄγκος ἐν τῷ κόλπῳ γένηται, τοῦτ᾽ ἔστιν ἐν τῷ αἰδοίῳ. εἶτα ἔρια ἔξωθεν ἐπιτιθέναι οἴνῳ στύφοντι βεβρεγμένα, εἶτα σκέπειν τὸ ἦτρον ὅλον σπόγγῳ ἢ ἐρίοις ὀξυκράτῳ βεβρεγμένοις[6] καὶ ἐπιδεσμεῖν ἐκτείνειν τε τὰ σκέλη τῆς γυναικός, ὥστε τὸ ἕτερον ⟨τῷ⟩[7] ἑτέρῳ ἐπικεῖσθαι. Μετὰ δὲ τοῦτο σικύας προσβλητέον μετὰ φλογὸς[8] πλείονος πρὸς ὀμφαλὸν καθ᾽ ἑκατέραν λαγόνα καὶ ὀσφραντὰ ταῖς ῥισὶν εὐώδη συνεχῶς προσενεκτέον· τῇ δὲ τρίτῃ τῶν ἡμερῶν ἐγκειμένου τῷ κόλπῳ τοῦ ἐρίου, ἐγκαθιζέτω ἡ γυνὴ εἰς οἶνον μέλανα αὐ-

---

1) ποιήσαντες P. 2) σύστρεμμα am Rande von W. nachgetragen. 3) περιβαλεῖν W. 4) ἰσοτάτῳ P. W. 5) διημένης W. διημένων P. 6) τεθλιμμένοις P. und am Rande von W. 7) Wil. 8) φορεῖν W.

ἔχειν τὰ πρὸς τοῖς ἰσχίοις, τὸ μὲν ἐγκείμενον ἔριον ἐξαιρείσθω, ἕτερον δὲ ἐντιθέσθω βεβρεγμένον τῷ αὐτῷ φαρμάκῳ. καταπλαττέσθω δὲ τὸ ἐπιγάστριον φοίνιξιν, ἀλφίτοις, σιδίοις, φακῷ μετ' ὀξυμέλιτος· καὶ διὰ τρίτης πάλιν τὰ αὐτὰ γιγνέσθω μέχρι παντελοῦς θεραπείας.

στηρὸν κεχλιασμένον ποσῶς ἢ εἰς ἀφέψημα βάτου ἢ μυρσίνης ἢ σχίνου ἢ σιδίων. Μετὰ δὲ τὸ ἐγκάθισμα κατακλιθείσης αὐτῆς ὑπτίας ἀναρρόπου[1]) ὡς ὑψηλότερα ἔχειν τὰ πρὸς τοῖς ἰσχίοις, τὸ μὲν ἐγκείμενον ἔριον ἐξαιρείσθω[2]), ἕτερον δὲ ἐντιθέσθω βεβρεγμένον τῷ αὐτῷ φαρμάκῳ· καταπλασσέσθω δὲ τὸ ἐπιγάστριον φοίνιξιν, ἀλφίτοις, σιδίοις, φακῷ μετ' ὀξυμέλιτος. καὶ διὰ τρίτης ⟨τὰ⟩[3]) αὐτὰ γιγνέσθω μέχρι παντελοῦς ἀποθεραπείας.

[1]) ἀναρρόπου P. W. am Rande. [2]) ἐξαίρετος W. [3]) fehlt in P. W.

Wann lebte Philumenos? Wollten wir den modernen Historikern der Medicin Glauben schenken, so würden wir mit unserm Resultat in einen unlösbaren Widerspruch geraten. Die moderne Forschung setzt ihn in das 1. Jh. n. Ch., wenigstens schreibt dies völlig willkürlich immer ein Historiker der Medicin dem andern nach, trotzdem nicht einmal die Spur eines Zeugnisses dafür vorhanden ist[1]). Caelius Aurelianus d. h. Soran kennt ihn nicht, trotzdem Philumenos Methodiker gewesen sein soll; Galen ebensowenig. Ist das Zufall? Bei der ausgezeichneten Überlieferung, die wir gerade von der methodischen Schule besitzen, ist es ganz unwahrscheinlich, dafs er von unsern verschiedenen Quellen für diese Schule gleicherweise nur aus Versehen nicht erwähnt sein sollte. Wir halten uns an die Überlieferung. Darnach war er jünger als Archigenes und Soran und älter als Oribasius (4. Jh.), der ihn zuerst erwähnt; vielleicht gestattet das Schweigen des Galen über ihn eine weitere Einschränkung seiner Lebenszeit, so dafs wir mit ihm ins

[1]) Th. Puschmann, Nachträge zu Alexander von Tralles, Berl. Studien für klass. Philologie Bd. V Heft 2 S. 13. S. Sepp a. a. O. 121. Sprengel, Gesch. d. griech. Arz. II³ 46.

3. Jh. kämen. Philumenos war ein Compilator in der Weise der späteren Sammelschriftsteller. Archigenes, Soran, Herodot[1]) sind schon von ihm excerpiert; vermutlich aber auch die übrigen der von Aetius im 16. B. erwähnten Arzte mit der einzigen Ausnahme des Philagrios. Der Titel des von Aetius benutzten Werkes ist uns von dem Scholiasten zu Oribasius III 681, 10 erhalten: *Ἰστέον ὅτι ὁ μὲν Σωρανὸς ἐν τοῖς Γυναικείοις διὰ τὸ σκληρὸν καὶ δυσκίνητον μύλην ἢ μύλον ὀνομάζεσθαί φησιν· ὁ δὲ Φιλούμενος ἐν τῷ β' τῶν Γυναικείων λέγει ὅτι τινὲς ἱστοροῦνται κατὰ τὸ σπάνιον τῶν ἐκβεβρωμένην ἐσχηκυιῶν τὴν ὑστέραν ἐπεῤῥωμένου τοῦ λοιποῦ σώματος*.... Seine Abängigkeit von Soran documentiert sich im Titel und, wie es scheint, auch in der Bücherzahl: seine *Γυναικεῖα* bestanden wie die des Soran aus 2 Büchern. Nach unserer Überlieferung war es das letzte und abschliefsende Werk auf diesem Gebiet; daher der Zuspruch der folgenden Generationen zu ihm.

---

[1]) Vgl. Aet. V 116. Wenn an dieser Stelle ein Excerpt über die Behandlung der Schlaflosigkeit bei Fiebernden mit der Überschrift steht: *ἐκ τῶν Ἡροδότου καὶ Φιλουμένου*, so besagt das nach der Methode der späteren Compilatoren, dafs Philumenos den Herodot ausgeschrieben hat und nicht, wie Sepp a. a. O. 121 geschlossen hat, dafs Herodot der Compilator war.

II. Teil.

SYSTEM DER PNEUMATISCHEN SCHULE.

Eine erschöpfende Darstellung der Lehren der pneumatischen Schule ist bei der Lückenhaftigkeit und Unzulänglichkeit des vorhandenen Materials unmöglich. Der Stifter der Schule und Archigenes sind die einzigen, über deren System wir genauer unterrichtet sind. Dagegen fehlt es uns vollständig an Mitteln, die Änderungen und Bereicherungen, welche das System des Athenaios durch seine Schüler erfahren hat, Schritt für Schritt zu verfolgen. Das eine gilt von allen, dafs sie bald mehr, bald weniger zum Eklekticismus hinneigten. Ich begnüge mich deshalb mit einer Darstellung des Systems des Athenaios und Archigenes mit steter Rücksichtnahme auf die Lehren der übrigen Pneumatiker.

1.

Physiologie.

Athenaios unterschied fünf Disciplinen der Arzneikunde [1]): Physiologie (*φυσιολογικόν*), Pathologie (*παθογνωμονικόν*), Diätetik (*διαιτητικόν*), Materia medica (*ὑλικόν*) und Therapeutik (*θεραπευτικόν*). Mit Recht nimmt in seinem System die Physiologie in der Stufenreihe der medicinischen Disciplinen die oberste Stelle ein, da sie die wichtigste derselben ist. Ihr verdankt die pneumatische Schule die Geschlossenheit ihres Systems, durch welche sie sich

---

[1]) Vgl. Gal. XIV 689. XIX def. 11 p. 351, 12. Vgl. S. 67 A. 1. Die Semiotik wollte er als besonderen Zweig der Arzneikunde nicht gelten lassen, wenn er auch ihre Berechtigung als Teil der Therapie anerkannte. Dafür betonte er den Wert der materia medica (XIV 689).

vorteilhaft von der der Methodiker und Empiriker unterscheidet: ihre pathologischen Principien, ihre therapeutischen Grundsätze lassen sich nur aus den physiologischen Grundanschauungen ihres Systems verstehen.

Mit grofser Ausführlichkeit behandelte Athenaios in seiner Physiologie die Lehre von den Elementen, vom Pneuma, von der *εὐκρασία* und die Entwicklungslehre. Die verstreuten Bruchstücke, die von diesen Theorien des Athenaios erhalten sind, haben die moderne Forschung auf die grofse Übereinstimmung seiner Physiologie mit der der Stoa aufmerksam gemacht [1]): es ist daraus mit Recht geschlossen worden, dafs sie „mit Bewufstsein von den ausgebildeten Grundsätzen der stoischen Naturphilosophie abhängig ist“. Diese Annahme, die sich bei genauerer Betrachtung seines Systems mit unabweislicher Notwendigkeit aufdrängt, wird gestützt durch das unanfechtbare Zeugnis des Galen, der ausdrücklich die Stoa als Quelle ihrer Lehren bezeichnet [2]): *ἀρέσκονται γὰρ οὗτοι πάντες οἱ πνευματικοὶ καλούμενοι τοῖς ἀπὸ τῆς στοᾶς δόγμασιν, ὥστ' ἐπεὶ Χρύσιππος αὐτοὺς εἴθισεν ἀμφισβητεῖν περὶ τῶν κατὰ τὴν φιλοσοφίαν ὀνομάτων οὐδ' αὐτοὶ περὶ τῶν κατὰ τὴν ἰατρικὴν ταῦτα ποιεῖν ὀκνοῦσι* und genauer den Chrysipp als Stifter dieser Schule hinstellt [3]): *πολὺ δὲ τοῦτ' ἔστι παρὰ τῷ προπάππῳ τῆς αἱρέσεως αὐτῶν Χρυσίππῳ.* Derselbe Galen bezeugt, dafs sich ihre Abhängigkeit von der Stoa nicht nur in ihren Lehren, sondern sogar in der ganzen Art ihrer Darstellung zeige. Wer die Darstellungsweise eines Chrysipp kennt, wird in der That durch die unreine Sprache der Pneumatiker, ihre dunkle und unklare Ausdrucksweise [4]), ihre grofse Unterscheidungssucht [5]) und ihre dialektischen Spitzfindigkeiten und Wortklaubereien [6]) lebhaft an dieselbe erinnert.

---

[1]) Sprengel, Gesch. der Medicin im Altertum II³ 96. Siebeck, Gesch. der Psychologie II 145.

[2]) Gal. VIII 642. vgl. I 523. [3]) Gal. VIII 631. vgl. I 456.

[4]) Dies gilt insbesondere für Archigenes Schrift *περὶ σφυγμῶν*: Gal. VIII 578 f. 647. 650. 932 f., aber auch für Athenaios: I 465.

[5]) Man denke nur an die Fieber- und Pulslehre dieser Schule sowie an die Theorie des Archigenes von den verschiedenen Arten der Schmerzempfindungen (Gal. VIII 86. 90. 110).

[6]) Vgl. Gal. I 460 f. Gal. IV 610 tadelt die *ἐπιστημονικαὶ ἀποδείξεις* des Athenaios.

Die Physiologie des Athenaios beruht auf der dynamisch-materialistischen Weltanschauung der Stoa. Einerseits acceptierte er ihre Annahme, dafs nur das Körperliche wirklich sei[1]), andrerseits nahm er ihre Lehre vom Pneuma auf, wahrscheinlich in der Gestalt, wie sie von Chrysipp entwickelt war[2]). In seiner Elementenlehre[3]) ging er mit ihnen von der Annahme aus, dafs aus dem eigenschaftslosen Stoff, der ungeworden und unvergänglich ist, sich durch Einwirkung der Qualitäten die Elemente bilden[4]). Er fafste aber nicht die Elemente, sondern die Qualitäten (*ποιότητες*), die für sie kennzeichnend sind: das Warme, Kalte, Trockene, Feuchte als die Grundbestandteile (*στοιχεῖα*)[5]) der Lebewesen und der gesamten Arzneikunde auf[6]). Er wählte diese Bezeichnung, weil er dann sagen

---

[1]) Zum Beweise dafür genügt es auf die Thatsache zu verweisen, dafs er das Warme, Kalte, Feuchte, Trockene für Körper ausgab (Gal. I 457).

[2]) Vgl. Gal. XIV 698: *κατὰ δὲ τὸν Ἀθήναιον στοιχεῖα ἀνθρώπου οὐ τὰ τέσσαρα πρῶτα σώματα, πῦρ καὶ ἀὴρ καὶ ὕδωρ καὶ γῆ, ἀλλ' αἱ ποιότητες αὐτῶν, τὸ θερμὸν καὶ τὸ ψυχρὸν καὶ τὸ ξηρὸν καὶ τὸ ὑγρὸν, ὧν δύο μὲν τὰ ποιητικὰ αἴτια ὑποτίθεται, τὸ θερμὸν καὶ τὸ ψυχρόν, δύο δὲ τὰ ὑλικὰ, τὸ ξηρὸν καὶ τὸ ὑγρὸν, καὶ πέμπτον παρεισάγει κατὰ τοὺς Στωϊκοὺς τὸ διῆκον διὰ πάντων πνεῦμα, ὑφ' οὗ τὰ πάντα συνέχεσθαι καὶ διοικεῖσθαι.* XIV 699: *οἱ δὲ περὶ Ἀθήναιον καὶ Ἀρχιγένην μόνῳ τῷ διήκοντι δι' αὐτῶν πνεύματι καὶ τὰ φυσικὰ συνεστάναι τε καὶ διοικεῖσθαι καὶ τὰ νοσήματα πάντα, τούτου πρωτοπαθοῦντος, γίνεσθαι ἀπεφήναντο, ὅθεν καὶ πνευματικοὶ χρηματίζουσι.* Übrigens verdankt Galen die Kenntnis der stoischen Pneumalehre zum nicht geringen Teil den Pneumatikern: vgl. dagegen Stein a. a. O. 102 A. 175.

[3]) Seine Hauptquelle war die Schrift des Chrysipp *περὶ οὐσίας*: Gal. I 486. 488. Über die Elemente handelte Chrysipp auch im 1. Buch seiner Physik (Diog. Laert. VII 136).

[4]) Gal. I 469.

[5]) Seine Definition von *στοιχεῖον* (Gal. XIX 356) ist durchaus stoisch. Vgl. Diog. Laert. VII 136. Hirzel, Untersuchungen zu Ciceros philos. Schriften II[1] 769.

[6]) Gal. I 457: *καθάπερ καὶ Ἀθήναιος ὁ Ἀτταλεύς, ἅμα μὲν τιθέμενος στοιχεῖα τοῦ ἀνθρώπου τὸ θερμὸν καὶ τὸ ψυχρὸν καὶ τὸ ξηρὸν καὶ τὸ ὑγρὸν, ἅμα δ' ἐναργῆ φάσκων εἶναι τὰ στοιχεῖα καὶ μηδεμιᾶς ἀποδείξεως δεῖσθαι, καὶ ποτὲ μὲν ὀνομάζων αὐτὰ ποιότητας τε καὶ δυνάμεις, ἐνίοτε δὲ συγχωρῶν σώμαθ' ὑπάρχειν, εἶτα δεδιὼς ὕδωρ καὶ ἀέρα καὶ πῦρ καὶ γῆν ὁμολογῆσαι.* I 459: *ἀλλ' ἴσως φήσουσιν οἱ ἀπ' Ἀθηναίου, μηδ' αὐτοὶ περί γε τούτων αὐτῶν ἀποφαίνεσθαι μηδέν· ἐπέκεινα γὰρ εἶναι τῆς ἰατρικῆς τέχνης· ἀρκεῖν δ' αὐτοῖς τὸ θερμὸν καὶ τὸ ψυχρὸν καὶ τὸ ξηρὸν καὶ ὑγρὸν, ἃ κἂν τοῖς ζῴοις ἐναργῶς δεῖξαι δύνανται, στοιχεῖα καὶ τῶν σωμάτων ὑποθέσθαι*

konnte, „dies ist nicht hypothetisch wie *πῦρ, ἀήρ* und bedarf nicht eines Beweises wie *φλέγμα, χολή,* sondern ist *ἐναργής* d. h. es ist

---

καὶ τῆς ὕλης ἰατρικῆς. τὸ μὲν οὖν ὥσπερ ζῴου καὶ τῆς ἰατρικῆς ὑποθέσθαι στοιχεῖα τὸ θερμὸν καὶ τὸ ψυχρὸν καὶ τὸ ξηρὸν καὶ τὸ ὑγρὸν ὅσης ἀλογίας ἔχεται, τί ἂν ἐγὼ νῦν ἐπεξίοιμι; κεκωμῴδηται γὰρ ὑπὸ πολλῶν ἤδη τὸ δόγμα καὶ ψόγον καὶ γέλωτα οὐ σμικρόν, ἔτι τε πρὸς τούτοις ἀπιστίαν οὐκ ὀλίγην τῷ παλαιῷ προσετρίψατο λόγῳ ... Vgl. XIV 698. X 462. XIX def. 31 p. 356, 4. In der Lehre des Athenaios von den Elementen sind es zwei Punkte, die den Widerspruch des Galen herausgefordert haben, weil er seine Lehre mifsverstanden hat: 1. Die Annahme, dafs die Elementarqualitäten die *στοιχεῖα* seien und 2. die Behauptung, dafs sie so deutlich in die Sinne fallen, dafs sie keines Beweises bedürfen. Die Widerlegung derselben füllt die zweite Hälfte des 1. Buches seiner Schrift: *περὶ τῶν καθ' Ἱπποκράτην στοιχείων* (I 457—486). Sie knüpft an ein Gespräch an, das er im Alter von 19 Jahren mit einem Anhänger dieser Schule geführt haben will (I 460, 15—465, 2). Aus diesem Gespräch ergiebt sich, dafs die Pneumatiker in ähnlicher Weise wie die Stoa und in offenbarer Abhängigkeit von ihr eine dreifache Bedeutung der Begriffe *θερμόν, ὑγρόν* u. s. w. unterschieden: im absoluten Sinne die Qualität, in einem andern die vier Elemente, in einem dritten jeden Stoff, in dem diese Qualität vorherrscht (I 464. Vgl. die stoische Definition des Begriffs *στοιχεῖον*: Stob. Ecl. I 312 f. Diels Doxog. 458). Den Hauptwiderspruch des Athenaios findet er in seiner Behauptung, dafs Wärme, Kälte u. s. w. als die *στοιχεῖα* von den vier Elementen verschieden seien (465). Die Widerlegung derselben zerfällt in drei Teile: zuerst wird nachgewiesen, dafs die Bestimmungen des Athenaios über das *στοιχεῖον* folgerichtig auf die vier Elemente führen (465—473) und dafs die Qualitäten nicht die *στοιχεῖα*, sondern die *ἀρχαί* (vgl. Zeller III 327 A. 1) der Körper seien (470). Darnach wird auf Grund der peripatetisch-stoischen Lehre von der Umwandlung des Stoffes (437 f. vgl. Zeller IV 179 A. 3. Gal. II 4) ihre Behauptung widerlegt. Dafs diese Lehre von der *ἀλλοίωσις* und *ῥύσις* auch pneumatisch ist, geht aus Galens eigenen Worten klar und deutlich hervor (486, 3): *ἐμοὶ μὲν γὰρ καὶ θαυμάζειν ἐπέρχεται τὴν Ἀθηναίου γνώμην, μήτε ταῦτα τὰ νῦν εἰρημένα μηθ' ὅσα προσέθηκεν Ἀριστοτέλης τε καὶ Χρύσιππος εἰπόντος, ἀλλ' ἀξιοῦντος ἐναργῆ τὰ στοιχεῖα χωρὶς ἀποδείξεως λαμβάνεσθαι. καίτοι γε ἐν οἷς αὐτὸς ἀντεῖπεν Ἀσκληπιάδῃ, μέμνηταί πως καὶ τούτων* (sc. der vorhergehenden Gesichtspunkte), *οὐχ ἁπάντων μὲν ἀκριβῶς οὐδὲ ἀγωνιστικῶς οὐδὲ τάξει καὶ μεθόδῳ λογικῇ χρώμενος τῆς ἀντιλογίας· ὅμως δ' οὖν μέμνηται, ταράττων ἀτάκτως αὐτόν.* Die Widerlegung schliefst (c. 8. 9 p. 476) mit dem Nachweis, dafs Hippokrates sich in der Bezeichnung der vier Grundelemente und der für sie bezeichnenden Qualitäten allerdings nicht gleich bleibe, dafs er aber unter den *ποιότητες* immer den Stoff, dem die Qualität zukommt, versteht: die *ποιότητες* an sich sind für ihn die *ἀρχαί*, unter *στοιχεῖα* versteht er Feuer, Wasser, Luft und Erde.

sinnfällig"[1]). Eine Erklärung für seine Abweichung von der landläufigen Auffassung der vier Elemente als στοιχεῖα erhalten wir durch seine Definition des στοιχεῖον, unter dem er nicht das allen Körpern gemeinsame, sondern nur das, was den belebten Körpern eigentümlich ist, verstanden wissen wollte[2]). Diese Qualitäten als die ursprünglichsten, einfachsten und kleinsten sind es, aus denen der menschliche Leib besteht und in die er sich wieder auflöst[3]): ihre Ursprünglichkeit wird dadurch bewiesen, dafs sie rein und ohne Zuthat in unserer Erfahrung vorkommen und dafs sich kein anderer Körper aus ihnen ausscheiden läfst[4]). Durch die Mischung dieser

---

[1]) Gal. I 457. 458. 460. 486. Die richtige Auffassung von den pneumatischen στοιχεῖα verdanke ich Prof. v. Wilamowitz. Die Elemente des Athenaios sind in Wirklichkeit gar keine 'Qualitäten', wie Galen will, sondern es sind 'das Warme, Feuchte' u. s. w. Er benannte also die 4 Arten, in welche sich die Materie trennt, nach der für sie bezeichnenden Qualität.

[2]) Gal. I 465, 4: ἐθαύμαζον δὲ, πῶς οὐκ αἰσθάνεται συγχέων ἑαυτὸν ὁ Ἀθήναιος, ὃς θερμὸν μὲν καὶ ψυχρὸν καὶ ξηρὸν καὶ ὑγρὸν ὀνομάζειν ἐπιχειρεῖ, ἀπαξιοῖ δὲ πῦρ εἰπεῖν καὶ γῆν καὶ ἀέρα καὶ ὕδωρ. ναί φησι· „τὰ γὰρ προσεχῆ τῶν ζῴων λαμβάνω, οὐχὶ τὰ κοινὰ πάντων σωμάτων στοιχεῖα". καλοῦσι δὲ προσεχῆ τὰ οἷον ἴδια καὶ μηδενὸς ἄλλου τῶν ἁπάντων. Dafs übrigens diese Ersetzung der Elemente durch die Elementarqualitäten nicht erst von Athenaios herrührt, bezeugt Gal. XIX 356, 6: καὶ Ἀθήναιος ὁ Ἀτταλεὺς ἐν τῷ τρίτῳ βιβλίῳ φησὶν οὕτως· „στοιχεῖα τῆς ἰατρικῆς ἐστι, καθάπερ τινὲς τῶν ἀρχαίων ὑπέλαβον, τὸ θερμὸν καὶ τὸ ψυχρὸν καὶ τὸ ὑγρὸν καὶ τὸ ξηρὸν, ἐξ ὧν πρώτων φαινομένων καὶ ἁπλουστάτων καὶ ἐλαχίστων ὁ ἄνθρωπος συνέστηκε καὶ εἰς ἃ ἔσχατα φαινόμενα καὶ ἁπλούστατα καὶ ἐλάχιστα τὴν ἀνάλυσιν λαμβάνει." Diese Theorie stellt sich als ein Compromifs dar zwischen der Stoa und den älteren Ärzten. Die Quelle, auf welche sie in letzter Linie zurückgeht, mögen Ärzte wie Diokles, Mnesitheos, Dieuches gewesen sein (Gal. X 462). Vgl. die eigenartige Lehre des Krotoniaten Hippon, der die Feuchtigkeit als das Lebensprincip hingestellt hatte in Diels Anonymi Londinensis ex Arist. iatricis Menoniis eclogae Suppl. Arist. III, 1 p. 17, 1. Dafs sie schon vor Aristoteles ihre Vertreter gehabt haben mufs, beweist Arist. part. anim. II 1, 646a 16. Plat. symp. 186 D. 187 D. Der Vermittler derselben für Athenaios ist Chrysipp (Gal. I 486). Vgl. Stein a. a. O. 132 A. 175. 252.

[3]) Gal. XIX 356.

[4]) Gal. I 471, 1: τὸ δὲ διὰ τοῦτο δεδιέναι ταῦθ' ὁμολογεῖν εἶναι στοιχεῖα, διότι μήτ' ἐξαιροῦμεν ἐκ τοῦ σώματος αὐτῶν τι, μήτ' ἐντίθεμεν, ἐσχάτως ἠλίθιον ... Gal. I 467: ἀλλ' οὐ ταῦτά φησιν ὁ Ἀθήναιος (sc. dafs Knochen, Knorpel, Sehnen στοιχεῖα seien), ἀλλὰ τὰ τούτων συνθετικὰ ὄντως εἶναι στοιχεῖα. δῆλον οὖν ὡς ὑπερβαίνει τὴν αἴσθησιν ἐπὶ τὰ πρῶτα καὶ ὄντως

Qualitäten sind die lebenden Wesen entstanden [1]) in der Weise, dafs sich aus ihnen zuerst die gleichteiligen Körper (*ὁμοιομερῆ*) wie Fleisch, Knochen, Knorpel, Haar, Fett und aus diesen wieder die übrigen Teile des Körpers zusammensetzen [2]). Die notwendige Voraussetzung bei dieser Theorie ist die Körperlichkeit der Qualitäten. In der That wird uns von ihm bezeugt, dafs er sie bald für Körper, bald, insofern sie Lebenserscheinungen hervorbringen, für wirkende Kräfte (*δυνάμεις*) ausgegeben habe [3]). Von den vier Qualitäten bezeichnete er das Warme und Kalte als die wirkenden Ursachen (*ποιητικὰ αἴτια*), das Trockene und Feuchte als die leidenden (*ὑλικά*) [4]). Alles, was entsteht und vergeht, ist einer doppelten Veränderung unterworfen, der *ἀλλοίωσις* und der *ῥύσις* [5]), von denen die *ἀλλοίωσις* durch die Qualitäten herbeigeführt wird, während die *ῥύσις* entweder sinnenfällig ist als *ἔκκρισις* oder unsichtbar als *διαπνοή*. Die *ἀλλοίωσις* beruht auf dem Überhandnehmen einer Qualität d. h. im Sinne der Pneumatiker auf dem Überhandnehmen der Wärme, Kälte, Trockenheit und Feuchtigkeit, die *ῥύσις* dagegen auf der Abnahme. Die Verminderung der überwiegenden Qualität geschieht durch die ihr entgegengesetzte, die Ergänzung durch dieselbe Qualität. Die Abnahme wird durch die Arzneimittel (*φάρμακα*), die Zunahme durch die Nahrung (*τροφή*) herbeigeführt.

ἁπλᾶ τῷ λογισμῷ προϊὼν, ἃ μηκέτι ἐγχωρεῖ λέγειν ἐπικρατείᾳ τοῖα ἢ τοῖα γίνεσθαι . . .

[1]) Gal. X 462. Ebenso Chrysipp (ebenda) nach dem Vorgange des Aristoteles (Gal. I 489).

[2]) Gal. I 466. Von den gleichteiligen Körpern, deren Grundbestandteile die Qualitäten sind, entsteht das Fleisch, wenn das Feuchte vorherrscht, der Knorpel, wenn das Kalte vorherrscht, die Knochen, wenn Trockenheit und Kälte überwiegen, das Fett, wenn Feuchtigkeit und Wärme die vorwiegenden Qualitäten sind u. s. w.

[3]) Gal. I 457. Diese Annahme ist ebenfalls stoisch (Gal. II 92. XIX 464), darf demnach wohl für Chrysipp in Anspruch genommen werden (cf. Stein a. a. O. 15 A. 20).

[4]) Gal. XIV 698. Gal. I 518.

[5]) Dafs diese Lehre pneumatisch ist, habe ich S. 123 A. 11 nachgewiesen. Vgl. Gal. XV 295. Sie ist natürlich der Stoa entlehnt. Vgl. Plut. plac. I 9, 2: *οἱ Στωικοὶ τρεπτὴν καὶ ἀλλοιωτὴν καὶ μεταβλητὴν καὶ ῥευστὴν ὅλην δι' ὅλου τὴν ὕλην.* Zeller III¹ 179 A. 3

Das Pneuma ist die Kraft, die alles belebt, beseelt und zusammenhält[1]). Es durchdringt den menschlichen Körper und ist in ihm das lebenspendende Prinzip (daher *πνεῦμα ζωτικόν*)[2]), von dessen Beschaffenheit das körperliche und seelische Befinden des Menschen abhängig gedacht wurde: Veränderungen und Verletzungen des Pneuma bewirken Erkrankungen des Menschen[3]). Es war eine alte Streitfrage, ob das Pneuma dem Menschen von Natur innewohnt oder ob es von aufsen in seinen Körper gelangt: die Pneumatiker entschieden sich für die erstere Auffassung[4]) (daher *πνεῦμα σύμφυτον*[5]). Pneuma und innere Wärme (*ἔμφυτον θερμόν*) sind ihnen im Grunde verschiedene Kräfte[6]): das Pneuma ist das Eingeatmete, das sich dem *σύμφυτον πνεῦμα* assimiliert, während sich die innere Wärme erst aus dem i n n e r e n Pneuma infolge seiner durch Reibung verursachten mannigfachen Bewegung entwickelt[7]). Dadurch wird allerdings das Pneuma wesentlich Träger desselben und kann deshalb mit dem *ἔμφυτον θερμόν* identificiert werden[8]). Als das Centralorgan für das Pneuma und die eingepflanzte Wärme galt ihnen das Herz oder genauer die beiden Herzventrikel[9]).

Das Pneuma, welches das Herz zur Atmung gebraucht, erhält es zum Teil von der Lunge, die wieder vom Herzen mit eingepflanzter Wärme versehen wird[10]). Durch diese Zuführung von Wärme wird umgekehrt wieder das Verlangen in der Lunge erregt,

---

1) Gal. XIV 698 f. Vgl. S. 122 A. 7.

2) Gal. VIII 936. Apollonios bei Orib. II 65.

3) Gal. a. a. O. Archigenes hatte diese Lehre des Athenaios in ihrer Reinheit beibehalten. Die Quelle ist Chrysipps Schrift *περὶ ψυχῆς*: Gal. V 287.

4) Nach der Lehre des Praxagoras, Phylotimos, Erasistratos und Asklepiades ist es *ἐπίκτητος*. Gal. VII 614.

5) Gal. VIII 936. Orib. II 65.

6) Ebenso bei Aristoteles vgl. Siebeck a. a. O. 494; vgl. Ps.-Gal. XIX 360, 6.

7) Rufus ed. Daremberg-Ruelle 166, 9: *Θερμασίαν δὲ καὶ πνεῦμα Ζήνων μὲν τὸ αὐτὸ εἶναί φησιν· οἱ δὲ ἰατροὶ διαιροῦσι. πνεῦμα μὲν ἀναπνεόμενον, θερμὸν δὲ τὴν ἔκτριψιν τοῦ πνεύματος· οἱ δὲ ἀρχήν τινα ζωῆς.* Antyll bei Orib. I 461, 5: *Τὸ γὰρ πνεῦμα τὴν ἐν ἡμῖν θερμασίαν τῷ πολυκινήτῳ τῆς φορᾶς κατὰ τὴν παράτριψιν ἐγείρει καὶ ζωπυρεῖ κτλ.*

8) Ps.-Gal. XIX 357, 1.

9) Ps.-Gal. XIX 360, 4 f.

10) Ps.-Gal. XIX def. 468 p. 459, 16. Aret. caus. ac. II 3, 39.

kalte Luft, d. h. Pneuma von aufsen in sich aufzunehmen[1]). Die Organe, welche die Aufnahme derselben vermitteln, sind der Mund, die Nase und die Luftröhre, während der Brustkasten der Schirm und Behälter der Lunge ist. Die Atmung (*ἀναπνοή*) dient demnach in erster Linie der inneren Wärme zur Abkühlung[2]), daneben aber auch zur Nahrung des innerorganischen Pneuma[3]). Von der Atmung unterschieden sie die Perspiration (*διαπνοή*), unter der sie die Zuführung und Verteilung der atmosphärischen Luft im Körper durch die Schlagadern und die Aussonderung der unrein gewordenen durch die auf der Haut befindlichen Poren verstanden[4]). Archigenes hatte auf die eigenartige Erscheinung[5]) aufmerksam gemacht, die sich bisweilen bei hysterischen Frauen findet, dafs die Atmung durch Mund und Nase völlig aufhören könne, ohne dafs das Leben erlösche, weil die Perspiration im Körper noch stattfinde.

Da der normale Zustand des Organismus durch die Menge des innerorganischen Pneuma bedingt ist[6]), so spielte die Atmung eine wichtige Rolle in ihrer Physiologie. Sie vollzieht sich in der Weise, dafs bei der Zusammenziehung des Brustkastens Luft aufgenommen, bei der Ausdehnung desselben die unrein gewordene nach aufsen abgegeben wird[7]). Je gröfser nun die Ausdehnung der Organe ist, welche die Luft dem Körper zuführen, um so mehr Pneuma nimmt der Mensch in sich auf, da sich jedes Leere naturgemäfs wieder füllt[8]). Von grofser Bedeutung für den menschlichen Organismus ist die Atmung deshalb, weil die durch sie dem Körper zugeführte Luft vermöge ihrer feinteiligen und feuchten Beschaffenheit das

---

1) Aret. caus. ac. II 1, 24.

2) Ps.-Gal. XIX 366, 5. Antyll bei Orib. I 461. So schon bei Philistion und Diokles nach Gal. IV 471.

3) Ps.-Gal. XIX 366, 7. Gal. V 710. Antyll bei Orib. I 455. 456.

4) Ps.-Gal. XIX def. 109 p. 375, 11. Athenaios bei Orib. II 304. Aet. XVI 68. Vgl. Zeller II[1] 730 A. 3.

5) Aetius a. a. O. Vgl. S. 95.

6) Nach Apollonios bei Orib. II 65 erkaltet der Körper bei übermäfsiger Ausscheidung des Pneuma und vermag seine natürlichen Functionen nicht zu verrichten.

7) Gal. V 162.

8) Orib. I 456. Diese Behauptung setzt die stoische Lehre von der Nichtexistenz des leeren Raumes in der Welt voraus: Zeller III[1] 187.

schädliche Übermafs von Festigkeit und Trockenheit im Körper zu verhüten imstande ist.

Wie die Lunge dem Herzen Pneuma zuführt, so erhält es sein Blut von der Leber, welche das Geschäft der Blutzubereitung (ἐξαιμάτωσις) hat[1]). Mit der Leber hängt die Gallenblase zusammen, welche zur Aufbewahrung der von der Leber abgesonderten Galle dient und sie in den Darmkanal überführt. Wenn die Kanäle, durch welche die Galle in den Darmkanal fliefst, infolge einer Entzündung oder Verhärtung verstopft sind, so strömt die Galle aus der Gallenblase zurück, wird dem Blute beigemischt und durch dasselbe dem ganzen Körper zugeführt[2]). Die Milz dient zur Reinigung des schwarzen Blutes; sie nimmt die unreinen Stoffe derselben auf und verarbeitet sie[3]). Vom Magen, dessen Aufgabe es ist, die Nahrungsstoffe so umzuwandeln, dafs ihre brauchbaren Bestandteile zum Übertritt in das Blut geeignet werden[4]), werden dieselben, nachdem sie den Verdauungsprocefs durchgemacht haben, der Leber zugeführt und hier mit Hilfe der eingepflanzten Wärme zu Blut verarbeitet: daraus erklärt sich, dafs das Blut dieselbe Qualitätenmischung hat wie die Wärme: Wärme und Feuchtigkeit[5]). Zugleich mit dem Pneuma und der eingepflanzten Wärme wird das Blut vom Herzen aus durch die Schlag- und Blutadern den übrigen Teilen des Organismus zugeführt. Die Nahrungsstoffe werden im Körper nicht nur durch sichtbare Kanäle, sondern auch durch Dünste (ἀτμοί) verbreitet, welche durch feste und harte Teile dringen und in alle einzelnen Körperteile gelangen[6]).

Nach ihrer Theorie sind Arterien und Venen mit Blut und Pneuma angefüllt[7]) mit dem Unterschiede, dafs die letzteren mehr

---

[1]) Ps.-Gal. XIX def. 468 p. 459, 14. def. 51 p. 360, 13. Aret. caus. ac. II 7, 48. Vgl. Ps.-Gal. XIX def. 100 p. 373, 6.

[2]) Aret. caus. chr. I 15, 114.

[3]) Aret. a. a. O.

[4]) Ps.-Gal. XIX def. 99 p. 372, 9.

[5]) Ps.-Gal. XIX def. 66 p. 364, 4. Gal. XV 289. (Die an dieser Stelle von Galen vorgetragene Lehre ist unverkennbar pneumatisch.) Vgl. Ps.-Gal. XIX def. 99 p. 372, 9.

[6]) Aret. caus. chr. I 15, 115.

[7]) Ps.-Gal. XIX def. 73. 74 p. 365, 12 ff. Aet. XV 9. Orib. IV 51. Paul. Aeg. VI 180.

Blut, die ersteren mehr Pneuma enthalten[1]). Das arterielle Blut ist dünner, reiner, hellroter und gerinnt schwerer als das venöse[2]). Die Arterien haben ihre Wurzel im Herzen, die Venen in der Leber[3]). Die Kraft, welche die Pulsation des Herzens und der Arterien veranlafst, ist die eingepflanzte Wärme, die im Herzen ihren Sitz hat und sich von sich weg und zu sich hin bewegt[4]).

Im Gegensatz zu der landläufigen Anschauung hatten sie, insbesondere Archigenes[5]), die wunderliche Hypothese aufgebracht, dafs sich die Arterien und das Herz bei der Zusammenziehung mit Luft füllen, bei der Ausdehnung dagegen das unrein gewordene (*τὰ καπνώδη καὶ λιγνυώδη περιττώματα*) wieder abgeben. Die Arterien haben für den Organismus eine ähnliche Bedeutung wie die Lunge[6]), weil sie bei der Pulsation vermittelst ihrer in der Haut befindlichen Endungen[7]) dem Herzen ebenfalls Luft zuführen.

Mit den Stoikern haben sie die dreifache Abstufung des Pneuma gemein, die sie mit den stoischen Termini: *ἕξις*, *φύσις* und *ψυχή* belegten. Die gröbste Art desselben ist die *ἕξις*[8]) d. h. die Kraft, welche die einzelnen Teile des Körpers zusammenhält, von gröfserer Feinheit ist die *φύσις*, die organisch gestaltende Natur, welche vermöge der ihr eigenen vernünftigen Keimkräfte (*σπερματικοὶ λόγοι*) die Zeugung und das Wachstum des Menschen verursacht[9]), in seiner feinsten Ausgestaltung strömt endlich das Pneuma in der *ψυχή*, welche das Leben, Denken und die Sinnesempfindungen vermittelt[10]). Der herrschende Teil der Seele ist das *ἡγεμονικόν*[11]), als dessen Organ Athenaios in Übereinstimmung mit Chrysipp[12]) nicht

---

[1]) Ps.-Gal. XIX def. 73 p. 365 ff. Rufus p. 183.

[2]) Aret. caus. ac. II 2, 33. [3]) Aret. caus. ac. II 7, 277 f.

[4]) Gal. VIII 756. Ps.-Gal. XIX def. 110, p. 376, 3.

[5]) Gal. V 162. VIII 713. XIX def. 74, 366, 3.

[6]) Ps.-Gal. XIX def. 74, p. 366. [7]) Gal. V 709.

[8]) Ps.-Gal. XIX def. 96, 372, 1. Vgl. S. 69.

[9]) Ps.-Gal. XIX def. 95, 371, 4. Vgl. S. 69.

[10]) Ps.-Gal. XIX def. 29 p. 355, 15: *ψυχή ἐστι πνεῦμα παρεσπαρμένον ἐν ὅλῳ τῷ σώματι, δι' οὗ ζῶμεν καὶ λογιζόμεθα καὶ ταῖς λοιπαῖς αἰσθήσεσιν ἐνεργοῦμεν ὑπηρετοῦντος τοῦ σώματος.* Vgl. Stein a. a. O. 102 A. 175. Chrysipp definierte folgendermafsen: *ἡ ψυχὴ πνεῦμά ἐστι σύμφυτον ἡμῖν συνεχὲς παντὶ τῷ σώματι διῆκον* (Gal. V 287).

[11]) Ps.-Gal. XIX def. 113 p. 378, 4. Vgl. S. 67 A. 3.

[12]) Vgl. Stein a. a. O. 135. Siebeck a. a. O. 266 f.

das Gehirn, sondern das Herz ansah[1]). Es war daher eine von Galen mit Recht verspottete Inconsequenz, wenn Schüler des Athenaios bei der Phrenesie, die auf Verletzung des *ἡγεμονικόν* beruhte, nicht die Brust, sondern den Kopf des Kranken örtlich behandelten[2]). Übrigens waren sich die Pneumatiker hierin nicht einig. Einige von ihnen haben sich der Ansicht nicht entziehen können, dafs der Kopf der Sitz der Seele (des *ψυχικὸν πνεῦμα*) sei[3]).

Da das Pneuma unsern Körper belebt und erhält, so ist von seiner Beschaffenheit das körperliche und seelische Befinden des Menschen abhängig. Völlige Unterdrückung des Pneuma führt den Tod herbei, während durch die Verderbnis desselben die verschiedenen Krankheiten entstehen und von dem Grad der Verderbnis die Schwere der Erkrankung abhängt. Die Verderbnis des Pneuma ist die Folge einer Dyskrasie der Elementarqualitäten: so erklärten sie beispielsweise die Synanche, eine der beiden Formen der Angina, dadurch, dafs das Pneuma einen zu hohen Grad von Trockenheit und Wärme erlangt habe[4]). Als Ursache des Asthma galt ihnen Kälte und Feuchtigkeit des Pneuma[5]). Der hysterische Erstickungsanfall beruht auf einer Erkältung des Pneuma, nicht auf einer Entzündung[6]). Die Darmverschlingung entsteht dadurch, dafs das

---

[1]) Gal. X 929: *Ἰδὼν γοῦν ποτε τῶν ἀπ' Ἀθηναίου τινὰ τὴν κεφαλὴν αἰονῶντα ῥοδίνῳ καὶ ὄξει μεμιγμένοις ἐκώλυον ἀξιῶν ἐπιφέρειν τῷ θώρακι τὸ βοήθημα· βεβλάφθαι μὲν γὰρ τῷ παραφρονοῦντι τὸ ἡγεμονικὸν, εἶναι δ' ἐν καρδίᾳ τοῦτο κατὰ τὸν Ἀθήναιον* ... Archigenes war ihm hierin gefolgt Gal. VIII 19: *κατέγνωσται δ' ἤδη πρὸς ἁπάντων τῶν ἀνατομικῶν καὶ τὰ περὶ τοῦ τῆς ψυχῆς ἡγεμονικοῦ γεγραμμένα τοῖς ἐν τῇ καρδίᾳ νομίζουσιν ὑπάρχειν αὐτὸ καὶ οἵ γε περὶ τὸν Ἀρχιγένην μήτ' ἀποστῆναι φανερῶς τοῦ δόγματος ὑπομένοντες ἐξελεγχόμενόν τε αὐτὸ διά τε πολλῶν ἄλλων ὁρῶντες, οὐχ ἥκιστα δὲ καὶ κατὰ τὰς θεραπείας τῶν φρενιτικῶν τε καὶ ληθαργικῶν, ἄνω τε καὶ κάτω τοὺς λόγους στρέφουσιν, ἄλλοτ' ἄλλα λέγοντες, εἰ καὶ μηδὲν ὅλως ἀποσαφοῦντες, οἷον ἀμέλει καὶ τὸ τρίτον ἐστὶ περὶ τῶν πεπονθότων τόπων Ἀρχιγένους.* Vgl. VIII 148f. Aret. caus. ac. II 1 p. 24f.

[2]) Gal. X 929. Anders Antyll bei Orib. II 333.

[3]) Ps.-Gal. XIX 113 p. 378, 4. XIX 467 p. 459, 11 = Aret. caus. ac. II, 7: *ὡς δὲ καὶ τῶν σοφῶν ἀφηγέονταί τινες καὶ ψυχῆς ἐπιθυμίη τῇδε* (sc. *ἐν τῷ ἥπατι*) *ἐγκάθηται* (Plato).

[4]) Aret. caus. ac. I 7, 11.

[5]) Aret. caus. chr. I 11, 102.

[6]) Aret. caus. ac. II 11, 60f. Aet. XVI 68. Ps.-Gal. XIX def. 300 p. 428, 15.

Pneuma erkaltet und sich im Darm festsetzt[1]), bei den Milzabscessen ist der Bauch bis obenhin mit einem dicken, trüben, scheinbar feuchten Pneuma angefüllt[2]), als Ursache der Epilepsie galt ihnen das eingeschlossene Pneuma, welches alles in Bewegung setze[3]).

Während eine Verderbnis des Pneuma die Gesundheit schädigt, wird sie durch die Spannung (*τόνος*) des Pneuma gefördert. Der Begriff der Spannung des Pneuma spielte in ihrem System eine bedeutende Rolle. Der starke und schwache Puls wurde von Athenaios aus dem Gradunterschied der Spannuug des Pneuma erklärt[4]), Ringübungen und Bergsteigen wurden deshalb von ihnen empfohlen, weil dadurch eine zweckmäfsige Spannung des Pneuma (*εὐτονία πνεύματος*) herbeigeführt werde[5]), während andrerseits die Synkope, unter der Archigenes eine Affection des Herzens verstand, deshalb so gefährlich ist, weil sie gewissermafsen eine Auflösung des *τόνος* ist[6]).

Die Sinnesthätigkeiten erklärten sie wie die Stoiker mit Hilfe des Pneuma[7]). Jeder der fünf Sinne hat ein besonders geartetes Pneuma, das von ihnen mit den Elementen und dem *ἀτμός* in Verbindung gesetzt wurde[8]). Das Pneuma, das beim Sehakt die mechanische Vermittelung bildet, ist sehr feinteilig: das des Gehöres ist trocken, also der Erde ähnlich, das des Geruches hingegen, das in der Nase lokalisiert ist, feucht und dampfartig (*ἀτμώδης*), das für den Geschmackssinn feucht, also dem Wasser ähnlich.

Die Stimme kommt dadurch zu Stande, dafs das Pneuma, das bei der Atmung in den Körper eindringt und aus demselben ausgeschieden wird, durch die Stimmapparate articuliert wird. Die ein- und ausgeatmete Luft ist also der Stoff, der von den Stimmwerkzeugen gebildet wird[9]). Die verschiedene Beschaffenheit der Stimme hängt demnach von dem Zustande des Pneuma und der Stimm-

---

[1]) Aret. caus. ac. II 6, 45. [2]) Aret. caus. chr. I 14, 111.
[3]) Aret. caus. ac. I 5, 5. [4]) Gal. VIII 646. 652.
[5]) Antyll bei Orib. I 524. 534.
[6]) Aret. caus. ac. II 3, 38. Ps.-Gal. XIX def. 265 p. 421, 1.
[7]) Ps.-Gal. XIX def. 116 f. p. 379, 6 ff.
[8]) Diese Anpassung der Sinne an die Elemente rührt ebenfalls von der Stoa her: vgl. Zeller III[1] 205 A. 4.
[9]) Vgl. Antyll bei Orib. I 452 ff. Stein a. a. O. 130. Chrysipp bei Gal. V 288. Vgl. Ps.-Gal. XIX def. 123 p. 380, 12 f.

organe ab d. h. des Kehlkopfes, des Kehldeckels und der darüber befindlichen Teile der Mundhöhle, der Zunge, des Gaumens, der Zähne und der Lippen [1]). Die Höhe und Tiefe der Töne entsteht durch die Verengerung und Erweiterung des Kehlkopfes und des Halses. Bei den hohen Tönen wird der hintere Teil der Zunge kräftig nach oben gegen das Zäpfchen gedrückt und dadurch der Hals verengt, während bei den tiefen Tönen der hintere Teil sich möglichst weit vom Zäpfchen entfernt. Infolge der dadurch herbeigeführten Ausdehnung des Halses tritt eine reichliche Menge Pneuma in die Sprachorgane. Die Kraft und die Reinheit der Stimme hängt davon ab, ob eine genügende Menge von Pneuma vorhanden ist; im andern Falle kann sie niemals kräftig, laut, rein und klangvoll sein. Da das innerorganische Pneuma durch die Atmung vermehrt werden kann, so ist dafür zu sorgen, dafs die Luftröhre und die Poren, durch welche die Luft in den Körper tritt, die Fähigkeit erhalten, sich möglichst weit auszudehnen. Je enger die Poren sind, desto schwächer ist die Stimme; sie wird um so kräftiger, je weiter sie sind. Daraus erklärt sich auch, dafs Knaben, Weiber und Eunuchen eine schwächere Stimme haben als die Männer.

Die Sprache galt ihnen als ein wichtiges Förderungsmittel der Gesundheit, weil sie die innere Wärme vermehrt, reinigt, kräftigt, verdünnt und die einzelnen Bestandteile des Organismus fest, stark, rein und widerstandsfähig macht [2]). Aufserdem wird durch sie das Übermafs von Feuchtigkeit, Kälte, Trockenheit und Wärme im Körper verhütet und auf das richtige Temperaturverhältnis herabgedrückt [3]).

Genauer sind wir über die pneumatische Lehre von der εὐκρασία unterrichtet [4]). Diese Lehre hat die Unterscheidung von

---

[1]) Orib. I 453.

[2]) Orib. I 448. Vgl. Plut. de sanit. tuenda (153 D), dessen Darstellung aus einer stoischen Vorlage geflossen ist. Denn einmal ist ihre Verwandtschaft mit Antyll unverkennbar, andrerseits trägt die Definition, die er von φωνή giebt, ganz deutlich stoisches Gepräge.

[3]) Orib. I 460 f. Beim Schwindel (σκότωμα) empfahl Archigenes Stimmübungen, aber lieber in tiefen Tönen als in hohen, weil durch die hohen Töne der Kopf zu sehr angespannt wird (Aret. cur. m. chr. I 3, 305). Ebenso verordnete er sie in der Elephantiasis als passende Übung des πνεῦμα (Aret. cur. m. chr. II 13, 345).

[4]) Die von Stein a. a. O. 175 ausgesprochene Vermutung, dafs diese Lehre auf Chrysipp zurückgehe, wird durch den im Vorhergehenden geführten

wirkenden und leidendlichen Qualitäten zur Voraussetzung. Durch die Vereinigung je einer wirkenden und einer leidenden Qualität ergaben sich im ganzen vier mögliche Qualitätenverbindungen: Wärme-Trockenheit, Wärme-Feuchtigkeit, Kälte-Trockenheit, Kälte-Feuchtigkeit [1]). Die Verbindungen von Wärme und Kälte, Feuchtigkeit und Trockenheit sind unmöglich [2]), da sich diese Qualitäten gegenseitig ausschliefsen. Sie bekämpften die Ansicht einiger Ärzte, welche nur zwei von diesen Verbindungen für möglich hielten, nämlich die des Kalten und Feuchten und die des Warmen und Trockenen, mit der Begründung, dafs durch die überwiegende Wärme im menschlichen Körper die Feuchtigkeit und durch die überwiegende Kälte die Trockenheit aufgehoben, also im ersten Falle Trockenheit, im zweiten Feuchtigkeit herbeigeführt werde [3]). Was die Bezeichnung anlangt, so nannten sie einen Körper warm, kalt, feucht, trocken, wenn die betreffende Qualität in ihm vorherrscht [4]). Sie unterschieden eine normale und verschiedene abnorme Mischungen. Als normale Mischung (*εὔκρατον*) galt ihnen die Verbindung von Wärme und Feuchtigkeit [5]). Einige Pneumatiker gingen sogar soweit, zu behaupten, dafs die Verbindung dieser beiden Qualitäten niemals Krankheit erzeugen könne [6]): das geschehe durch die drei anderen

---

Beweis der Abhängigkeit der pneumatischen Physiologie von ihm zur Gewifsheit erhoben.

[1]) Gal. XIV 698. I 518. Vgl. Zeller III [1] S. 131 f. 184. Galen behandelt die Lehre von der Mischung der vier Elementarqualitäten im 1. Buch seiner Schrift *περὶ κράσεων* (I 509 f.), wie sie von den *χαριέστατοι τῶν πρὸ ἡμῶν ἰατρῶν τε καὶ φιλοσόφων* vorgetragen war mit besonderer Polemik gegen ihre Ansicht von der *εὐκρασία*. Da er (522) ausdrücklich den Athenaios und seine Schule als Vertreter dieser Ansicht nennt, so ist kein Zweifel, dafs unter den *χαριέστατοι ἰατροί* die Pneumatiker und unter den *φιλόσοφοι* ihre Quellen, Aristoteles und die Stoa, die er ebenfalls in diesem Zusammenhang erwähnt (523), zu verstehen sind.

[2]) Gal. I 518.

[3]) Gal. I 511 ff.

[4]) Gal. I 463.

[5]) Gal. I 520 ff.

[6]) Gal. I 522: *πρὸς δὴ τοὺς τοιούτους λόγους ἀπομαχόμενοί τινες τῶν ἀπ' Ἀθηναίου τοῦ Ἀτταλέως ὁμόσε χωροῦσιν, οὔτε κατάστασιν ὑγρὰν καὶ θερμὴν μέμφεσθαι λέγοντες, οὔθ' εὑρεθῆναί τι νόσημα φάσκοντες ὑγρὸν καὶ θερμὸν, ἀλλὰ πάντως ἢ θερμὸν καὶ ξηρὸν ὑπάρχειν, ὡς τὸν πυρετὸν, ἢ ψυχρὸν καὶ ὑγρὸν, ὡς τὸν ὕδερον, ἢ ψυχρὸν καὶ ξηρὸν, ὡς τὴν μελαγχολίαν. ἐπιμέμνηνται δ' ἐνταῦθα καὶ τῶν ὡρῶν τοῦ ἔτους, ὑγρὸν μὲν καὶ ψυχρὸν εἶναι τὸν χειμῶνα φάσκοντες, ξηρὸν δὲ καὶ θερμὸν τὸ θέρος, καὶ ψυχρὸν*

Qualitätenverbindungen. So werde Fieber durch die Verbindung von Wärme und Trockenheit [1]), die Wassersucht durch die Verbindung von Kälte und Feuchtigkeit [2]) und die Melancholie durch die Verbindung von Kälte und Trockenheit [3]) hervorgerufen.

Die *δυσκρασία* d. h. die Abweichung von der normalen Mischung entsteht dadurch, dafs eine der vier Qualitäten in übermäfsiger Weise (*ἀμέτρως*) vorherrscht [4]); dadurch wird zunächst Krankheit, und wenn das Übermafs der Qualität zunimmt, schliefslich der Tod herbeigeführt. Sie unterschieden acht Dyskrasien: vier einfache (*ἁπλαῖ δυσκρασίαι*), bei denen nur je eine Qualität vorherrscht, und vier zusammengesetzte (*σύνθετοι*), bei denen ein Übermafs von Wärme und Kälte mit mehr Feuchtigkeit oder Trockenheit verbunden ist [5]).

καὶ ξηρὸν τὸ φθινόπωρον, εὔκρατον δ' ἅμα καὶ θερμὴν καὶ ὑγρὰν ὥραν καλοῦσι τὸ ἔαρ· οὕτω δὲ καὶ τῶν ἡλικιῶν τὴν παιδικὴν εὔκρατόν τε καὶ θερμὴν καὶ ὑγρὰν εἶναί φασι. δηλοῦσθαι δὲ τὴν εὐκρασίαν αὐτῆς νομίζουσι κἀκ τῶν ἐνεργειῶν τῆς φύσεως, ἐῤῥωμένων τηνικαῦτα μάλιστα. καὶ μὲν δὴ καὶ τὸν θάνατόν φασιν εἰς ξηρότητα καὶ ψύξιν ἄγειν τὰ τῶν ζῴων σώματα. καλεῖσθαι γοῦν ἀλίβαντας τοὺς νεκρούς, ὡς ἂν μηκέτι λιβάδα καὶ ὑγρότητα κεκτημένους οὐδεμίαν, ἐξατμισθέντας ἅμα διὰ τὴν ἀποχώρησιν τοῦ θερμοῦ καὶ παγέντας ὑπὸ τῆς ψύξεως. ἀλλ' εἴπερ ὁ θάνατος, φασί, τοιοῦτος, ἀναγκαῖον ἤδη τὴν ζωήν, ὡς ἂν ἐναντίαν ὑπάρχουσαν αὐτῷ, θερμήν τε εἶναι καὶ ὑγράν· καὶ μὴν εἴπερ ἡ ζωή, φασί, θερμόν τι χρῆμα καὶ ὑγρόν ἐστιν, ἀνάγκη πᾶσα, καὶ τὴν ὁμοιοτάτην αὐτῇ κρᾶσιν ἀρίστην ὑπάρχειν· εἰ δὲ τοῦτο παντί που δῆλον ὡς εὐκρατοτάτην, ὥστ' εἰς ταὐτὸ συμβαίνειν ὑγρὰν καὶ θερμὴν φύσιν εὐκράτῳ, καὶ μηδὲν ἄλλο εἶναι τὴν εὐκρασίαν ἢ τῆς ὑγρότητός τε καὶ θερμότητος ἐπικρατούσης. οἱ μὲν δὴ τῶν ἀμφὶ τὸν Ἀθήναιον λόγοι τοιοίδε. δοκεῖ δέ πως ἡ αὐτὴ δόξα καὶ Ἀριστοτέλους εἶναι τοῦ φιλοσόφου καὶ Θεοφράστου γε μετ' αὐτὸν καὶ τῶν Στωϊκῶν ... Nach einigen Pneumatikern beruhte die Gesundheit auf der *εὐκρασία* dieser Elementarqualitäten: Ps.-Galen XIX def. 79 p. 382, 8: *ἡ ὑγίειά ἐστιν εὐκρασία τῶν τεσσάρων πρώτων στοιχείων, ἐξ ὧν τὸ σῶμα συνέστηκε, θερμοῦ, ψυχροῦ, ὑγροῦ, ξηροῦ.*

[1]) Gal. a. a. O. Ps.-Gal. XIX def. 185 p. 398, 14 f.

[2]) Gal. a. a. O. Aret. caus. chr. II 1 p. 125, 2: *ἔστι δὲ ἐς ἐπομβρίην ῥεῦμα ψυχρὸν, παχὺ, ὁκοῖον ἡ ὁμίχλη τῷ παντί· ἢ τροπὴ ὑγρῆς καὶ ψυχρῆς αἰτίης, ἐς τοιήνδε ἕξιν ἑτεροιούσης τὸν ἄνθρωπον.*

[3]) Gal. a. a. O. Vgl. Aret. caus. chr. I 5 p. 74 ff.

[4]) Gal. I 521.

[5]) Gal. VIII 149: *ἐζήτουν δ' ἐγνωκέναι, τίνα δυσκρασίαν αὐτῆς* (sc. des Gedächtnisschwundes) *αἰτίαν ἡγεῖται* (sc. *Ἀρχιγένης*) *εἶναι τοῦ πάθους. οὐδὲ γὰρ ὅτι δυσκρασίαν τινὰ εἶναι νενόμικεν, ἠμφίβαλλον, εἰδὼς τὴν αἵρεσιν τοῦ*

Es ist bezeichnend für die Geschlossenheit des pneumatischen Systems, daſs mit diesen vier Qualitätenverbindungen die Verschiedenheit alles Seienden erklärt wurde. Wie die verschiedenen Geschlechter, so haben auch die verschiedenen Lebensalter und Jahreszeiten ihre besondere Qualitätenmischung. Das weibliche Geschlecht ist von Natur kalt und feucht[1]), das männliche warm und trocken[2]). Von den verschiedenen Lebensaltern ist das Knabenalter warm und feucht[3]). Es ist also das Alter der normalen Mischung, die sich äuſserlich bei dieser Altersstufe in dem hohen Grad von physischer Kraft offenbart[4]). Dem Alter, das dem Tode am nächsten steht, eignet Kälte und Trockenheit[5]); da diese Qualitätenverbindung den Tod herbeiführt, so muſs die entgegengesetzte, die Verbindung von Wärme und Feuchtigkeit, die Quelle des organischen Lebens sein[6]). Allerdings waren die Pneumatiker hinsichtlich der Qualitätenverbindung des Alters geteilter Meinung, indem einige Ärzte dieser Schule[7]) an die Stelle der Trockenheit die

---

ἀνδρός· ἀλλ' ἐπειδὴ δυσκρασίας ᾔδειν ὀκτὼ καθ' ἕκαστον μόριον συνισταμένας, τέτταρας μὲν ἁπλᾶς, τέτταρας δὲ συνθέτους, ἐπεθύμουν γνῶναι, τίνα τούτων ὁ Ἀρχιγένης ἀπεφήνατο τῆς βεβλαμμένης ἐνεργείας αἰτίαν εἶναι, πότερα ψύξιν ἢ ὑγρότητα τοῦ κατὰ τὴν καρδίαν πνεύματος ἢ σύνθετον ἐκ ψύξεώς τε καὶ ὑγρότητος, ἢ ξηρότητα μετὰ ψύξεως ὑπολαμβάνει δύνασθαι τὸ πάθος ἐργάσασθαι τοῦτο . . . Vgl. Gal. VI 69. 384. IX 331. X 462. XIII 124 Galen ist in dieser Theorie völlig von der pneumatischen Schule abhängig.

1) Athenaios bei Orib. III 97: *Τὸ κατεψυγμένον τῶν γυναικῶν καὶ κάθυγρον τῆς συστάσεως διορθωτέον τῇ θερμοτέρᾳ καὶ ξηροτέρᾳ διαίτῃ.* Aret. caus. ac. m. I 6 p. 7: *γυναῖκες δὲ ἀνδρῶν σπῶνται μὲν μᾶλλον, ὅτι ψυχραί· ἀτὰρ αἵδε περιγίγνονται μᾶλλον* (beim Tetanus), *ὅτι ὑγραί.* Vgl. Aret. caus. chr. m. I 11 p. 102: *εὐπαθέες δὲ γυναῖκες* (beim Asthma) *ἀνδρῶν μᾶλλον, ὅτι περ ὑγραί τε καὶ ψυχραί.*

2) Gal. IV 634. 631.

3) Athenaios bei Gal. I 522. Aret. caus ac. m. I 9, 18: *πλεῖστον γὰρ τὸ θερμὸν ἐν τουτέοισι* (sc. *παιδίοις ἄχρις ἥβης*). Ps.-Gal. XIX def. 104 p. 374, 2.

4) Gal. a. a. O.

5) Diese Ansicht vertrat Archigenes nach Aret. caus. ac. m. I 6 p. 7: *αἰτίη γὰρ* (sc. des Tetanus) *ψύξις καὶ ξηρότης γήραος καὶ θανάτου ἡ φύσις.* Gal. I 582.

6) Gal. I 522.

7) Gal. I 580 f. Ps.-Gal. XIX def. 104 p. 374, 3. Athenaios selbst gehörte zu den Vertretern dieser Meinung. Vgl. Orib. III 183 mit Gal. I 522. Aet. III 162.

Feuchtigkeit setzten. Diese Abweichung erklärt sich daraus, dafs sie die Qualitätenverbindung nach den überflüssigen Nahrungssäften und nicht nach den Körperteilen bestimmten. Die Qualitätenverbindung der *ἀκμάζοντες* ist Wärme und Trockenheit[1]); strittig war, ob ihnen oder dem Knabenalter mehr Wärme zukomme. Als Qualitätenmischung für das Mannesalter (*παρακμάζοντες* oder *μέσοι*) blieb demnach nur noch die Verbindung von Feuchtigkeit resp. Trockenheit und Kälte übrig[2]).

Von den Jahreszeiten ist der Frühling diejenige, welche die Eukrasie am meisten befördert, da ihm Feuchtigkeit und Wärme eigen ist[3]). Der Sommer ist die trockene und warme Jahreszeit, der Herbst die kalte und trockene resp. feuchte, der Winter endlich die kalte und feuchte[4]) resp. trockene. Sie verglichen die Qualitätenverbindungen der Jahreszeiten mit derjenigen der Lebensalter, indem sie das Knabenalter dem Frühling, das Jünglingsalter dem Sommer, das Mannesalter dem Herbste und das Greisenalter dem Winter entsprechen liefsen[5]).

In jeder Jahreszeit unterschieden sie wieder Anfang, Mitte und Ende und behaupteten, dafs die Mitte der Jahreszeit die ihr eigentümliche Qualitätenmischung am reinsten darstelle, während Anfang und Ende derselben sich der Qualitätenmischung der zunächst stehenden Jahreszeit angleiche[6]).

Dem Monde schrieben sie grofsen Einflufs auf die Luftbeschaffenheit innerhalb der einzelnen Monate zu. Im ersten Viertel vom Neumond bis zum 7. Tage ist sie warm und feucht, im zweiten Viertel bis zum Vollmond warm und trocken, im dritten kalt und trocken, im vierten endlich kalt und feucht[7]). Ebenso weisen Tag

---

1) Gal. I 583. Ps.-Gal. XIX a. a. O

2) Athenaios bei Orib. III 165: *Τοῖς δὲ παρακμάζουσιν ἁρμόζει δίαιτα ὑφειμένη καὶ ψυχῆς καὶ σώματος . . καὶ τὰς τροφὰς ἐκ προσαγωγῆς συσταλτέον, τῆς ἕξεως αὐτῶν ἀρχὴν ψύξεως λαμβανούσης.* Ps.-Galen XIX a. a. O. Vgl. Gal. XV 187. XVI 101. Ideler a. a. O. I 303.

3) Gal. I 522. Athenaios bei Aet. III 162 = Antyll bei Orib. II 287. Vgl. S. 113.

4) Gal. a. a. O.

5) Gal. a. a. O. Ps.-Gal. XIX def. 104 p. 374, 2 f.

6) Athenaios bei Aet. III 162. Antyll bei Orib. a a. O. Vgl. Macrob. comment in somn. Scip. I 6, 54 ff.

7) Athenaios a. a. O. Antyll a. a O.

und Nacht in ihren verschiedenen Abschnitten diese vier Qualitätenverbindungen auf.

Auch in den vier Cardinalsäften, welche den Körper erfüllen, dem Blut, dem Schleim, der gelben und schwarzen Galle treten die Qualitäten in combinierter Weise zu Tage: in dem Blut Wärme und Feuchtigkeit, in dem Schleim Kälte und Feuchtigkeit, in der gelben Galle Wärme und Trockenheit, in der schwarzen Galle Trockenheit und Kälte [1]). Von den Fieberarten, die in den Säften des Körpers ihren Sitz haben, hat das Quotidianfieber (*ἀμφημερινὸς πυρετός*) den Schleim zum Krankheitsstoff, wird also durch Kälte und Feuchtigkeit hervorgebracht, das Tertianfieber (*τριταῖος πυρετός*) durch Wärme und Trockenheit, da es in der gelben Galle seinen Sitz hat und das Quartanfieber (*τεταρταῖος πυρετός*) durch Kälte und Trockenheit, da die schwarze Galle der Sitz desselben ist [2]).

In der Entwickelungslehre schlofs sich Athenaios aufs engste an Aristoteles [3]) an, vermutlich nach dem Vorgange der Stoa, die bekanntlich seit der Zeit des Antiochos unter Aufgabe der Unterscheidungslehren der älteren Stoiker sich der platonisch-aristotelischen Philosophie anzunähern bemüht war.

Zur Zeugung eines Wesens gehört zweierlei, ein Thätiges und ein Leidendes. Das Thätige ist der männliche Zeugungsstoff, insofern er die bewegende und bildende Kraft ist, das Leidende ist der weibliche Zeugungsstoff, weil er den stofflichen Bestandteil des Embryo hergiebt [4]). Diese strenge Scheidung beider Principien begründete Athenaios ebenso wie Aristoteles damit, dafs in einem

---

[1]) Ps.-Gal. XIX def. 65 p. 363, 14 ff.

[2]) Vgl. Gal. VII 333 ff. Diese Lehre ist pneumatisch und als ihr Gewährsmann ist nach meiner Beweisführung Athenaios resp. Archigenes anzusehen.

[3]) Zeller II² 524 ff.

[4]) Gal. IV 611 f: *ἐν δὲ τοῖς ζῴοις ἡ μὲν ὑποβεβλημένη πρὸς τὴν γένεσιν αὐτῶν οὐσία τὸ καταμήνιόν ἐστι μόνον, ὡς Ἀριστοτέλης ἔλεγεν· ἡ δὲ ἀρχὴ τῆς κινήσεως ἐκ τοῦ σπέρματος αὐτῇ γίνεται. καὶ μὲν δὴ καὶ ὁ Ἀθήναιος ὡσαύτως Ἀριστοτέλει τὴν μὲν ὕλην τῆς του ζῴου γενέσεως ἐν τῷ καταμηνίῳ τίθεται, τὴν κινοῦσαν δὲ αὐτὸ δύναμιν ἐν τῷ τοῦ ἄῤῥενος σπέρματι.* Vgl. Arist. gen. anim. I 2, 717 a 4 c. 20. 729 a 9.

Wesen nicht Form und Stoff zugleich sein könne[1]), dafs also das Weib unmöglich zugleich ein *περίττωμα σπερματικόν* und *αἱματικόν* haben könne. Er billigte also die Ansicht des Aristoteles, dafs das Weib keinen Samen bei der Begattung von sich gebe wie der Mann. Dagegen gab er ausdrücklich zu, dafs bei den Pflanzen beide Principien nicht getrennt, sondern in ein und derselben Pflanze vereinigt seien[2]). Der männliche Zeugungsstoff ist wirklicher Same und gleichsam der Baumeister[3]), der den Embryo gestaltet und formt, während der weibliche Samen, der sich in den Katamenien aus dem Körper aussondert[4]), kein wirklicher Same ist[5]). Es war daher nur eine folgerichtige Consequenz, wenn er die Behauptung aufstellte, dafs die Eierstöcke des Weibes ebenso wie die Brustdrüsen des Mannes nur dem Zweck der Harmonie der Körperteile beider Geschlechter dienen[6]), da sie ihre *ἐνέργεια* nicht bewahrt

---

[1]) Gal. IV 621: *οἱ δὲ περὶ τὸν Ἀθήναιον ἔμπαλιν ἐχρήσαντο τῷ λόγῳ· διὰ τοῦτο γὰρ οὐκ εἶναί φασι τῷ θήλει περίττωμα σπερματικόν, ὅτι τὸ αἱματικὸν ἔχει· δύο δ' οὐκ ἦν αὐτῷ περιττώματα γενέσθαι. προστιθέασι δ' ἐνίοτε τῷ λόγῳ καὶ ὡς οὐχ οἷόν τέ ἐστιν ἓν ζῷον ἀμφοτέρας ἔχειν ἐν ἑαυτῷ τὰς ἀρχὰς τοῦ γεννηθησομένου, τήν τε ὕλην καὶ τὴν δύναμιν. ἀλλὰ τοῦτο μὲν οὐκ οἶδ' ὅπως οἱ πλανώμενοι πάλιν αὐτοὶ κατὰ τὰ φυτὰ μὴ διακεκρίσθαι φασὶ τὰς ἀρχὰς τῆς γενέσεως, ἀλλ' ἀμφοτέρας ἐν αὐτοῖς εἶναι καὶ τὰς ὡς ὕλης καὶ τὰς ὡς δυνάμεως.*

[2]) Gal. IV 621. Vgl. die vorhergehende Anmerkung.

[3]) Gal. IV 602: *μέμνηνται μὲν γὰρ καταμηνίων* (sc. *οἱ Πνευματικοί*, insbesondere Athenaios), *ὕλην οἰκείαν θέμενοι τῷ κυουμένῳ, τὸ δὲ σπέρμα δημιουργὸν αὐτοῦ, ἀνατεινόμενοί τε πολλὰ τῷ λόγῳ πρὸς τοὺς ἀφ' ὅλου τοῦ σώματος ἔρχεσθαι τὸ σπέρμα φάσκοντας καὶ δείξαντες, ὡς οὐχ ὁρῶσιν οὗτοι τόν τε κοσμήσαντα καὶ τάξαντα τὸ παραγινόμενον, αὐτό τε φάμενοι τὴν ἐν τῷ σπέρματι δύναμιν εἶναι τοῦτο, διαπλάττουσάν τε καὶ μορφοῦσαν τὸ κύημα, μικρὸν ὕστερον ἐπιλαθόμενοι τούτων οὐκ αἰσθάνονται τοσαύτας τῇ ὕλῃ διδόντες δυνάμεις, ἃς ἔμπροσθεν ἐδίδοσαν τῷ δημιουργῷ.* Vgl. Arist. gen. anim. I 22, 730b.

[4]) Gal. IV 612.

[5]) Ps.-Plut. Placita V, 5, 2: *Ἀριστοτέλης καὶ Ζήνων ὕλην μὲν ὑγρὰν προΐεσθαι* (sc. *τὰς θηλείας*), *οἱονεὶ ἀπὸ τῆς συγγυμνασίας ἱδρῶτας, οὐ μὴν σπερματικόν.* Die Stoa teilte die Ansicht des Aristoteles.

[6]) Gal. IV 599: *δι' ὃ καὶ Ἀθήναιος ἀπίθανός ἐστι φάσκων, ὥσπερ τοῖς ἄῤῥεσι τοὺς τιτθούς, οὕτω καὶ τοῖς θήλεσι τὰ σπερματικὰ διακεῖσθαι μόρια, αὐτῆς μόνης τῆς ἀναλογίας τῶν μορίων ἐν τῇ πρώτῃ διαπλάσει γενομένης, οὐ μὴν τῆς γε ἐνεργείας φυλαχθείσης.*

haben. Über den Ursprung des Samens teilte er die Ansicht des Aristoteles, dafs er nicht durch Ausscheidung verbrauchter Stoffe aus den organischen Teilen des Körpers, sondern aus dem verkochten Blut entstehe[1]) und widerlegte die Meinung älterer Philosophen und Ärzte wie z. B. des Demokrit[2]), des Hippokrates und Praxagoras[3]), dafs der Samen sich aus allen Teilen des Körpers aussondere[4]). Da die Katamenien den Stoff hergeben, so bewirken sie die Entwickelung des Keimes zu einem Wesen derselben Gattung wie das ist, von dem sie herstammen, während der männliche Same den Keim bildet[5]), nicht nur hinsichtlich seiner Gestalt, sondern auch hinsichtlich seiner Gröfse, der Lage und Verbindung seiner einzelnen Teile[6]). Die Ähnlichkeit der Kinder mit der Mutter erklärte er aus der ihnen von der Mutter zugeführten Nahrung[7]) und berief sich zur Stützung dieser Ansicht auf die Veränderungen, welche die Nahrung bei Tieren und Pflanzen hervorzubringen vermag. Weiter führte er die Thatsache an, dafs Bastarde nach der

[1]) Gal. IV 626: *καὶ ἦν ἡμῖν ὁμολόγημα κοινὸν τοῦτο πρὸς Ἀριστοτέλη καὶ Ἀθήναιον, ἐκ τῆς τοῦ αἵματος πέψεως τὴν γένεσιν αὐτῷ τιθεμένους, οὐκ ἐκ τῆς ἁπάντων τῶν τοῦ ζῴου μορίων ἀποτήξεως κτλ.* Arist. gen. anim. I c. 17—20.

[2]) Ps.-Plut. Placita V, 3, 6. Arist. gen. anim. I 32, 721 b. IV 1. Censor. V 2.

[3]) Ps.-Gal. XIX def. 439 p. 449, 15.

[4]) Gal. IV 602. 626.

[5]) Gal. IV 612.

[6]) Gal. IV 605: *λέγω δὲ τὸ μὴ μόνον ἐγγίνεσθαι τῇ ὕλῃ τὸ εἶδος, ἐξ οὗ γίνεται τὸ μὲν ἄνθρωπος, τὸ δὲ δρῦς ἢ πλάτανος ἢ κιττός, ἀλλὰ καὶ τὴν μορφὴν αὐτὴν ὑπὸ τοῦ σπέρματος τὴν ὕλην διαπλάττοντος ἀποτελεῖσθαι. στοχάζεισθαι δ' αὐτό φασι κατὰ τὴν μόρφωσιν οὐ τοῦ σχήματος μόνον, ἀλλὰ καὶ τοῦ μεγέθους καὶ τῆς θέσεως ἑκάστου τῶν μορίων, ἔτι τε τῆς πρὸς ἄλληλα συμφύσεως.*

[7]) Gal. IV 603: *τὰ δ' ὁμοιούμενα παιδία τῇ μητρὶ διὰ τὴν τροφὴν ὁμοιοῦσθαί φασι, κἄπειτα ἐντεῦθεν ἀποτείνουσι δολιχὸν τοῦ λόγου, δεικνύντες, ὅσαι διὰ τροφῆς ἀλλοιώσεις ἐγίγνοντο καὶ ζῴοις καὶ φυτοῖς. εἶτ' οὐκ αἰσθάνονται μηδεμίαν ὧν λέγουσιν ἀλλοιώσεων ἐπιδεῖξαι δυνάμενοι τὸ εἶδος ἐξαλλάττουσαν. αὐτίκα γὰρ τὸ Περσαῖον φυτὸν εἰς Αἴγυπτον μετακομισθὲν ⟨οὐκ⟩ ἐξηλλάγη τὴν ἰδέαν, ἀλλὰ χρηστῆς ἐπιλαβόμενον τροφῆς τὸν καρπὸν ἐδώδιμον ἔσχεν, οὐκ ὂν πρότερον τοιοῦτο· οὔτε τὰ πρόβατα μεταστάντα ποτὲ εἰς νομὴν ἑτέραν ταῖς ἔμπροσθεν αἰξὶν ὡμοιώθη, καθάπερ οὐδ' αἶγες προβάτοις ἢ ὄνοις καὶ ἵπποις.* Vermutlich spielte das von Galen angeführte Beispiel von der *περσέα* auch in seiner Beweisführung eine Rolle. Vgl. Gal. VI 617. XII 569. Schol. Nic. Ther. 764 Fleckeisen Jahrb. LXXXVIII 5, 155.

Mutter umschlagen wie Pflanzen nach dem ernährenden Boden[1]). Das Junge, das durch Kreuzung einer Stute und eines Esels entstehe, nehme nicht das Aussehen eines Esels an, sondern werde ein Mittelding aus beiden, ebenso alle Bastarde aus Hund und Fuchs[2]); er behauptete sogar, dafs das Junge in diesem Falle mehr von dem Weibchen als von dem Männchen an sich habe. So entstehe durch Kreuzung eines Schafes und eines Ziegenbockes ein Junges von der Art des Weibchens, das von dem Männchen nur die Art der Behaarung annehme; analoges trete bei der Kreuzung von Bock und Ziege ein. Trotzdem gab er inconsequenter Weise bei der Behandlung der Frage nach der Ähnlickeit des Erzeugten mit der Mutter ausdrücklich zu, dafs der weibliche Zeugungsstoff auch Gestaltungskraft (*δύναμις*) besitze[3]). In der Frage der Entstehung der ver-

---

[1]) Arist. gen. anim. II 738 b.

[2]) Gal. IV 603: *ἐν μέντοι ταῖς ἐπιμιξίαις τῶν ἑτερογενῶν ζῴων αὐτὸς Ἀθήναιος ὁμολογεῖ προσγίνεσθαί τι τῷ κυουμένῳ παρὰ τῆς μητρὸς, οὐκ εἰς τὴν τῆς χροίας ὑπάλλαξιν ἢ λεπτότητος ἢ παχύτητος ἢ εὐφωνίας ἤ τινος ἑτέρου τοιούτου· μικρὰ γὰρ ταῦτα καὶ τῆς ὕλης μόνης αὐτοῦ κατὰ τὸ ζῷον εἴδους εἶναι τὰ πάθη. τὰ δ' ἀπὸ τῆς μητρὸς ὅλον ἐξαλλάττει τὸ εἶδος. εἰ μὲν ὄνου σπέρμα ταῖς μήτραις ἵππος ὑποδέξηται, τὰ κυήματα οὐ τὸ τοῦ πατρὸς εἶδος μόνον ἴσχονται, ἀλλ' ἐξ ἀμφοτέρων τῶν γειναμένων μικτόν· εἰ δ' ἀλώπηξ κυνὸς, κἀνταῦθα τοῦ γεννωμένου μὴ κυνὸς, ἀλλὰ μικτοῦ τινος ἐξ ἀμφοῖν γενῶν ἀποτελουμένου. καὶ μέν γε καὶ μεῖζον ἔτι τοῦ γε κατὰ τὸ ἕβδομον βιβλίον, ὅπερ ἐστὶ περὶ σπέρματος, αὐτῷ προσομολογεῖ ὁ Ἀθήναιος, οὐκ οἶδ' ὅπως οὐκ αἰσθάνεται. πλέον γὰρ ἔχειν φησὶ παρὰ τῆς μητρὸς ἢ τοῦ πατρὸς τὸ γεννώμενον, οἷον ἀφ' ἵππου μὲν τὸ ἡμίονον πλέον ἢ τοῦ ὄνου, ὥσπερ δὲ κἀπειδὰν ἀλώπηξ κυνὶ μιχθῇ, τὸ γεννηθέν, εἰ μὲν ὁ κύων ἄῤῥην ὑπάρχει, τὸ τῆς ἀλώπεκος ἴσχει εἶδος, εἰ δ' ἀνάπαλιν εἰς τὴν τοῦ κυνὸς ἰδέαν μεταπίπτει τὸ ἔγγονον, ὡς γίνεσθαι τὸ μὲν ἐξ ἀλώπεκος ἀλώπεκα κυνοειδῆ, τὸ δ' ἐκ κυνὸς ἀλωπεκοειδῆ κύνα. καὶ γὰρ εἰ πρόβατον τράγος ὀχεύσειε, πρόβατον γεννᾶσθαί φησι σκληρότριχον· εἰ δ' ἔμπαλιν αἶγα κριὸς μαλακότριχον, ὡς οὐδὲν ἧττον εἰς τὴν ἰδέαν τοῦ γινομένου συντελεῖσθαί τι παρὰ τῆς μητρὸς, ἀλλὰ καὶ πλέον ἢ παρὰ τοῦ πατρός ἐχρῆν δὲ μὴ ὅτι πλέον ἐκ τῆς μητρὸς εἶναι τοῖς ἐγγόνοις, ἀλλὰ μηδὲ τὸ ἔλαττον.* Vgl. Arist. gen. anim. II 738 b.

[3]) Gal. IV 613: *κατὰ γάρ τοι τοῦτον τὸν λόγον οὐ μόνον ὕλη τοῦ γεννηθησομένου τὸ αἷμα γίνοιτ' ἂν, ἀλλὰ καὶ σπέρμα δυνάμει. φαίνεται δὲ καὶ Ἀθήναιος ἐπὶ τοῦτον ἀφικνούμενος ἐξ ἀνάγκης τὸν λόγον ὕστερον, ἡνίκα ζητεῖ, πῶς ὁμοιοῦται τῇ μητρὶ τὸ ἔγγονον, ἀληθὲς μέν τι λέγων, οὐ μὴν ἑαυτῷ ὁμολογούμενον, ὡς αὖθις δείξω.* Vgl IV 602.

schiedenen Geschlechter widerlegte er die Ansichten des Empedokles[1]) und Straton[2]) und vereinigte die Annahme des Empedokles[3]), dafs die Knaben als die Wesen von gröfserer Lebenswärme sich schneller im Uterus entwickeln als die Mädchen, weil sie aus der rechten d. h. der wärmeren Seite des Uterus stammen, mit seiner Qualitätentheorie in der Weise, dafs er die Wärme und Feuchtigkeit der Gebärmutter als Grund für die Entwickelung des Foetus zum Knaben, die Kälte und Feuchtigkeit dagegen als Grund für die Entwickelung zum Mädchen annahm. Auch über die Entwickelung des Embryo hatte er im Anschlufs an Empedokles Betrachtungen angestellt[4]). Die Bildung desselben erfolge nach 40 Tagen; am neunten Tage heben sich einige blutige Umrisse ab, nach 18 Tagen zeigen sich fleischige und sehnige Klumpen geronnenen Blutes und der Puls sei fühlbar. Nach 27 Tagen zeigen sich in einer schleimigen Haut schwache Spuren des Rückgrats und Kopfes, nach 36 oder 40 Tagen habe sich endlich die Gliederung der Frucht vollzogen.

---

[1]) Gal. IV 616 f. [2]) Gal. IV 629.

[3]) Orib. III 79: *Συμφωνεῖ δὲ τοῖς χρόνοις τῆς παντελοῦς τῶν ἐμβρύων διακρίσεως καὶ ὁ φυσικὸς Ἐμπεδοκλῆς καί φησιν, ὅτι θᾶττον διαμορφοῦται τὸ ἄῤῥεν τοῦ θήλεος καὶ τὰ ἐν τοῖς δεξιοῖς τῶν ἐν εὐωνύμοις.* Vgl. Gal. IV 631. 633. Vgl. S. 103.

[4]) Orib. III 78: *περὶ διαμορφώσεως. ἐκ τῶν Ἀθηναίου. Ἡ δὲ πρώτη διαμόρφωσις τῶν ἐμβρύων διασημαίνει περὶ τὰς τεσσαράκοντα ἡμέρας· ἕως μὲν γὰρ θ' ἡμερῶν οἷον γραμμαί τινες αἱματώδεις ὑποφέρονται· περὶ δὲ τὰς ὀκτωκαίδεκα θρόμβοι σαρκώδεις καὶ ἰνώδη τινὰ διασημαίνεται, καὶ σφυγμὸς ἐν αὐτοῖς εὑρίσκεται ὁ τῆς καρδίας. Περὶ δὲ τὰς τρεῖς ἐννεάδας, ὥς φησιν ὁ Διοκλῆς, ἐν ὑμένι μυξώδει γίνεται φανερῶς ἀμυδρὸς ὁ τύπος τῆς ῥάχεως καὶ ὁ τῆς κεφαλῆς. Περὶ δὲ τὰς τέσσαρας ἐννεάδας ὁρᾶται πρῶτον διακεκριμένον ὅλον τὸ σῶμα ἢ τὸ τελευταῖον, μιᾶς προστεθείσης τετράδος, περὶ τὴν τεσσαρακοντάδα. Συμφωνεῖ δὲ τοῖς χρόνοις τῆς παντελοῦς τῶν ἐμβρύων διακρίσεως καὶ ὁ φυσικὸς Ἐμπεδοκλῆς* . . . Das Dioklescitat stammt aus seiner Schrift *περὶ γυναικείων*, vgl. Gal. XVII A 1006. Macrob. com. in somn. Scip. I 6, 65: *Straton Peripateticus et Diocles Carystius per septenos dies concepti corporis fabricam hac observatione dispensant ut hebdomade secunda credant guttas sanguinis in superficie folliculi, de quo diximus, apparere, tertia demergi eas introrsum ad ipsum conceptionis humorem, quarta humorem ipsum coagulari ut quiddam velut inter carnem et sanguinem liquida adhuc soliditate conveniat, quinta vero interdum fingi in ipsa substantia humoris humanam figuram magnitudine quidem apis, sed ut in illa brevitate membra omnia et designata totius corporis lineamenta consistant.*

Die Absonderung des Samens beginnt nach seiner Meinung mit dem 14. Lebensjahre[1]): zeugungsfähig wird er schon im 18. Lebensjahre, bei den meisten aber erst im 27. Vom 63. Lebensjahre an verliert er seine Zeugungsfähigkeit und hört schliefslich ganz auf.

2.

Pathologie.

Von den pathologischen Theorieen dieser Schule ist uns bis auf Archigenes wenig überliefert. Wir erfahren gelegentlich[2]), dafs Athenaios eine besondere Art des Hustens von einer Dyskrasie der Respirationsorgane herleitete, die zur Folge habe, dafs sich das Pneuma an sich selbst stofse und dadurch den Hustenreiz hervorrufe, ferner dafs er den Starrfrost (*ῥῖγος*) in derselben Weise wie Platon[3]) erklärte und ihn mit dem Zittern (*τρόμος*) identificierte,

---

[1]) Orib. III 62: *πότε ἄρχεται τὸ σπέρμα καὶ πότε λήγει; ἐκ τῶν Ἀθηναίου. Ἄρχεται μὲν τοῖς πλείστοις ἀπὸ τῶν τεσσαρεςκαίδεκα ἐτῶν ἐκκρίνεσθαι τὸ σπέρμα· γόνιμον δὲ γίνεσθαι, τισὶ μὲν ἀπὸ τῶν ὀκτωκαίδεκα, τοῖς δὲ πλείστοις περὶ τὰς τρεῖς ἑβδομάδας. Ἄγονον δὲ γίνεται περὶ τὰς ἐννέα ἑβδομάδας· τοῖς δὲ εἰς τὸ παντελὲς γῆρας ἀφικνουμένοις καὶ εἰς τέλος ἐκλείπει.*

[2]) Gal. VII 174: *γένος δέ ἐστι καὶ ἄλλο τι βηχὸς ἐπὶ δυσκρασίᾳ τῶν ὀργάνων τῆς ἀναπνοῆς, ὃ κατενόησαν μὲν οὐχ ἥκιστα καὶ τῶν ἀπὸ τῆς πνευματικῆς αἱρέσεως ἀνδρῶν οἱ δοκιμώτατοι, ὧν ἐστι καὶ Ἀθήναιος· τὴν μέντοι ἀνάγκην, δι' ἣν ἐπιγίνεται βὴξ διὰ δυσκρασίαν, τινὲς μὲν αὐτῶν οὐδ' ἐπεχείρησαν ὅλως εἰπεῖν, ἔνιοι δὲ προσπταίειν ἑαυτῷ φασι τὸ πνεῦμα, τινὲς δ' ἀσαφέστερον ἔτι τούτου ῥῆμα φθεγξάμενοι νομίζουσιν εἰρηκέναι τι. Χρὴ δ' οὐχ ὅτι τὴν αἰτίαν ἀγνοοῦσι μέμφεσθαι τοῖς ἀνδράσιν, ἀλλ' ὅτι καλὸν ἐξεῦρον θεώρημα καὶ ἄξιον τῆς ἑαυτῶν φιλοπονίας ἐπαινεῖν.* Galen erklärte ihn aus einer Erkältung der Respirationsorgane.

[3]) Gal. VII 609: *Ἀθηναίου δὲ ἄξιον θαυμάζειν τοῦ Ἀτταλέως· πολὺ γὰρ ἔτι καὶ Πλάτωνος ὕστερος γενόμενος οὐκ ἐν τοῖς περὶ τῆς αἰτίας λογισμοῖς μόνον ἕπεται τῷ Πλάτωνι, — τοῦτο μὲν γὰρ ἀνεκτόν — ἀλλὰ καὶ περὶ τὴν ἔννοιαν ὁμοίως ἐκείνῳ φαίνεται συγκεχυμένος. οὔτε γὰρ διωρίσατο ῥίγους καὶ τρόμου τὴν ἔννοιαν ὑπογράφων τε τὸ ῥῖγος ὧδέ πώς φησι· „τῇ δὴ μάχῃ καὶ τῷ σεισμῷ τούτῳ τρόμος καὶ ῥῖγος ἕπεται ψυχρόν τε* (*δέ* Hds.) *τὸ πάθος ἅπαν τοῦτο καὶ τὸ δρῶν αὐτὸ ἔσχεν ὄνομα, ὥς που, φησὶ, καὶ ὁ Πλάτων λέγει.“ οὗτος γὰρ αὐτὴν τὴν λέξιν εἴρηκε τοῦ Πλάτωνος. ἔχει δὲ ἡ σύμπασα τόνδε τὸν τρόπον· „τὰ γὰρ δὴ τῶν περὶ τὸ σῶμα ὑγρῶν μεγαλομερέστερα εἰς τὰς ἐκείνων οὐ δυνάμενα ἕδρας ἐνδῦναι, συνωθοῦντα ἡμῶν τὰ νοτερὰ*

dafs er die Lethargie für eine Geisteskrankheit erklärte, die mit Niedergeschlagenheit verbunden sei[1]), während Leonidas nach Art der Methodiker darunter eine Stockung der Atome in den Gehirnhäuten verstand, durch welche Wahnsinn, Fieber, Niedergeschlagenheit, Depression und ein grofser Puls hervorgerufen werde[2]), endlich dafs er sich um einen Zweig der Pathologie, der von den andern Schulen der Zeit gemeiniglich vernachlässigt wurde[3]), um die Ätiologie, grofse Verdienste erworben habe. Während die Empiriker nach dem Vorgange der Skepsis[4]) nur die Erforschung der offenbaren Ursachen (*φαινόμενα*) als notwendiges Erfordernis ansahen[5]), die der *ἄδηλα* dagegen als überflüssig verwarfen, forderte die dogmatische Schule gleichmäfsige Berücksichtigung beider Arten von Ursachen[6]). Die Pneumatiker schlossen sich hierin den Dogmatikern an[7]), während die Methodiker offenbar unter dem Einflufs der Lehrsätze des Asklepiades[8]) nur viererlei Arten von *αἴτια* anerkannten: die *προκαταρκτικά, συνεκτικά, αὐτοτελῆ* und *συναίτια*[9]). Unter den *αἴτια προκαταρκτικά* verstanden sie die äufseren Gelegenheitsursachen, wie körperliche Anstrengung, übermäfsige Hitze und Kälte, welche die Krankheit hervorrufen, ohne bei ihrem Bestehen fortzuwirken[10]). Die *αἴτια*

(*νοσερά* Hds.) — *εἰσὶ δὲ τὰ σμικρότερα* (-*ότατα* Hds.) — *ἔξωθεν τὸν ἕτερον ἐξ ἀνωμάλου κεκινημένου τε ἀκίνητον δι' ὁμαλότητα καὶ τὴν ξύνωσιν ἀπεργαζόμενα πήγνυσι. τὸ δὲ παρὰ φύσιν συναγόμενον μάχεται κατὰ φύσιν αὐτὸ ἑαυτῷ εἰς τὸ ἐναντίον ἀπωθοῦν. τῇ δὲ μάχῃ καὶ τούτῳ τῷ σεισμῷ τρόμος καὶ ῥῖγος ἐτέθη. ψυχρὸν δὲ τὸ πάθος ἅπαν τοῦτο καὶ τὸ δρῶν αὐτὸ ἔσχεν ὄνομα.*" Vgl. Tim. 62b. Orib. III 209.

1) Cael. Aur. A. M. II 1: *Athenaeus Attaliensis* (*Tharsensis* Hds.) *furorem inquit mentis cum moestitudine* (sc. *lethargiam*).

2) Cael. Aur. a. a. O.

3) Gal. XIV 689 f.

4) Gal. XI 381. Sext. Emp. adv. log. II 191.

5) Gal. I 81.

6) Cels. I p. 3, 11.

7) Ps.-Gal. XIX def. 162. 163 p. 394, 5 f.

8) Plin. XXVI 13. Cael. Aur. A. M. I 2.

9) Ps.-Dioskorides ed. Kühn II 51 f.

10) Ps.-Diosk. a. a. O.. *Μεταβαίνουσι δὲ ἐνταῦθα ἐπὶ τὰς τῶν αἰτίων διαφορὰς καὶ λέγουσιν* (sc. *οἱ Μεθοδικοί*), *ὅτι τῶν αἰτίων τινὰ μέν ἐστι τὰ προκατάρξαντα, ἃ ποιήσαντα πάθος χωρίζεται· οἷον κόπος καὶ ψύξις, ἔγκαυσις καὶ τὰ παραπλήσια.*

συνεκτικά[1]) faſsten sie als die eigentlichen fortwirkenden Ursachen auf, von deren Vorhandensein, Zunahme, Abnahme und Aufhören die entsprechenden Stadien der Krankheit abhängig sind. Als diejenigen Ursachen, welche für sich allein unabhängig von andern die Erkrankung herbeiführen, galten ihnen die *αἴτια αὐτοτελῆ*, während sie als die ihnen entgegengesetzte Klasse von Ursachen die zusammenwirkenden (*συναίτια*)[2]) betrachteten. Die pneumatische Schule ging in der Ausbildung dieser Lehre noch einen Schritt weiter. Wir haben gesehen, daſs Athenaios für die Naturerklärung zwei Principien annahm, das Wirkende und das Leidende. Das Wirkende (*τὸ ποιοῦν*) oder die wirkende Ursache (*τὸ ποιητικὸν αἴτιον*) betrachtete er als die Ursache im höchsten Sinne und nannte sie *τὸ προκαταρκτικόν*[3]). Diese *αἴτια* im höchsten Sinne sind nach seiner Theorie die Qualitäten. Andrerseits verstand er unter den *αἴτια προκαταρκτικά* im engeren Sinne die äuſseren Gelegenheitsursachen, durch welche die *προηγούμενα αἴτια* hervorgerufen werden[4]). Der Begriff der *προηγούμενα αἴτια* scheint von ihm in die Ätiologie der antiken Medicin eingeführt worden zu sein[5]). Sie bewirken nach seiner Auffassung, daſs die *αἴτια προκαταρκτικά* zur Krankheit werden. Der übermäſsige Genuſs von Speisen z. B. ist ein *αἴτιον προκαταρκτικόν*: die durch den über-

---

[1]) Ps.-Diosk. a. a. O: *τὰ δὲ συνεκτικὰ διὰ τὸ ποιεῖν τὸ πάθος καὶ παραμένειν, τοῦτ' ἐστὶν ὧν μὲν παρόντων τὰ ἀποτελέσματα πάρεστιν, αὐξανομένων δὲ αὔξεται καὶ μειουμένων μειοῦται καὶ παυσαμένων παύεται.*

[2]) Ps.-Diosk. a. a. O.: *καὶ αὐτοτελῆ δύναται εἶναι καθ' ἑαυτὰ παραγινόμενα τῶν ἀποτελεσμάτων.*

[3]) Ps-Gal. XIX def. 155 p. 392, 13: *Ἀθήναιος δὲ ὁ Ἀτταλεὺς οὕτω φησίν· αἴτιόν ἐστι τὸ ποιοῦν ⟨τι⟩. τοῦτο δέ ἐστι τὸ προκαταρκτικόν.* Archigenes nannte sie *τὸ δρῶν τι* Gal. VIII 20.

[4]) Gal. XV 112: *εἰ δὲ τῷ κυρίῳ κατ' αὐτῶν ὀνόματι χρῷτό τις, προηγούμενα τῶν νόσων ἐρεῖ τὰ τοιαῦτα τῶν αἰτιῶν, ὥσπερ Ἀθήναιος. ὑφ' οὗ δὲ πάλιν αὐτὰ ταῦτα τὰ προηγούμενα γίγνεται, προκαταρκτικά τε καὶ προκατάρχοντα καλέσεις. πλῆθος γὰρ ἐδεσμάτων, ἀπεψίαι τε καὶ λουτρὰ καὶ γυμνάσια μὴ κατὰ καιρὸν γιγνόμενα καὶ πάνθ' ὅσα διῆλθον ἐν τῷ περὶ τῶν προκαταρκτικῶν αἰτιῶν ὑπομνήματι, τῶν προηγουμένων αἰτιῶν ἑκάστης νόσου γίνεται ποιητικά.* Vgl. Ps.-Galen XIX def. 155 p. 392, 10. Gal. VII 302.

[5]) Gal. a. a. O. Leonidas unterscheidet zwei Arten des Knochenfraſses, je nachdem er auf einer *αἰτία προκαταρκτική* oder auf einer *αἰτία προηγουμένη* beruht: Paul. Aeg. VI 84.

mäfsigen Genufs von Speisen hervorgerufene Überfüllung der Gefäfse mit Blut ist das *προηγούμενον αἴτιον*[1]). Das *αἴτιον συνεκτικόν* fafste er ohne Zweifel als die im strengen Sinne wirkende Ursache auf[2]). Der ganze Schwarm der philosophischen *αἴτια* war den Pneumatikern bekannt: aufser den vorhergenannten noch die *αἴτια αὐτοτελῆ, συναίτια, συνεργά, πρόδηλα, οὐ πρόδηλα, καθάπαξ ἄδηλα*[3]), *πρὸς καιρὸν ἄδηλα*[4]). Bei dem von mir erwiesenen Zusammenhang ihres Systems mit stoischer Doctrin, speciell mit Chrysipp, halte ich die Annahme der Abhängigkeit ihrer Ätiologie von den Lehren desselben Philosophen für sehr wahrscheinlich[5]), zumal sich drei ihrer Definitionen (der *συνεκτικά, συναίτια, συνεργὰ αἴτια*)[6]) mit denen der Stoa decken und ihre Definition des Begriffs *αἴτιον* echt stoisch ist[6]).

---

1) Gal. a. a. O. Gal. I 380. XV 302. Alexander *περὶ πυρετῶν* c. 27.

2) Ps.-Gal. XIX def. 157 p. 393, 5.

3) Ps.-Gal. XIX def. 162 p. 394, 6, wo nach Philippson de Philodemi libro qui est *περὶ σημείων* etc. p. 66 A. 2 für *καθάπερ καθάπαξ* zu lesen ist.

4) Ps.-Gal. XIX def. 158 f. p. 393. Dafs diese Definitionen nicht aus Gal. XV 302 f. entlehnt sind, beweist ihre gröfsere Reichhaltigkeit. Andrerseits sind die von Galen aufgezählten Arten von *αἴτια* nicht sein Eigentum, weil er hier im Widerspruch zu seiner sonstigen Gewohnheit die Entlehnung deutlich kennzeichnet. In der Mitte dieses Abschnittes heifst es nämlich (p. 302, 17): *λέγουσι μὲν αὐτοτελὲς εἶναι τὸ αὐτὸ καθ' αὐτὸ ποιοῦν τὸ τέλος* und zum Schlufs (p. 303, 13): *εἰδέναι δὲ δεῖ πάντως τὰ αἴτια, εἴπερ μηδὲν ἀναιτίως γίνεται. καὶ τοῦτ' ἔστιν ἁπάντων σχεδόν τι τῶν φιλοσόφων ὁμολόγημα κοινόν.* Von wem die Zusammenstellung herrührt, vermag ich nicht zu entscheiden. Vgl. Ps.-Gal. *Εἰσαγωγή* XIV 691 ff.

5) Anders urteilt Philippson a. a. O.

6) Ps.-Gal. XIX def. 157 p. 393, 5:

Συνεκτικὸν αἴτιόν ἐστιν ὃ παρὸν μὲν παροῦσαν φυλάττει τὴν νόσον, ἀναιρούμενον δὲ ἀναιρεῖ, ὡς ὁ ἐν τῇ κύστει λίθος, ὡς ὑδατίς, ὡς πτερύγιον, ὡς ἐγκανθίς κτλ.

def. 159: *Συναίτιόν ἐστιν ὃ σὺν ἑτέρῳ δύναμιν ἴσην ἔχον ποιοῦν τὸ ἀποτέλεσμα, αὐτὸ δὲ κατ' ἰδίαν μόνον οὐ δυνάμενον ποιῆσαι.*

def. 160: *Συνεργόν ἐστιν αἴτιον ὃ ποιοῦν ἀποτέλεσμα, δυσχερῶς δέ,*

Sext. Emp. Hyp. III 15:

Τούτων δὲ τῶν αἰτίων οἱ μὲν πλείους ἡγοῦνται τὰ μὲν συνεκτικὰ εἶναι, τὰ δὲ συναίτια, τὰ δὲ συνεργά, καὶ συνεκτικὰ μὲν ὑπάρχειν ὧν παρόντων πάρεστι τὸ ἀποτέλεσμα καὶ αἰρομένων αἴρεται καὶ μειουμένων μειοῦται ... συναίτιον δὲ ὃ τὴν ἴσην εἰσφέρεται δύναμιν ἑτέρῳ συναιτίῳ πρὸς τὸ εἶναι τὸ ἀποτέλεσμα .... συνεργὸν δὲ ὃ βραχεῖαν εἰσφέρεται δύναμιν καὶ πρὸς τὸ μετὰ

Dem Aretaios verdanken wir die genaue Kenntnis der pathologischen Principien des Archigenes. Das Charakteristische derselben ist ihr enger Zusammenhang mit den physiologischen Grundanschauungen der pneumatischen Schule. Jede Erkrankung des menschlichen Körpers beruht nach der Theorie der Pneumatiker auf einer Dyskrasie der vier Elementarqualitäten[1]), die bestimmte Anomalien des Pneuma und der Säfte im Gefolge hat. Es handelte sich also in seiner Pathologie in erster Linie darum, die jedesmalige Dyskrasie der Krankheit festzustellen. Gleichzeitig gewann er damit einen sicheren Mafsstab für die Beurteilung der Disposition der verschiedenen Lebensalter, Geschlechter und Jahreszeiten zu den einzelnen Krankheiten[2]). Am deutlichsten läfst sich diese Theorie an der Lethargie und Phrenitis veranschaulichen. Die Lethargie betrachtete er als eine Erkrankung des Gehirns, welche mit Trägheit, geistiger Depression und Schlafsucht verbunden ist[3]). Als Geisteskrankheit hat sie ihren Sitz im Gehirn; das charakteristische Merkmal dieses Leidens ist die Schlafsucht. Demnach beruht es auf einer Dyskrasie derjenigen Elementarqualitäten, welche das *πνεῦμα* zu betäuben imstande sind. Diese Qualitäten sind Kälte und Feuchtigkeit[4]); denn die Erfahrung lehrt, dafs übermäfsige Kälte die Lebenskraft erstarrt, dafs übermäfsige Feuchtigkeit Schlafsucht hervorruft, dafs ferner das Knabenalter wegen seiner Feuchtig-

---

συλλαμβάνον πρὸς τὸ ὅλον αὐτὸ γενέσθαι, κατ' ἰδίαν τι ποιεῖν οὐ δυνάμενον. ῥᾳστώνης ὑπάρχειν τὸ ἀποτέλεσμα, οἷον ὅταν δυοῖν βάρος τι βασταζόντων μόλις τρίτος τις προσελθὼν συγκουφίσῃ τοῦτο.

Vgl. Gal. XIV 691 f. XV 302. Zeller III[1] 132 A. 2. Die Stoa wieder scheint diese Fülle von *αἴτια* der älteren dogmatischen Schule entlehnt zu haben.

[1]) Gal. VIII 149. Ps.-Gal. XIX def. 133 p. 386. Orib. III 97.

[2]) Darin ist die pneumatische Schule von den älteren Dogmatikern z. B. von Praxagoras abhängig: vgl. Fuchs, Anecdota medica Graeca, Rh. Mus. 49 p. 554, 9 f.

[3]) Aret. cur. ac. I 2, 204 f.

[4]) Schon Hippokrates hatte die Lethargie auf den feucht-kalten Saft d. h. den Schleim zurückgeführt, der das Gehirn beschwere und dadurch die geistige Thätigkeit beeinträchtige. Vgl. Fuchs a. a. O. 541, 20. Diokles betrachtete dies Leiden als eine Erkältung des im Herzen und Gehirn befindlichen *πνεῦμα ψυχικόν*, welche das Blut gerinnen mache. Vgl. Gal. XIV 741.

keit einen gesunden Schlaf hat, während das Greisenalter wegen seiner Trockenheit an Schlaflosigkeit leidet [1]).

Aus Aretaios ersehen wir, dafs Archigenes in der That eine Dyskrasie von Kälte und Feuchtigkeit als Ursache der Lethargie ansah: er forderte, dafs das Krankenzimmer erwärmt sei mit der Begründung, dafs die Kälte (ψύξις ἔμφυτος) die Krankheit hervorrufe [2]), ferner empfahl er den Gebrauch von Bibergeil, weil es den Körper warm und trocken mache und dadurch den Krankheitsstoff beseitige [3]). Mit der Zunahme von Kälte und Feuchtigkeit im menschlichen Körper ist naturgemäfs eine Anomalie des Saftes verbunden, dem diese Qualitätenverbindung eigen ist, d. h. des Schleimes. Seit Hippokrates galt der Schleim bei vielen Ärzten als Krankheitsursache [4]); bei Archigenes sinkt er zur Bedeutung des Krankheitsstoffes herab, der durch seine übermäfsige Kälte und Feuchtigkeit auf das Pneuma betäubend einwirkt und deshalb aus dem Körper entfernt werden mufs [5]).

Die Behandlung der Lethargie soll nach Archigenes derjenigen der Phrenitis entgegengesetzt sein [6]): daraus folgt, dafs er diese Krankheit aus der entgegengesetzten Ursache herleitete, d. h. aus einer Dyskrasie von Wärme und Trockenheit. Wieder bestätigt Aretaios [7]) diese Schlufsfolgerung. In der That erklären beide Qualitäten am besten den aufgeregten Zustand, der diesem Leiden eigen ist. Der Krankheitsstoff ist demnach die Galle [8]) und als solcher aus dem Gehirn und dem Unterleibe, der nach seiner Meinung gleichfalls Sitz der Phrenitis sein kann, zu entfernen [9]).

[1]) Gal. VIII 161.
[2]) Aret. cur. ac. m. I 2, 200.
[3]) Aret. cur. ac. m. I 2, 205.
[4]) Gal. XIV 741. Fuchs a. a. O.
[5]) Aret. cur. ac. m. I 2, 201 f.
[6]) Aret. cur. ac. m. I 2.
[7]) Aret. cur. ac. m. I 1, 189. 197.
[8]) Aret. a. a. O. 198.
[9]) Vgl. Cael. Aur. A. M. I 2, 9. Hippokrates sah das Gehirn als Herd der Krankheit an und als Krankheitsursache die Galle, welche das Blut in den Gehirnhäuten verderbe (Fuchs a. a. O. 541). Praxagoras fafste sie als ein Leiden des Herzens auf, Diokles als ein Leiden des Zwerchfells, während Erasistratos sich der hippokratischen Ansicht anschlofs. Beiläufig: bei der Beurteilung der Herkunft der von Fuchs edierten anecdota ist von Cael. Aur. A. M. I 8 auszugehen, wo dieselbe doxographische Zusammenstellung, nur in gröfserer Reichhaltigkeit wiederkehrt: sie beweist, dafs Soran περὶ αἰτιῶν παθῶν Quelle ist.

Die meisten Krankheiten beruhen auf einer Dyskrasie von Kälte und Feuchtigkeit oder Trockenheit. Auf Kälte und Feuchtigkeit führte er vornehmlich die chronischen Krankheiten zurück wie Schwindel [1]), Epilepsie [2]), Phthisis [3]), Asthma [4]), Wassersucht [5]) und Diabetes [6]), von den akuten Krankheiten die Synkope [7]). Das weibliche Geschlecht ist diesen Krankheiten leichter ausgesetzt als das männliche, weil ihm diese Qualitätenverbindung von Natur eigen ist [8]), kalt-feuchte Gegenden begünstigen sie am meisten [9]).

Eine Dyskrasie von Kälte und Trockenheit verursacht Tetanos [10]), Pleuritis [11]), Paralyse [12]), Kephalaia [13]) und Melancholie [14]). Weiber bekommen diese Krankheiten leichter als Männer, weil sie kalter Natur sind, sie kommen aber eher mit dem Leben davon, weil sie von Natur warm sind [15]). Das Greisenalter ist wegen der ihm eigenen Qualitätenverbindung am meisten zu ihnen disponiert [16]), während Kinder selten von ihnen befallen werden, und wenn sie an ihnen erkranken, leicht geheilt werden [17]). Von den Jahreszeiten endlich ruft naturgemäfs der Winter diese Krankheiten am häufigsten hervor [18]).

Auf einer Dyskrasie von Wärme und Trockenheit beruhen das Brennfieber [19]), die Manie [20]), die Lungenentzündung [21]) und die Cholera [22]). Diese Krankheiten sind im Sommer am häufigsten, darnach im Herbst, seltener im Frühling, am seltensten im Winter [23]). Von den Lebensaltern werden das Jünglings- und Mannesalter am

1) Aret. caus. chr. I 2, 71.
2) Aret. caus. chr. I 4, 74. cur. 316. Fuchs 541.
3) Aret. caus. chr. I 8, 95.
4) Aret. caus. chr. I 11, 102. Fuchs 533.
5) Gal. I 522. Aret. caus. chr. II 1.
6) Aret. caus. chr. II 2. 7) Aret. caus. ac. II 3, 40.
8) Aret. caus. chr. I 11, 102. Athenaios bei Orib. III 97.
9) Aret cur. chr. I 4, 316. 10) Aret. caus. ac. I 6, 7. Aet. VI 39.
11) Aret. caus. ac. I 10, 23. 12) Aret. caus. chr. I 7, 89. Aet. VI 28.
13) Aret. caus. chr. I 1, 70. 14) Gal. I 522. Aret. caus. chr. I 5, 74 f.
15) Aret. caus. ac. I 6, 7. Aet. VI 39.
16) Aret. caus. ac. I 10, 23. I 6, 7. chr. I 7, 89. Aet. VI 28.
17) Aret. caus. ac. I 10, 23. chr. I 7, 89.
18) Aret. caus. chr. I 7, 89. 19) Aret. caus. ac. II 4, 41.
20) Aret. caus. chr. I 6, 79. 21) Aret. caus. ac. II 1, 26.
22) Aret. caus. ac. II 5, 44. 23) Aret. caus. ac. II 5, 44.

häufigsten von ihnen befallen, während das Greisenalter davon verschont bleibt.

Am seltensten ist eine Dyskrasie von Wärme und Feuchtigkeit Ursache einer Erkrankung; einige Pneumatiker leugneten sogar[1]), dafs diese Qualitätenverbindung Krankheit hervorrufen könne. Unter den von Archigenes behandelten Krankheiten ist der Blutauswurf die einzige, welche auf diese Dyskrasie zurückgeführt wird[2]). Ich schliefse es aus seiner Bemerkung, dafs diese Krankheit durch den Frühling begünstigt werde, dafs sie dagegen im Winter sehr selten sei[3]).

Mit der widernatürlichen Steigerung einer dieser Qualitätenverbindungen ist, wie bereits oben erwähnt wurde, regelmäfsig eine Anomalie des Saftes, welcher dieselbe Qualitätenmischung aufweist, oder des Pneuma verbunden. Bei der Epilepsie z. B., die von ihm auf Kälte und Feuchtigkeit zurückgeführt wurde, stellt sich eine Anomalie des Schleimes (φλέγμα kalt-feucht) ein[4]). Daher gilt häufiges Erbrechen von zähen und kalten Schleimmassen[5]) als Symptom dieser Krankheit und in der Therapie wurden Abführmittel empfohlen, welche imstande sind, den Schleim zu vermindern[6]). Der Krankheitsstoff der Melancholie, die auf einer Dyskrasie von Kälte und Trockenheit beruht, ist der schwarzgallige Saft (χολὴ μέλαινα kalt-trocken), der sich im Gehirn oder im Magen festsetzt und auf das Pneuma einwirkt[7]). Archigenes empfahl deshalb bei dieser Krankheit schwarze Nieswurz oder atti-

[1]) Gal. I 522.

[2]) Archigenes bei Aet. VIII 62. Aret. caus. ac. II 2, 37.

[3]) Aret. a. a. O.

[4]) Hippokrates ist der Begründer der Theorie, dafs der Schleim die Ursache der Epilepsie ist: er füllt das Gehirn an und verstopft die Ausgänge dergestalt, dafs sich das im Gehirn lokalisierte ψυχικὸν πνεῦμα nicht den Nerven mitteilen kann (Fuchs a. a. O. 542). Praxagoras und Diokles schlossen sich ihm an mit dem Unterschiede, dafs sie den Sitz der Krankheit in die Aorta (παχεῖα ἀρτηρία) verlegten: dadurch, dafs sich in ihr schleimige Säfte ansammeln und Blasen werfen, werde die Bewegung des vom Herzen ausgehenden ψυχικὸν πνεῦμα behindert. Galen billigte die Ansicht des Hippokrates: VII 201.

[5]) Aret. caus. ac. I 5 p. 1. 5.

[6]) Aret. cur. ac. I 5, 217. cur. chr. I 4.

[7]) Aret. caus. chr. I 5, 74.

schen Thymian, um die schwarze Galle aus dem Körper zu entfernen.

Die Synanche, die allgemein für eine Entzündung des Schlundkopfes angesehen wurde[1]), führte er auf eine Dyskrasie der eingeatmeten Luft zurück, die einen zu hohen Grad von Wärme und Trockenheit erlangt hat und dadurch störend auf das Pneuma einwirkt[2]). In ähnlicher Weise erklärte er den hysterischen Anfall nicht wie Soran für eine Entzündung, sondern für eine Erkältung des Pneuma[3]). Die Dyskrasie von Kälte und Trockenheit, die der Darmverschlingung zu Grunde liegt[4]), wirkt auf das Pneuma dergestalt ein, dafs es sich in den Schlingen der oberen Gedärme festsetzt und eine Entzündung derselben hervorruft. Beim epileptischen Anfall ist infolge der durch den Schleim hervorgerufenen Verstopfung die Perspiration des Pneuma behindert[5]): es sammelt sich infolge dessen im Brustkasten an und rüttelt alles auf. Die *ἐμπνευμάτωσις* beruht auf einer durch eine Dyskrasie bewirkten Ansammlung von Pneuma im Magenmund und Magen, wodurch eine Spannung dieser Organe herbeigeführt und die Verdauungsthätigkeit des Magens gestört wird[6]).

Die Pneumatiker unterschieden bei jeder Krankheit zwischen *αἰτία, διάθεσις, νόσος, πάθος* und *σύμπτωμα*. Unter *αἰτία* verstanden sie die wirkende Ursache und unterschieden, wie wir oben gesehen haben, zwischen verschiedenen Arten derselben, mit *διάθεσις* bezeichneten sie alles das, was zum Krankheitszustande gehört[7]). Die beiden allgemeinen Begriffe von Krankheit *νόσος* und *πάθος* unterschieden sie in der Weise, dafs sie mit *νόσος* die Dyskrasie[8]), mit *πάθος* dagegen die durch die Dyskrasie hervorgerufene Verletzung der natürlichen Funktion der Körperteile[9]) bezeichneten. Die Folgen endlich der verletzten Funktion nannten sie *σύμπτωμα*[10]). Das *πάθος* hat seinen Sitz in dem Körperteil,

---

[1]) Vgl. Cels. IV 7. Gal. VIII 269. Fuchs a. a. O. 543.
[2]) Aret. caus. ac. I 7, 11. [3]) Aet. XVI 68. Vgl. S. 98 f.
[4]) Aet. IX 28. Aret. caus. ac. II 6, 45. Vgl. S. 39 f.
[5]) Aret. caus. ac. I 5, 5. [6]) Ps.-Gal. XIX def. 258 p. 419, 8.
[7]) Gal. XV 111. [8]) Ps.-Gal. XIX def. 133 p. 386, 6.
[9]) Ps.-Gal. a. a. O. def. 134 p. 386, 15. Gal. VIII 20. 136.
[10]) Ps.-Gal. a. a. O. def. 170 p. 395, 16.

dessen Funktion verletzt ist[1]). Bisweilen wird aber ein Körperteil in seiner Funktion dadurch beeinträchtigt, dafs er von der ursprünglich afficierten Stelle, die ihm benachbart oder durch Nervenstränge mit ihm in Verbindung steht, in Mitleidenschaft gezogen wird[2]). Diese Krankheitszustände sind die secundären oder sympathischen: Archigenes gebührt das Verdienst, sie scharf von den primären unterschieden zu haben. Er verglich sie mit dem Schatten, den die primären *πάθη* werfen[3]) und führte als Beispiel dafür die Trübung der Augen an infolge von Ansammlung feinteiliger Speisereste im Magen, die zur Folge habe, dafs Gase der im Magen enthaltenen Flüssigkeiten zum Kopfe emporsteigen. In seiner speciellen Pathologie finden wir die weitgehendste Berücksichtigung dieser Theorie. Beim Asthma ist z. B. die Lunge der eigentliche Sitz der Krankheit: durch die Lunge werden wieder die beiden Hilfsorgane der Respiration, Zwerchfell und Brustkasten dermafsen in Mitleidenschaft gezogen, dafs die Krankheit häufig in ihnen lokalisiert erscheint[4]). Die Epilepsie entsteht primär im Kopf; secundär hat sie in den mittleren Organen ihren Sitz[5]). Beim hysterischen

---

[1]) Gal. VIII 20: *Τῶν κατὰ τὸ σῶμα τοῦ ζῴου πασῶν ἐνεργειῶν ἑκάστης τι μόριον ἴδιόν ἐστιν, δι' οὗ γίνεται. καὶ τοίνυν καὶ βλάπτεσθαι τὴν ἐνέργειαν ἀναγκαῖόν ἐστι, παθόντος κατά τι τοῦ δημιουργοῦντος αὐτήν. πάσχει δὲ ποτὲ μὲν οὕτως εὔλυτον πάθος, ὡς εὐθὺς ἅμα τῷ δράσαντι χωρισθέντι πεπαῦσθαι, ποτὲ δ' οὕτως δύσλυτον, ὡς παραμένειν ἐπὶ πλεῖστον· ἔστιν δ' ὅτε καὶ τὸ δρῶν αὐτὸ διοδεῦον, οὐκ ἐστηριγμένον ἐν τῷ μορίῳ τὸ πάθος ἐργάζεται, καὶ τοῦτ' εἰκάζει σκιᾷ πάθους ὁ Ἀρχιγένης, ὡς ἐπὶ τῶν ὅμοια τοῖς ὑποχεομένοις φανταζομένων ὀφθαλμῶν, ἐφ' ὧν ἐν τῷ στόματι τῆς γαστρὸς ἤθροισται περίττωμα λεπτομερές· ἀτμῶν γάρ τινων ἐντεῦθεν εἰς τοὺς ὀφθαλμοὺς ἀναφερομένων, περιπίπτουσα τούτοις ἡ ὀπτικὴ δύναμις ὁμοίως φαντάζεται τῇ κατὰ τοὺς ὑποχεομένους.* Vgl. Gal. VIII 136.

[2]) Gal. VIII 136: *Περὶ τῶν πεπονθότων τόπων ... ὀλίγοι τε τῶν ἰατρῶν ἐπραγματεύσαντο πλέον τε παρέλιπον ἀνεξέργαστον ἢ μετεχειρίσαντο· καταλιπὼν οὖν ἐγὼ τοὺς ἄλλους Ἀρχιγένους ἐμνημόνευσα μόνου δικαίως ὑπὲρ ἐκείνους ἅπαντας ἐπηγνημένου· λέγοντος δ' αὐτοῦ βλάπτεσθαί τινας ἐνεργείας ἄνευ τοῦ βλάπτεσθαι τὸ μόριον τοῦ σώματος, ἐν ᾧ γίνονται, διορισμοῦ τὸν λόγον ἔφην δεῖσθαι· δύνασθαι γάρ τινα λέγειν ὀρθῶς, εἰ καὶ μὴ μόνιμον ἤδη διάθεσιν ἔχοι τὸ κατὰ συμπάθειαν ἑτέρου βλαπτόμενον, ἀλλ' ὡς αὐτὸς ἔφη, καθάπερ τινὰ σκιὰν αὐτὸ τοῦτο τὸ πάθος ὑπάρχειν αὐτοῦ* Vgl. Gal. VIII 20.

[3]) Gal. a. a. O. [4]) Aret. caus. chr. I 11, 102.

[5]) Aret. cur. chr. I 4, 310 f. Aet. VI 50.

Erstickungsanfall steigt der Uterus in die Höhe und prefst Leber, Zwerchfell, Lunge und Herz zusammen: daher die Erstickungsanfälle und die Stimmlosigkeit. Aufserdem werden aber auch die Carotiden wegen ihrer Sympathie mit dem Herzen zusammengedrückt, woraus sich wieder die Schwere im Kopf, die Gefühllosigkeit und die Schlafsucht erklärt [1]).

Den Sitz der Krankheit glaubte er durch die verschiedenen Arten der Schmerzempfindung bestimmen zu können, deren er in spitzfindiger Weise nach Art seiner Pulstheorie eine grofse Zahl unterschied [2]).

Die Fieberlehre der pneumatischen Schule, die insbesondere dem Athenaios und Archigenes ihre hohe Ausbildung verdankte, beruht auf denselben Theorieen. Während die Methodiker im Anschlufs an Asklepiades [3]) der Ansicht huldigten, dafs das Fieber durch Verstopfung der zwischen den Atomen verlaufenden Hohlgänge zustande komme, knüpften Athenaios und seine Schule an die Theorie der älteren Dogmatiker an, welche jede Fieberart von einer Fäulnis der vier Säfte des menschlichen Körpers hergeleitet hatten [4]). Darin wichen sie von ihnen ab, dafs sie diese Fäulnis auf eine Dyskrasie zurückführten: über die bei dieser Dyskrasie wirkenden Qualitäten waren sie verschiedener Meinung. Nach Athenaios [5]) beruhte sie auf einer abnormen Steigerung von Wärme und Trockenheit, nach Archigenes [6]) auf Wärme und Feuchtigkeit. Aufserdem teilten sie den Verlauf eines jeden Fiebers in bestimmte Perioden: Herodot in die vier Stadien des Anfangs, der Zunahme, der Höhe und der Abnahme [7]), Archigenes liefs unmittelbar auf den Anfang die *ἀκμή* folgen und unterschied bei der *παρακμή* zwei Stadien: die *παρακμή* und die *ἄνεσις* [8]).

Mit Zugrundelegung der Theorie von den drei verschiedenen

---

1) Aret. caus. ac. II 11, 60 f. Vgl. S. 98.

2) Gal. VIII 70. 73. 86. 90. 110. 3) Gal. VII 615.

4) Gal. VII 295: *ἐπεὶ δὲ τῶν λοιμωδῶν ἐμνημόνευσα πυρετῶν ὑπὸ σηπεδόνος ἁπάντων γινομένων, ἄξιον ἐπιστάντα τὸν λόγον ἐν τῷδε διασκέψασθαι περὶ παλαιοῦ δόγματος, ἅπαντα πυρετὸν ἐπὶ τῇ τῶν χυμῶν σήψει φάσκοντος γίνεσθαι. κινδυνεύει γὰρ οὖν δοξάζειν ὧδε καὶ ὁ τῶν ἀπ' Ἀθηναίου χορὸς, ἄνδρες οὐχὶ φαυλότατοι τά τ' ἄλλα τῆς τέχνης καὶ οὐχ ἥκιστα πυρετῶν ἐπιστήμης, περὶ ὧν κἀγὼ τό γε πλεῖστον αὐτοῖς σύμφημι, πλὴν ἕν τι παρίημι, τοὺς ἐφημέρους ὀνομαζομένους πυρετούς.* Vgl. VII 404.

5) Gal. I 522. 6) Orib. II 270. 7) Orib. I 417. 8) Gal. VII 424.

Bestandteilen des menschlichen Körpers, den festen, flüssigen und pneumatischen, unterschieden sie drei Hauptarten von Fiebern: Eintagsfieber, septische und hektische[1]), je nachdem die Fäulnis im Pneuma, den flüssigen oder festen Teilen ihren Sitz hat. Ihre Ansicht, dafs die Eintagsfieber durch Fäulnis der Säfte hervorgebracht werden, fand nicht die Billigung des Galen[2]), er vertrat vielmehr die Anschauung, dafs sie auf eine abnorme Steigerung der eingepflanzten Wärme zurückzuführen seien. Als charakteristische Merkmale dieser Fieberart betrachteten sie die äufsere Gelegenheitsursache[3]), die angenehme Beschaffenheit der Wärme, die sich gleichmäfsig über den ganzen Körper erstreckt[4]), die Qualität des Urins, der gleich am ersten Tage verdaut erscheint, und die Beschaffenheit des Pulses, der zwar voller und schneller geht, aber durchaus gleichmäfsig ist[5]). Das septische Fieber erkannten sie daran, dafs keine offenbare Gelegenheitsursache, wie bei dem Eintagsfieber, voraufgeht[6]), ferner an der Beschaffenheit der Körperwärme, die fressend ist, so dafs sie bei der Berührung gleichsam beifst und frifst, wie wenn Rauch in die Augen und in die Nase steigt[7]), an der unverdauten Beschaffenheit des Urins und der vermehrten Geschwindigkeit des Pulses[8]). Die Annahme des Archigenes, dafs der harte Puls ein charakteristisches Merkmal dieser Fieberarten sei[9]), wird von Galen verworfen mit der Begründung, dafs die Härte des Pulses, die sich bisweilen bei ihnen einstellt, sich aus irgend einem Symptom erkläre, bei den Eintagsfiebern aus starker Erkältung, Nervenanspannung, grofser Hitze, Ermattung, Mangel von Nahrungsmitteln, Schlaflosigkeit und übermäfsiger Entleerung, beim septischen Fieber aus einer Entzündung, einem Skirrhus der Eingeweide, einer Nervenanspannung u. s. w.[10]). Die gemeinschaftlichen Kennzeichen der hektischen Fieber fafsten sie dahin zusammen, dafs sie von Anfang bis zu Ende gleichmäfsig, aber mit geringer Heftigkeit anhalten, dafs die Hitze eine trockene Beschaffenheit hat, dafs jedesmal nach dem Essen der Puls verändert und

---

1) Vgl. S. 88 f. Th. Puschmann. Alex. v. Tralles I 119 f.
2) Gal. VII 295.
3) Gal. VII 302 f.
4) Gal. VII 303.
5) Gal. VII 302.
6) Gal. VII 304 f. Vgl. S. 90.
7) Gal. VII 307.
8) Gal. VII 308.
9) Gal. VII 310 f. 686. IX 366.
10) Gal. VII 311.

die Hitze vermehrt erscheint[1]), dafs endlich die Arterien sich weit heifser anfühlen als die umgebenden Teile[2]).

Eine besondere Art des hektischen Fiebers ist nach ihrer Theorie das marasmische Fieber (πυρετὸς μαρασμώδης). Es entwickelt sich aus dem hektischen dadurch, dafs die im Herzen befindlichen Säfte aufgezehrt werden[3]). Über seine Entstehung, die verschiedenen Arten und die Unterscheidungsmerkmale desselben hatten die Pneumatiker, insbesondere Philippos, ein Schüler des Archigenes[4]), eingehend gehandelt. Philippos unterschied zwischen dem μαρασμώδης πυρετός, dem ἐκ νόσου γῆρας und dem eigentlichen μαρασμός. Der Marasmus tritt nur im Greisenalter auf, ohne mit Fieber verbunden zu sein, und beruht auf dem Schwinden der eingepflanzten Wärme. Der Tod ist in diesem Falle weiter nichts als eine allgemeine Austrocknung nach dem Laufe der Natur[5]). Er verglich das allmähliche Erlöschen der natürlichen Wärme mit der Flamme, die, wenn sie des Stoffes Herr geworden ist, zu hellem Feuer entfacht wird und schliefslich, wenn der Stoff verzehrt ist, langsam verlischt[6]). Die Abzehrung, die sich aus einer Krankheit entwickelt (ἐκ νόσου γῆρας), hielt er für eine besondere Form des marasmischen Fiebers[7]), weil das charakteristische Merkmal des Fiebers, Härte des Pulses, auch ihr eigen ist. Ihre Verschiedenheit vom eigentlichen Marasmus schlofs er daraus, dafs sie nicht nur im Alter, sondern auch bei Knaben auftrete[8]). Er führte sie auf dieselbe Ursache zurück wie den Marasmus d. h. auf das allmähliche Verlöschen der eingepflanzten Wärme[9]). Galen rühmt ihm nach, dafs er das Wesen dieser Krankheit richtig erkannt habe, indem er sie mit ausgebrannten, in Asche zerfallenden Kohlen verglich[10]). Den πυρετὸς μαρασμώδης fafste er als eine hitzige und trockene Krankheit auf, bei welcher der Mensch sehr schnell seiner natürlichen Wärme beraubt wird und verdorrt wie ein vertrockneter Baum wegen Alters oder nahen Feuers oder grofser Dürre[11]). Er unterschied zwei Arten: den περιφρυγής und den συγκοπώδης μαρασμός[12]). Bei beiden ist

---

1) Gal. VII 322 f.
2) Gal. VII 328.
3) Gal. VII 313.
4) Gal. VII 685. Vgl. S. 19 A. 2.
5) Gal. VII 315. 672.
6) Gal. VII 674.
7) Gal. VII 685.
8) Gal. VII 315. 685. IX 176.
9) Gal. IX 176.
10) Gal. IX 176.
11) Gal. VII 315.
12) Gal. VII 686 f.

der Puls häufig und klein: den *περιφρυγής* erkannte er an der Wärme des Atems; er entwickelt sich aus einem starken Brennfieber und beruht auf Wärme und Trockenheit, der *συγκοπώδης* entwickelt sich dagegen aus einer *συγκοπή*.

Nach der Art der Bewegung der Wärme teilten sie alle Fieber in intermittierende und continuierende, je nachdem sie nach bestimmten Unterbrechungen wiederkehren oder weder bei Tag noch bei Nacht aussetzen [1]). Zu den intermittierenden rechneten sie die Quotidian-, Tertian- und Quartanfieber [2]). Diese drei Fieberarten, die als Unterarten der septischen Fieber galten, werden von ihnen nach ihrer bekannten Theorie auf bestimmte Dyskrasieen zurückgeführt: das Quotidianfieber auf Kälte und Feuchtigkeit, das Tertianfieber auf Wärme und Trockenheit und das Quartanfieber auf Kälte und Trockenheit. Der Krankheitsstoff der alltäglichen Fieber wird demnach durch den Schleim, derjenige der dreitägigen durch die gelbe Galle und derjenige der viertägigen durch die schwarze Galle gebildet [3]). Das Quotidianfieber kommt am häufigsten im Winter, bei kalter und feuchter Luftbeschaffenheit, vor, in kalten und feuchten Gegenden und im Greisenalter. Das dreitägige Fieber tritt vornehmlich im jugendlichen Alter (*ἀκμάζοντες*) und zur Sommerszeit auf; es entsteht in heifsen und trockenen Gegenden, es erkranken daran solche Constitutionen, die hitzige und trockene Nahrungsmittel zu sich nehmen oder erhitzende und austrocknende Arzneimittel gebrauchen. Das Quartanfieber ist das gewöhnliche Fieber der *παρακμάζοντες*: die Herbstzeit, kalte und trockene Nahrungsmittel und Getränke befördern die Entwicklung dieser Fieberform [4]). Jedes dieser Fieber

---

1) Vgl. S. 88. 2) Gal. VII 336.

3) Gal. VII 334 f. IX 648 f.

4) Die Qualitätentheorie, die dieser Bestimmung zu Grunde liegt, ist die des Athenaios:

ἀμφημερινὸς πυρετός, kalt-feucht, Schleim, Winter, Greisenalter.
τριταῖος πυρετός, warm trocken, gelbe Galle, Sommer, *ἀκμάζοντες*.
τεταρταῖος πυρετός, kalt-trocken, schwarze Galle (IX 659), Herbst, *παρακμάζοντες*.

Vgl. Gal. I 522. Orib. III 183. Aet. III 162. Ich schliefse daraus, dafs Athenaios die Quelle ist. Für Archigenes gilt folgendes Schema:

kalt-trocken, schwarze Galle, Winter, Greisenalter (Aret. caus. ac. I 6, 7).
kalt-feucht, Schleim, Herbst, *ἀκμάζοντες*, *γυναῖκες* (Aret. a. a. O.).
warm-trocken, gelbe Galle, Sommer, *νέοι*, *ἄνδρες* (Aret. a. a. O.).

ist mit Frostanfällen verbunden[1]), die infolge des verschiedenen Krankheitsstoffes verschieden sind: beim Quotidianfieber stellt sich nur ein Gefühl des Frostes ein[2]), während beim dreitägigen Fieber der Frostschauer ein stechendes und bohrendes Gefühl verursacht[3]) und im viertägigen Fieber mit Eiskälte verbunden ist, die bis auf die Knochen dringt[4]). Während bei diesen Fieberarten der Schüttelfrost vorangeht und das Fieber nachfolgt, kannte Archigenes eine Art des Quotidianfiebers, bei der Schüttelfrost und Fieber von Anfang an im ganzen Körper zu gleicher Zeit auftreten: er nannte sie den *πυρετὸς ἠπίαλος*[5]).

Von den continuierenden Fiebern, die sie von der gelben Galle herleiteten[6]), kannten sie zwei Arten: die *πυρετοὶ σύνοχοι* und *συνεχεῖς*[7]), von denen die *σύνοχοι* nur einen Anfall von Anfang bis zu Ende machen, ohne auszusetzen, während bei den *συνεχεῖς* Zunahme und Abnahme deutlich zu unterscheiden sind[8]). Zu den *συνεχεῖς* rechneten sie den *ἡμιτριταῖος*, den *πυρετὸς καυσώδης* und *τυφώδης*[9]). Unter dem halbdreitägigen Fieber verstand Agathinos nach dem Vorgange der Methodiker[10]) ein verlängertes dreitägiges Fieber, das sich nur hinsichtlich der Dauer des Anfalls vom Tertianfieber unterscheidet[11]). Er unterschied drei Arten desselben: den *μέγας, μέσος* und *μικρὸς ἡμιτριταῖος*, je nachdem der Anfall sich über vier *διαστήματα*, d. h. über 48 oder über 36 oder über 24 Stunden erstreckt[12]), ohne dafs ein Nachlafs eintritt. Den Namen leitete er von seiner Ähnlichkeit mit dem Tertianfieber ab,

---

1) Gal. IX 664. 2) Gal. IX 653.

3) Gal. VII 335. IX 652. 4) Gal. VII 335. IX 652.

5) Was Galen (VII 347) über die Entstehung dieser Fieberart mitteilt, scheint ebenfalls auf pneumatischer Doctrin zu beruhen, dafs nämlich bei ihr nur ein Teil des Schleimes in Fäulnis gerät: der in Fäulnis übergegangene ruft das Fieber hervor, während der andere Teil den Schüttelfrost hervorbringt.

6) Gal. VII 336.

7) Ps.-Gal. XIX def. 186 p. 318, 16 f. XVII A. 890. VII 336. IX 665.

8) Bei Gal. XIX def. 186 ist zu lesen: *ἢ συνεχῆ πυρετὸν καλοῦσι τὸν εἰς ἀπυρεξίαν πρὶν τελέως ⟨λυθῆναι⟩ μὴ παυόμενον κτλ.* Vgl. Gal. IX 664. Quelle ist Archigenes.

9) Ps.-Gal. XIX 135 p. 387, 7.

10) Cels. III 3. Ps.-Gal. XIX 402, 12

11) Gal. VII 367. 373.

12) Gal. XVII A 120. 228. 942. VII 465.

da es, wie dieses, jeden dritten Tag wiederkehrt [1]). Archigenes erklärte diese Fieberart, ebenso wie Galen, für eine Verbindung des Tertian- mit dem Quotidianfieber [2]), bei der entweder das eine oder das andere Fieber die Oberhand habe und führte die Entstehung derselben auf Fäulnis zweier Säfte, des Schleimes und der gelben Galle zurück.

Das Brennfieber (πυρετὸς καυσώδης) beruht als continuierendes Fieber auf einer Dyskrasie von Wärme und Trockenheit: sein Krankheitsstoff ist die gelbe Galle [3]). Die charakteristischen Symptome sind eine trockene, beifsende Hitze, Trockenheit der Zunge und des Mundes, heftiger Durst, vermehrte Respiration, galliges Erbrechen, Kälte der Extremitäten, gallige Färbung des Urins und Auftreten von Delirien [4]). Haben Wärme und Trockenheit ihre höchste Steigerung erfahren, so endet es mit einer reichlichen Schweifssecretion und allmählicher Auflösung des Körpers. Archigenes empfahl, wie Herodot, bei diesem Fieber den Genufs von kaltem oder geschmolzenem Wasser [5]).

Die hippokratische Lehre von den kritischen Tagen, deren Einflufs auf die Prognose Asklepiades nicht anerkannt hatte [6]), wurde von der Schule des Archigenes wieder aufgenommen [7]), wenn auch über die Bedeutung der einzelnen Tage Meinungsverschiedenheit herrschte [8]): Einstimmig wurden von ihnen als kritische Tage der 7., 11., 14., 20. Tag [9]) anerkannt. Archigenes wies dem 21. Tage eine gröfsere Bedeutung zu als dem 20. [10]), dem 27. eine geringere als dem 28. Nach dem 40. Tage hört die Bedeutung der kritischen Tage auf [11]). Die Krisis der σύνοχοι πυρετοί tritt nach Archigenes Ansicht am 4. Tage ein [12]), bei den συνεχεῖς πυρετοί richtet sie sich nach der Stärke und der Bewegung der Wärme. Sie erfolgt am 3. Tage, wenn das Fieber grofs ist und eine schnelle Bewegung

---

1) Gal. VII 469.
2) Gal. VII 365. 369.
3) Aret. caus. ac. II 4, 41.
4) Ps.-Gal. XIX def. 188 p. 399.
5) So schon Hippokrates: Epid. IV 59. V 19. Vgl. Cels. III 7. Petron bei Cels. III 9. Aret. caus. ac. II 8, 55. caus. chr. I 1, 168. Orib. I 422. 425. Philumenos bei Aetius V 78. Gal. VII 183.
6) Cels. III 4, 80.
7) Gal IX 775.
8) Gal. IX 778.
9) Gal. IX 781.
10) Gal. IX 816.
11) Gal. IX 839.
12) Gal. IX 717.

hat, am 5. dagegen, wenn es minder grofs ist und die Wärme sich nur langsam bewegt. Die Krisis fällt immer mit dem Anfall zusammen: daher ist sie am 4. Tage bei diesen Fiebern so selten, dafs Archigenes es nur zweimal, Galen einmal erlebt haben will[1]).

Archigenes teilte die Fieber nach ihrem Charakter in folgende Arten: *κατόξεις, ὀξεῖς, χρόνιοι, βραχυχρόνιοι*[2]), deren Benennungen er nicht nur von der Zahl der Fiebertage, sondern auch von der Bewegung und der Natur des Fiebers abhängig machte[3]). Ein Fieber, das bis zum 7. Tage anhält, nannte er *κάτοξυν*, ein solches, das sich bis zum 14. Tage ausdehnt, *ὀξύν*; dabei machte er zur Vorbedingung, dafs es mit Schnelligkeit und Gefahr verbunden ist[4]). Demnach kann ein Fieber, das sich langsam und träge bewegt und mit fieberlosen Zwischenzeiten auftritt, niemals ein *πυρετὸς ὀξύς* sein. Ein Fieber, das bis zum 40. Tage anhält, nannte er *χρόνιος*; die langwierigen Fieber aber, die weder gefährlich noch bedeutend sind, nannte er *βραχυχρόνιοι*[5]).

Die hohe Ausbildung der Pulslehre ist ebenfalls ein Verdienst dieser Schule. Sie ist zwar nicht frei von dialektischen Spitzfindigkeiten und müfsigen Wortklaubereien, aber ihre grofse Bedeutung für die Vervollkommnung der Diagnose kann niemand leugnen. Der Ruhm, die Pulslehre im Altertum wissenschaftlich begründet zu haben, gebührt dem grofsen alexandrinischen Arzte Herophilos von Chalkedon. Die von seinem Lehrer Praxagoras stammende Entdeckung des natürlichen Pulses der Schlagadern[6]), sowie die von ihm im Gegensatz zu Praxagoras verfochtene Ansicht, dafs die Schlagadern mit Pneuma und Blut angefüllt seien[7]), bilden die Grundlage seines Systems. Die Verdienste seines berühmten Zeitgenossen Erasistratos um diese neue Lehre sind im Verhältnis zu ihm gering. Schuld daran ist sein hartnäckiges Festhalten an der Theorie des Praxagoras, dafs die Arterien nicht Blutgefäfse, sondern Luftkanäle seien[8]). In der Folgezeit hat sie in den Schulen beider Meister zu

---

1) Gal. IX 717.

2) Aufserdem kannte er noch *πυρετοὶ εὔτροποι* und *κακοήθεις*: Orib. II 270.

3) Gal. IX 887.

4) Gal. IX 888.

5) Gal. IX 887. 940.

6) Gal. V 561. VII 702.

7) Gal. IV 731.

8) Gal. XI 153. Vgl. Gal. VIII 759 f.

heftigen Streitigkeiten geführt[1]), ist dann im 1. Jh. n. Chr. von den Methodikern und Pneumatikern wieder aufgenommen worden und hat sich besonders in der Schule der letzteren, des Athenaios, Agathinos, Magnus, Herodot und Archigenes zu jener Vollkommenheit ausgebildet, die uns in Galens Schriften entgegentritt. Die umfängliche Schrift des Archigenes *περὶ σφυγμῶν*[2]) ist für uns das letzte abschliefsende Werk auf diesem Gebiet, der die Folgezeit, insbesondere Galen, seine genaue Kenntnis dieser Lehre verdankt. Im folgenden versuche ich eine Reconstruktion dieser Schrift: durch sie wird zugleich ein Schlaglicht auf die Lehren der übrigen Pneumatiker fallen[3]).

Die Grundlage der pneumatischen Pulserklärung bildet die dem Herophilos entlehnte Annahme[4]), dafs die Schlagadern Pneuma und Blut zugleich enthalten und dafs durch deren Circulation der Puls hervorgerufen werde[5]), sowie dafs die Schlagadern die Kraft zur Ausdehnung und Zusammenziehung ihrer Häute vom Herzen erhalten, d. h. dafs Herz und Arterien in steter Wechselbeziehung zu einander stehen. Jeder Puls besteht aus vier Zeiten, der Zusammenziehung, Ausdehnung und den beiden Pausen, von denen sie die beiden Bewegungen der Diastole und Systole als die eigentliche Kraftäufserung (*ἐνέργεια*) der Arterien und des Herzens betrach-

---

1) Gal. VIII 719. 2) Gal. VIII 754.

3) Die Quellen für unsere Kenntnis der antiken Pulslehre sind eine Anzahl von galenischen Schriften: sein kurzer Grundrifs *περὶ τῶν σφυγμῶν τοῖς εἰσαγομένοις* (VIII 453 f.), sein aus vier Teilen bestehendes Hauptwerk über diesen Gegenstand: *περὶ διαφορᾶς σφυγμῶν* (VIII 493 f.), *περὶ διαγνώσεως σφυγμῶν* (VIII 766 f.), *περὶ τῶν ἐν τοῖς σφυγμοῖς αἰτίων* (IX 1 f.) und *περὶ προγνώσεως σφυγμῶν* (IX 205 f.) und seine *Σύνοψις περὶ σφυγμῶν ἰδίας πραγματείας* (IX 431). Vgl. Ilberg: Über die Schriftstellerei des Klaudios Galenos, Rh. Mus. XLIV 219 f. Sein Commentar zu der Pulsschrift des Archigenes in 8 B. ist leider verloren gegangen. Aufserdem kommen in Betracht ein unter dem Namen des Galen erhaltener, in Wirklichkeit einer pneumatischen Feder entstammender Abrifs *περὶ σφυγμῶν πρὸς Ἀντώνιον φιλομαθῆ καὶ φιλόσοφον* (Gal. XIX 629), die kurzen Definitionen in der Pseudogalenischen Schrift *ὅροι ἰατρικοί* (Gal. XIX 404 f.), der gemeiniglich unter dem Namen des Rufus gehende Tractat *περὶ σφυγμῶν* (Daremberg-Ruelle p. 219 f.) und endlich die von V. Rose, Anecd. gr. II herausgegebene Schrift des Pseudo-Soran de pulsibus (263 f) und peri s gmon (275 f.).

4) Gal. IV 731.

5) Gal. VIII 733. 870. VII 598. Ps.-Gal. XIX def. 73. 74, 365.

teten[1]). Mit dieser Annahme standen sie im Widerspruch zu Herophilos und Asklepiades, von denen der erstere gewöhnlich nur die Zusammenziehung als ihre eigentliche Kraftäufserung ansah[2]), während Asklepiades sich nicht deutlich darüber aussprach, ob überhaupt eine dieser Bewegungen als Kraftäufserung gelten dürfe[3]). Ein wichtiger Unterschied ihrer Theorie von derjenigen der älteren Ärzte besteht darin, dafs sie mit Berufung auf die Analogie der Atmungsorgane die Behauptung verfochten, dafs die Arterien sich bei der Systole füllen, bei der Diastole dagegen leeren[4]).

Athenaios und sein Schüler Agathinos hatten eine mehrfache Bedeutung des Wortes *σφυγμός* unterschieden[5]): sie verstanden darunter nicht nur die Bewegung der Schlagadern und des Herzens, sondern auch mit Anlehnung an Erasistratos die abnorme Arterienbewegung bei Entzündungen, die blofse Ausdehnung oder Zusammenziehung der Arterien, die Aufeinanderfolge mehrerer Ausdehnungen und Zusammenziehungen, die Pulsation an der Handwurzel, endlich die Bewegung der sichtbar gespannten Arterien. Archigenes war beiden darin gefolgt[6]), als grundwesentlich aber galt ihm folgende Definition[7]), die zu Beginn seines Werkes zu lesen war: „*σφυγμός ἐστι καρδίας καὶ ἀρτηριῶν διαστολὴ φυσική τε καὶ συστολὴ φυσική*“[8]). Er übernahm also die Defini-

---

[1]) Gal. VIII 755: *οἱ δ' ἀπ' Ἀθηναίου πάντες, ὡς εἴρηται, τὰς κινήσεις ἀμφοτέρας ἐνεργείας ἡγοῦνται, τήν τε ἐν τῷ διαστέλλεσθαι γινομένην καὶ τὴν ἐν τῷ συστέλλεσθαι* ... Vgl. 754.

[2]) Gal. VIII 747. 754. [3]) Gal. VIII 755.

[4]) Gal. V 162 f. VIII 713. IX 424. Ps.-Gal. XIX def. 74, 366. Vgl. S. 140.

[5]) Gal. VIII 750. [6]) Gal. VIII 752.

[7]) Gal. VIII 754. Ps.-Gal. XIX def. 110 p. 375, 16.

[8]) Athenaios verstand unter Puls die natürliche, unbeabsichtigte Ausdehnung der in den Arterien und im Herzen befindlichen Wärme, die sich von sich weg und zu sich hin bewegt und die Bewegung des Herzens und der Arterien veranlafst (Gal. VIII 756. Vgl. Ps.-Gal. XIX def. 110 p. 376): *Ἀθήναιος τὸν σφυγμὸν ὁρίζεται κίνησιν κατὰ διαστολὴν φυσικὴν καὶ ἀπροαίρετον τοῦ ἐν ἀρτηρίαις καὶ καρδίᾳ θερμοῦ ἐξ ἑαυτοῦ τε καὶ εἰς ἑαυτὸ κινουμένου καὶ συγκινοῦντος καρδίαν καὶ ἀρτηρίας.* Er definierte auch den Puls als Ausdehnung und Zusammenziehung auf Grund der Perspiration des Herzens und der Arterien oder als sichtbare, an und für sich wahrnehmbare Perspiration, vgl. 756 f. Magnus definierte folgendermafsen: *σφυγμός ἐστι διόγκωσις καὶ συνίζησις αἰσθητὴ καρδίας καὶ τῶν ὁμοιοπαθούντων αὐτῇ.* Agathinos verstand unter Puls die Bewegung von Herz und Arterien: vgl.

tion seines Lehrers, dafs unter Puls jede Bewegung der Arterien und des Herzens zu verstehen sei[1]), mit dem Zusatze, dafs nur die normale Bewegung den Puls ausmache[2]). Dieser Zusatz hat den Zweck, der Unterscheidung des Pulsschlages vom *τρόμος*, *σπασμός* und *παλμός* zu dienen, die er demnach wie sein Lehrer[3]) als abnorme Bewegungen der Arterien[4]) auffafste[5]).

Ausführlich behandelte er die Frage nach der Ursache der Bewegung der Arterien und berücksichtigte dabei alles, was Herophilos darüber gesagt hatte[6]), ohne seine offenkundigen Versehen zu berichtigen, dagegen polemisierte er gegen die Auffassung des Herophilos von den vier Kräften, welche das Leben regieren (*δυνάμεις τὰ ζῷα διοικοῦσαι*).

Herophilos hatte in seiner Pulslehre vier Hauptunterschiede der Pulsarten angenommen[7]): Gröfse, Schnelligkeit, Stärke und Rhythmos; aufserdem als Eigenschaften derselben Regelmäfsigkeit, Gleichmäfsigkeit und deren Gegenteile. Archigenes nahm deren nach dem Vorgange seiner Schule[8]) acht

VII 750. Die übrigen Pneumatiker definierten in ähnlicher Weise. Gal. VIII 757: *καὶ ἄλλοι δέ τινες τῶν ἀπὸ τῆς πνευματικῆς αἱρέσεως ὅρους ἐποιήσαντο τοῦ σφυγμοῦ βραχὺ τῶν προειρημένων παραλλάττοντας, ὡς εἶπον, ὥστ' οὐ χρὴ μνημονεύειν αὐτῶν ἐπειγομένους καθ' ὅσον οἷόν τε διαδραμεῖν τὸν λόγον.*

1) Gal. VIII 750.

2) Gal. VIII 722. 754.

3) Gal. VIII 751.

4) Gal. VIII 722.

5) Herophilos hatte ebenfalls zu Beginn des 1. Buches seiner Pulslehre den Unterschied von *σφυγμός*, *τρόμος*, *σπασμός* und *παλμός* behandelt (Gal. VIII 716. 724). Er erkannte richtig mit Polemik gegen Praxagoras (VIII 723), der diese Erscheinungen für quantitativ, nicht qualitativ verschieden vom Pulsschlag hielt (Gal. a. a. O. Rufus 220), dafs sie mit dem Pulse nichts zu thun haben, sondern vielmehr von den Muskeln und Nerven ausgehen. Diese einleitenden Bemerkungen des Herophilos sind zum Teil gegen seinen Lehrer, zum andern Teil gegen Aigimios, den ersten Verfasser einer Pulslehre unter dem Titel *περὶ παλμῶν*, gerichtet (Gal. VIII 716. Ruf. p. 219).

6) Gal. VIII 870. Dafs Archigenes der Gegenstand der Polemik des Galen ist, folgt aus dem Zusammenhange.

7) Gal. VIII 956. 959. 592 (aus Archigenes). 625 (aus Archigenes).

8) Das besagt, worauf mich Herr Prof. von Wilamowitz aufmerksam macht, die Ausdrucksweise *διηχημέναι παρὰ τοῖς γοῦν καθαρείοις*. Sie beweist, dafs diese Pulslehre, und zwar ihre als Axiome angesehenen Fundamente, älter und eine Unterscheidungslehre der Schule sind. Es ist mir wahrscheinlich, dafs Agathinos der Urheber dieser Lehre ist (vgl. Gal. VIII 593).

an [1]) und nannte sie einfache Beschaffenheiten (ἁπλαῖ ποιότητες): er bezeichnete sie als allgemein bekannt (διηχημέναι)[2]) und war der Ansicht, dafs sie keines Beweises bedürfen. Es sind folgende: μέγεθος, σφοδρότης, τάχος, πυκνότης, πληρότης, τάξις ἢ ἀταξία, ὁμαλότης ἢ ἀνωμαλία, ῥυθμός. Weiter wollte er im Gegensatze zu Herophilos, der diese Begriffe als die artbildenden Unterschiede auffafste, unter seinen Qualitäten Gattungsbegriffe verstanden wissen, von denen die fünf ersten wieder drei Arten unter sich begreifen, zwei Extreme und eine natürliche (μέσος, σύμμετρος) Pulsart[3]). Darnach umfafst die erste Gattung (τὸ μέγεθος τοῦ σφυγμοῦ)[4]) den σφυγμὸς μέγας, μικρὸς, μέσος, die zweite (σφοδρότης τοῦ σφυγμοῦ) den σφυγμὸς σφοδρὸς, ἀμυδρὸς, μέσος[5]), die dritte (τάχος τοῦ σφυγμοῦ) den σφυγμὸς ταχὺς, βραδὺς, μέσος[6]), die vierte (πυκνότης τοῦ σφυγμοῦ) den σφυγμὸς πυκνὸς, ἀραιὸς und μέσος[7]), die fünfte (πληρότης τοῦ σφυγμοῦ) den σφυγμὸς πλήρης, κενὸς, μέσος[8]). Die beiden folgenden γένη, von denen das sechste den regelmäfsigen und unregelmäfsigen, das siebente den gleichmäfsigen und ungleichmäfsigen Puls unter sich befafste[9]), liefs er unbenannt (ἀκατονόμαστα), weil er keinen gemeinsamen Gattungsbegriff fand, trotzdem er sie mit demselben Rechte, wie die vorbenannten Gattungen, als τάξις und ὁμαλότης hätte bezeichnen können. Eine Ableitung dieser Qualitätenunterschiede hielt er für überflüssig; ebenso erscheint ihre Achtzahl ziemlich willkürlich und Archigenes selbst hat dies dadurch anerkannt, dafs er die Qualität der Härte, die den harten und weichen Puls unter sich begreift und die er im vierten λόγος seiner Schrift, also mitten unter den andern Qualitäten abgehandelt hatte, zu Anfang seiner Schrift, wo er eine Aufzählung derselben

---

1) Gal. VIII 576. 578. Die Worte des Archigenes werden gelautet haben: „Ὀκτὼ λέγονται ποιότητες παρέπεσθαι τοῖς σφυγμοῖς, αἳ διηχημέναι παρά γοῦν τοῖς καθαρείοις (vgl. Archigenes bei Orib. II 203), μέγεθος, σφοδρότητα, τάχος, πυκνότητα, πληρότητα, τάξιν ἢ ἀταξίαν, ὁμαλότητα ἢ ἀνωμαλίαν, ῥυθμόν“.

2) Gal. VIII 578.

3) Gal. VIII 590. 591. 605 u. öft.

4) Gal. VIII 578. 591.

5) Gal. a. a. O.

6) Gal. VIII 593.

7) Gal. VIII 593.

8) Gal. VIII 582.

9) Gal. VIII 592 ff.

giebt, übergeht[1]). Die *σκληρότης* war im Sinne des Archigenes ebenso gut eine Qualität wie die übrigen; die Zurückweisung derselben als Qualität hätte nur dann Berechtigung, wenn er sie nicht als einfache, sondern als zusammengesetzte Qualität angesehen hätte[2]). Diese Annahme trifft aber für Archigenes nicht zu, weil er durch die Erklärung dieser Pulsgattung als *ἡ κατὰ σύστασιν ἢ διάλυσιν ἀντίληψις* deutlich zu erkennen giebt, dafs er sie zu den einfachen Qualitäten rechnete[3]).

Aufser diesem seinen Vorgängern entlehnten Einteilungsprincip nach den Qualitäten bezeugt Galen für Archigenes ein zweites Einteilungsprincip. Den harten und weichen Puls hatte er, wie wir eben gesehen haben, unter den Begriff der Consistenz der Arterie (*κατὰ σύστασιν ἢ διάλυσιν τῆς ἀρτηρίας*) rubriciert; den starken und schwachen Puls ordnete er dem Begriff des *τόνος* der Bewegung unter (*κατὰ τόνον τῆς κινήσεως*)[4]). Vollständig erhalten ist dieses zweite Einteilungsprincip in einem Scholion zu einer Pariser Hds. der Pseudogalenischen Schrift *περὶ σφυγμῶν πρὸς Ἀντώνιον*[5]), das Daremberg in seiner Ausgabe des Rufus[6]) herausgegeben hat: *Τὰ δέκα γένη τῶν σφυγμῶν ἐκ τῶν Ἀρχιγένους· α΄ τὸ παρὰ τὸ ποσὸν τῆς διαστολῆς. β΄. τὸ παρὰ τὸ ποιὸν τῆς κινήσεως· γ΄ τὸ παρὰ τὸν*

---

1) Gal. VIII 577: *αὐτίκα γέ τοι κατὰ τὰς ὀκτὼ τὰς πρώτας ποιότητας οὐδαμοῦ μνημονεύσας* (sc. Archigenes) *σκληρότητος καὶ μαλακότητος ἑξῆς ὑπὲρ αὐτῶν διαλέγεται. πρῶτον μὲν γὰρ περὶ μεγέθους, δεύτερον δὲ περὶ σφοδρότητος, καὶ τρίτον περὶ πληρότητος, τέταρτον δὲ περὶ σκληρότητος διείλεκται.*

2) Gal. VIII 578.

3) Gal. a. a. O.: *ἐξηγούμενος* (sc. Archigenes) *δὲ τί ποτ' ἐστὶ, τὴν κατὰ σύστασιν ἢ διάλυσιν τῆς ἀρτηρίας ἀντίληψιν εἶπεν, ἐξ ὧν δηλονότι τῶν ἁπλῶν αὐτὴν εἶναι βούλεται. ταῦτα μὲν οὖν εὐθὺς κατ' ἀρχὰς ἡμάρτηται τῷ Ἀρχιγένει περὶ τὴν ἐξαρίθμησιν τῶν πρώτων ποιοτήτων, ἃς οὐδ' ἀποδεῖξαι, πῶς τοσαῦται τὸν ἀριθμόν εἰσιν, ἠξίωσεν, ἀλλ' ἁπλῶς ὡδί πως ἔῤῥιψε τὸν λόγον κτλ.*

4) Gal. VIII 647: *Δῆλον οὖν ὡς οὐδ' ὅπῃ διήνεγκεν ὁ σφοδρὸς σφυγμὸς τῆς αἰτίας, ὑφ' ἧς γίγνεται, διηρθρωμένως ἐγίγνωσκεν ὁ Ἀρχιγένης. καὶ διὰ τοῦτο ἐν τῷ τόνῳ τῆς κινήσεως τῶν ἀρτηριῶν τὴν σφοδρότητα τίθεται, δέον τοῦτο μὲν αἴτιον εἰπεῖν σφοδρότητος, αὐτὴν δὲ κατὰ τὸ ποιὸν τῆς πληγῆς φάναι συνίστασθαι βιαιόν τινα οὖσαν καὶ ἀντιβατικὴν προσβολήν.*

5) Gal. XIX 634. 6) Ruf. ed. Ruelle p. 231.

τόνον τῆς δυνάμεως· δ' τὸ παρὰ τὸ ποσὸν τῆς πληγῆς· ε' τὸ παρὰ τὸν χρόνον τῆς ἡσυχίας· ς' τὸ παρὰ τὴν σύστασιν· ζ' τὸ παρὰ τὴν ὁμαλότητα καὶ ἀνωμαλίαν· η' τὸ παρὰ τὴν τάξιν καὶ ἀταξίαν· ϑ' τὸ παρὰ τὸ πλῆϑος καὶ τὸ κενόν· ι' τὸ παρὰ τὸν ῥυϑμόν. Da thatsächlich die beiden von Galen für Archigenes bezeugten Gattungen in dieser Aufzählung wiederkehren, so halte ich jeden Zweifel an der Authenticität des Autornamens für ausgeschlossen. Somit haben wir als Thatsache zu constatieren, dafs Archigenes in seiner Pulslehre zehn Pulsgattungen unterschieden hat; bei dem Zusammenhang seiner Lehren mit philosophischen Theorieen ist es sehr wahrscheinlich, dafs die Zehnzahl der aristotelischen Kategorieen ihn veranlafst hat, für seine Pulsgattungen nach dieser Rundzahl zu suchen.

Das gewonnene Resultat ist deshalb von hoher Bedeutung, weil mit einem Schlage klar wird, dafs die Pulseinteilung, die Galen seinen beiden Schriften περὶ τῶν σφυγμῶν τοῖς εἰσαγομένοις und περὶ διαφορᾶς σφυγμῶν zu Grunde gelegt hat, und die in der Pseudogalenischen Schrift περὶ σφυγμῶν πρὸς Ἀντώνιον wiederkehrt, dem Archigenes in etwas modificierter Gestalt entlehnt ist, wovon eine Gegenüberstellung jeden überzeugen kann:

Gal. VIII 455 f.:	Gal. XIX 629:	Archigenes:
1. κατὰ τὸ ποσὸν τῆς διαστολῆς· μέγας, μικρός, μέσος.	1. παρὰ τὸ ποσὸν τῶν διαστάσεων· μέγας, μικρός.	1. τὸ παρὰ τὸ ποσὸν τῆς διαστολῆς· μέγας, μικρός, μέσος.
2. κατὰ τὸ ποιὸν τῆς κινήσεως· ταχύς, βραδύς, μέσος.	2. παρὰ τὸ ποιὸν (ποσόν Hds.) τῆς κινήσεως· ταχύς, βραδύς.	2. τὸ παρὰ τὸ ποιὸν τῆς κινήσεως· ταχύς, βραδύς, μέσος.
3. κατὰ τὸ τῆς πληγῆς ποιόν· σφοδρός, ἀμυδρός, μέσος.	3. παρὰ τὸν τόνον τῆς δυνάμεως· σφοδρός, ἀμυδρός.	3. τὸ παρὰ τὸν τόνον τῆς δυνάμεως· σφοδρός, ἀμυδρός, μέσος.
4. ⟨κατὰ τὴν σύστασιν⟩· σκληρός, μαλακός, μέσος.	4. παρὰ τὴν σύστασιν τοῦ ὀργάνου· σκληρός, μαλακός.	4. τὸ παρὰ τὸ ποσὸν τῆς πληγῆς· ἰσχυρός ?

5. ⟨κατὰ τὸν χρόνον τῆς ἡσυχίας oder κατὰ τὸ ποσὸν τοῦ χρόνου⟩· πυκνός, ἀραιός, μέσος.	5. παρὰ τὸ ποσὸν τῶν ἠρεμιῶν· πυκνός, ἀραιός.	5. τὸ παρὰ τὸν χρόνον τῆς ἡσυχίας· πυκνός, ἀραιός, μέσος.
6. κατὰ τὴν ὁμαλότητα καὶ ἀνωμαλίαν.	6. παρὰ τὴν ὁμαλότητα καὶ τὴν ἀνωμαλίαν.	6. τὸ παρὰ τὴν σύστασιν· σκληρός, μαλακός, μέσος.
7. κατὰ τὴν τάξιν ἢ ἀταξίαν.	7. παρὰ τὴν τάξιν καὶ ἀταξίαν.	7. τὸ παρὰ τὴν ὁμαλότητα καὶ ἀνωμαλίαν.
8. ⟨κατὰ τὸ πλῆθος καὶ τὸ κενόν⟩· πλήρης, κενός, μέσος.	8. παρὰ τὸ πλῆρες καὶ κενόν.	8. τὸ παρὰ τὴν τάξιν καὶ ἀταξίαν.
9. κατὰ τὸν ῥυθμόν.	9. παρὰ τὸν ῥυθμόν (ἀριθμόν Hds.).	9. τὸ παρὰ τὸ πλῆθος καὶ τὸ κενόν.
	10. παρὰ τὴν θερμασίαν τὴν ἀναδιδομένην διὰ τοῦ σώματος τῆς ἀρτηρίας.	10. τὸ παρὰ τὸν ῥυθμόν.

Kehren wir zu der Schrift des Archigenes zurück, von der Galen bezeugt, dafs sie nicht aus mehreren, sondern aus einem umfänglichen Buche bestanden hat[1]). Sie war mit Zugrundelegung der Qualitäteneinteilung nach einzelnen *λόγοι* geordnet, von denen jeder ein oder mehrere *κεφάλαια* umfafste. Ihre Folge läfst sich aus Galen fast vollständig herstellen.

λόγος α΄. περὶ μεγέθους σφυγμοῦ[2]).

Der Anfang des ersten Capitels ist von Galen[3]) erhalten: „*τὸ μέγεθος τοῦ σφυγμοῦ γενικῶς λέγεται· ἔχει γὰρ μέγεθος καὶ ὁ μικρὸς σφυγμὸς καὶ ὁ μέγας.*“ Zu dieser Gattung rechnete er den grofsen, kleinen, und den in der Mitte zwischen beiden Extremen liegenden Puls (*μέσος*)[4]). Da das Substrat des Pulses,

---

[1]) Gal. VIII 754.

[2]) Gal. VIII 591: *σὺ δέ, μὴ ταραχθεὶς ἐν τούτῳ, λαβὼν ἀνάγνωθι τὸ τοῦ Ἀρχιγένους βιβλίον αὐτοῖς πρῶτον μὲν τὸ ἐπίγραμμα τοῦ κεφαλαίου τοιοῦτον ἔχον· „περὶ μεγέθους σφυγμοῦ“.* Vgl. VIII 578. 582.

[3]) Gal. VIII 591. [4]) Gal. VIII 591. 603.

die Schlagadern, Körper sind, die sich infolge der Füllung mit Blut und Pneuma in die Länge, Breite und Höhe ausdehnen können, so konnte er unter dem Begriff *μέγεθος* nur die körperliche Gröfse verstehen, oder wie er sich ausdrückte, den Umfang der Erhebung der Schlagadern[1]): *αὐτὸς γοῦν ὁ Ἀρχιγένης μέγεθος εἶναί φησι σφυγμοῦ τὸν ὄγκον τῆς ἐπαναστάσεως τῶν ἀρτηριῶν.* Nach den drei Dimensionen der Körper unterschied er als Unterarten des grofsen Pulses den langen (*μακρός*), breiten (*πλατύς*), hohen (*ὑψηλός*) und als Unterarten des kleinen den kurzen (*βραχύς*), schmalen (*στενός*) und niedrigen (*ταπεινός*) Puls[2]). Seine Definitionen der drei ersten Unterarten sind bei Galen zu lesen[3]). Darnach erklärte er die Entstehung des langen Pulses aus der übermäfsigen Ausdehnung der Schlagadern in die Länge, während Breite und Höhe derselben normal bleiben, die des breiten Pulses aus der übermäfsigen Ausdehnung der Arterien in die Breite und die des hohen aus der übermäfsigen Erhebung derselben. Aus der Combination dieser drei Definitionen ergiebt sich von selbst der Schlufs, dafs er die Entstehung des grofsen Pulses von der übermäfsig grofsen Ausdehnung der Schlagadern nach den drei Dimensionen und die des kleinen von der übermäfsig kleinen Ausdehnung abhängig gemacht hat. Wir erhalten demnach folgende Definitionen der zu dieser Gattung gehörenden neun Pulsarten:

1. *Μέγας ἐστὶ σφυγμὸς ὁ κατὰ μῆκος καὶ πλάτος καὶ βάθος τῆς ἀρτηρίας ἐπὶ πολὺ διϊσταμένης γινόμενος.* Vgl. Gal. VIII 455. 461. Ps.-Gal. XIX def. 208 p. 404, 1. Ruf. 228. Ps.-Gal. XIX 634.

2. *Μικρὸς σφυγμός ἐστιν ὁ τοὐναντίον ἐπ' ἐλάχιστον κατὰ μῆκος καὶ πλάτος καὶ βάθος ἐπαιρομένης τῆς ἀρτηρίας ἐπιτελούμενος.* Gal. VIII 455. Ps.-Gal. XIX def. 208 p. 404, 3.

3. *Μέσος ἐστὶν ὁ μεταξὺ τούτων ἀμφοτέρων κατὰ φύσιν σύμμετρος.* Ps.-Gal. XIX def. 208 p. 404, 6.

4. *Μακρός ἐστι σφυγμὸς ὁ κατὰ μῆκος τῆς ἀρτηρίας διϊσταμένης ἐφ' ἱκανόν, στενουμένης δὲ κατὰ τὸ πλάτος*

---

1) Gal. VIII 598. 2) Gal. VIII 602.

3) Gal. a. a. O.: „*εἰσὶ δέ τινες ἄλλοι σφυγμοὶ οὔτε μέσοι οὔτε μεγάλοι οὔτε μικροὶ κατὰ μέγεθος θεωρούμενοι ἢ τάς γε τοῦ μεγέθους διαστάσεις.*“ Es folgen seine Definitionen.

καὶ ταπεινότερον ἐγειρομένης γινόμενος. Gal. VIII 603. Vgl. 455. 461.

5. *Πλατύς ἐστι σφυγμὸς ὁ πλατείας μὲν τῆς διαστολῆς, ταπεινῆς δὲ ⟨καὶ⟩ κατὰ τὸ μῆκος βραχείας ὑποπιπτούσης γινόμενος.* Gal. VIII 603. 608. Vgl. 461.

6. *Ὑψηλός ἐστι σφυγμος ὁ ἱκανῶς εἰς ὕψος ἐπαιρομένης ⟨τῆς ἀρτηρίας⟩, στενῆς δὲ καὶ βραχείας κατὰ μῆκος γινόμενος σπάνιος ὤν.* Gal. VIII 603. 461.

7. *Βραχύς ἐστι σφυγμὸς ὁ κατὰ μῆκος τῆς ἀρτηρίας ἐπ' ἐλάχιστον διϊσταμένης, στενουμένης δὲ κατὰ τὸ πλάτος καὶ ταπεινότερον ἐγειρομένης γινόμενος.* Vgl. Gal. VIII 455. 605.

8. *Στενός ἐστι σφυγμὸς ὁ στενῆς μὲν τῆς διαστάσεως, ταπεινῆς δὲ καὶ κατὰ τὸ μῆκος βραχείας ὑποπιπτούσης γινόμενος.*

9. *Ταπεινός ἐστι σφυγμὸς ὁ ἐπ' ἐλάχιστον κατὰ βάθος ἐπαιρομένης τῆς ἀρτηρίας, στενῆς δὲ καὶ βραχείας κατὰ μῆκος γινόμενος.*

Zu dieser Klasse gehören noch mehrere zusammengesetzte Pulsarten, deren Vorhandensein Archigenes daran erkannte, dafs bei der Berührung zwei Dimensionen der Pulsadern besonders auffallen: er kannte deren sechs[1]), je nachdem die Arterie bei der Berührung zugleich übermäfsig kurz und niedrig, kurz und eng, lang und breit, lang und hoch, breit und hoch, eng und niedrig erscheint[2]).

Im übrigen hatte er sich in dem ersten *λόγος* auf die Definitionen der einzelnen Pulsarten und auf kurze Bemerkungen über die unterscheidenden Merkmale derselben beschränkt, dagegen die

---

[1]) Gal. VIII 606: *Τί γάρ φησιν εὐθὺς ἐφεξῆς· „συντρεχουσῶν γὰρ πολλάκις καὶ δυοῖν τινων διαστάσεων, ὥσθ' ἅμα βραχὺν καὶ ταπεινὸν εἶναι ἢ βραχὺν καὶ στενὸν, ἐπί τε τῆς ἑτέρας συζυγίας μακρὸν καὶ πλατὺν ἢ μακρὸν καὶ ὑψηλόν."* Gal. VIII 615: *σύνδυο δὲ διαστάσεις ἅμα νοεῖν οὔθ' ὡς πρὸς τὴν τοῦ ὅλου σφυγμοῦ συμπλήρωσιν ἀναγκαῖον οὔθ' ὡς πρὸς μίαν τὴν κατὰ τὸ ποσὸν τῆς διαστολῆς. διὰ τοῦτο περιττὸς ὁ περὶ αὐτῶν λόγος καὶ καλῶς μὲν ὑφ' ἡμῶν ἑκόντων παρελήφθη, κακῶς δ' ὁ Ἀρχιγένης οἷον ἐσπάραξεν αὐτὸ, καὶ μόνας ἓξ εἰπὼν συζυγίας, τὰς ἄλλας μίαν οὔσας καὶ εἴκοσι παρέλιπεν.*

[2]) Die Theorie Galens ist im Wesentlichen eine spitzfindige Weiterbildung der pneumatischen. Er unterschied, je nachdem eine Dimension der Pulsader oder alle drei von der normalen Beschaffenheit abweichen, 9—27 verschiedene Arten (Gal. VIII 502 f. 615).

Frage nach ihrer Entstehung und nach der Prognose, die sie ermöglichen, unerörtert gelassen [1]).

λόγος β΄. περὶ σφοδρότητος σφυγμοῦ [2]).

Da Archigenes erst im dritten Capitel vom starken Pulse handelte [3]), so schliefse ich daraus, dafs der erste *λόγος περὶ μεγέθους* die drei ersten Capitel umfafste. Zu dieser Klasse rechnete er den starken und schwachen Puls: *σφοδρός, ἀμυδρός* und *μέσος* [4]). Der Anfang ist erhalten: „*Τὴν σφοδρότητα τοῦ σφυγμοῦ οὐκ εἶναι ἁπλῶν ποιοτήτων φησὶ Μάγνος* [5]). *ὅλως γάρ* [6]), *φησὶν, ἡ σφοδρὰ πληγὴ οὐ γίνεται, εἰ μὴ ναστοῦ ὄντος τοῦ προσπίπτοντος, μεγάλου καὶ ταχέος ἐπιφερομένου. ἐφ' ἃ μετ' ὀλίγον οὕτως ἄρα φησί· καὶ σφοδρότης σφυγμοῦ ἐκ τάχους, μεγέθους* [*σφοδρότητος*], *πληρότητός ἐστι σύνθετος.*“ Er polemisierte also zu Beginn dieses *λόγος* gegen die Auffassung des Pneumatikers Magnus, der die *σφοδρότης* nicht für eine einfache, sondern für eine aus *μέγεθος, πληρότης* und *τάχος* zusammengesetzte Qualität hielt und seine Meinung mit aller Entschiedenheit gegen Angriffe seiner Schule vertrat. Archigenes verstand unter der *σφοδρότης* den *τόνος* der Bewegung der Arterien, er identificierte sie also mit der Ursache der zu dieser Klasse gehörenden

---

1) Gal. VIII 658.

2) Gal. VIII 578. 591. 638. 659.

3) Gal. VIII 638.

4) Gal. VIII 591: „*οὐκοῦν γένος μὲν ἡ σφοδρότης, εἴδη δ' αὐτῆς ὅ τε σφοδρὸς σφυγμὸς καὶ ἀμυδρὸς καὶ ὁ μέσος.*“

5) Gal. VIII 638.

6) Die folgenden Worte stehen Gal. VIII 932. Sie gehören nach meiner Meinung an diese Stelle. Die eigenen Worte des Magnus lauteten so (Gal. VIII 640): „*χρὴ τοίνυν καὶ μέγεθος ἀξιόλογον εἶναι τοῖς σφυγμοῖς καὶ πληρότητα καὶ μετὰ τάχους προσπίπτειν τοῖς δακτύλοις, εἰ μέλλει τις κυριολογεῖν σφοδρὸν σφυγμὸν ὀνομάζων. πῶς οὖν τοῦτον καλῶς ἐν ταῖς ἁπλαῖς διαφοραῖς κατέταξαν, σύ* (sc. Demetrios, der Adressat seiner Schrift *περὶ τῶν ἐφευρημένων μετὰ τοὺς Θεμίσωνος χρόνους* VIII 640) *μοι διαίτησον. σοὶ γὰρ ἐπιβάλλει μᾶλλον τὰς κυριολογίας κρίνειν καὶ ἀπὸ τῶν ὀνομάτων τεκμαίρεσθαι τὴν ὑπόστασιν τῶν σημαινομένων. ἐγὼ δ' οὐκ ἀλλάσσω τὴν ἐμαυτοῦ γνώμην μέχρι τοῦδε. φημὶ δὲ τὸ τῆς σφοδρότητος ὄνομα σημαίνειν οὐχ ἁπλῆν διαφορὰν σφυγμῶν, σύνθετον* (*σύμμετρον* Hds.) *δὲ ἐκ μεγέθους καὶ τάχους καὶ πληρότητος.*“

Pulsarten[1]). Seine Vorgänger[2]) hatten in der Erklärung derselben weit mehr das Richtige getroffen; sie leiteten sie aus der Heftigkeit des Pulsschlages her, die sie bald *τὸ ἀντιβατικὸν τῆς προσβολῆς τῶν ἀρτηριῶν*, bald *τὸ βίαιον* oder *τὸ ἰσχυρὸν* oder *τὸ ἀνατρεπτικὸν* nannten. Archigenes erwähnte ihre Erklärung[3]), verwarf sie aber mit der seltsamen Berichtigung, daſs die Heftigkeit des Pulsschlages während der ganzen Ausdehnung der Arterien und nicht erst am Ende derselben auftrete, gleich als wenn seine Vorgänger gesagt hätten: *ἔστιν σφοδρότης ἀντιβατικὴ πληγὴ κατὰ τὸ πέρας τῆς διαστολῆς γινομένη.* In seinen Definitionen des starken und schwachen Pulses vereinigte er beide Charakteristika in der Weise, daſs er sie vom *τόνος* der Arterienbewegung und der Beschaffenheit des Pulsschlages abhängig machte: „*σφοδρός ἐστι σφυγμὸς ὁ μείζονα τόνον ἔχων τῆς κινήσεως καὶ ῥοιζώδης*

---

[1]) Gal. VIII 643: *κατὰ γοῦν τοῦτον αὐτὸν λόγον τὸν περὶ τῆς σφοδρότητος ὁ Ἀρχιγένης, ὅταν μὲν γράφῃ· „ὡς ἐκ τοῦ καθ' ἕνα χωρισμοῦ φανερὰ γίγνεται καθ' αὑτὴν ἡ σφοδρότης οὖσα ὁ τόνος, ὡς εἶπον, τῆς τῶν ἀρτηριῶν κινήσεως.“* Vgl. 938. 644. 647. 650. 659. Über die Ursache der Stärke des Pulses waren die Ärzte verschiedener Meinung: während Herophilos und Athenaios sie in der Stärke der animalischen Kraft in den Arterien sahen, machten Asklepiades und Erasistratos sie von der Menge und Feinheit des Pneuma abhängig (Gal. VIII 646). Galen verstand unter der *σφοδρότης* die Heftigkeit des Pulsschlages, als Ursache betrachtete er den *τόνος* der Arterienbewegung (VIII 647. 668).

[2]) Agathinos gehörte z. B. zu den Vertretern dieser Ansicht. Seine Definitionen lauteten (Gal. VIII 937): „*διότι μὲν οὖν σφοδρός ἐστιν ὁ σφυγμὸς βιαίως κρούων τὴν ἁφὴν καὶ κατὰ τὴν πρόσαλσιν ἰσχυρῶς αὐτὴν ἀνατρέπων, δῆλόν τ' ἐστὶν αὐτόθι καὶ συμφωνεῖται τοῖς πλείστοις.“ εἶτ' ἐπιφέρων φησί· „τῶν ἐναντίων ἐπινενοημένων δηλονότι περὶ τὸν ἀμυδρὸν σφυγμόν· ἀμενηνῶς γὰρ καὶ ἐκλύτως πρόσεισι τῇ ἁφῇ.“*

[3]) Gal. VIII 644: *Πολλῷ τοίνυν ἄμεινον οἱ πρὸ Ἀρχιγένους περὶ σφυγμῶν γράψαντες, οἱ μὲν τὸ ἀντιβατικὸν, οἱ δὲ τὸ βίαιον, οἱ δὲ τὸ ἰσχυρὸν, οἱ δὲ τὸ ἀνατρεπτικὸν τῆς προσβολῆς τῶν ἀρτηριῶν ἐκάλεσαν σφοδρότητα. καὶ τοῦτο καὶ αὐτὸς ὁ Ἀρχιγένης ἐπίσταται. τί γοῦν φησι;*

„δοκεῖ δέ τισι ἐν τῇ τῆς ἁφῆς πληγῇ κεῖσθαι, καθ' ὃ καὶ πληγὴν „ἀπ' ἀρτηρίας φασὶν αὐτήν τινες.“

εἶτ' οὐκ οἶδ' ὅπως οἴεται διαβάλλειν αὐτῶν τὴν δόξαν ὡδί πως γράφων·

„φαίνεται δὲ καθ' ὅλην τὴν διαστολὴν τὸ στεγανὸν τῆς ὁρμῆς, „καθ' ὃ καὶ εἰ προσπιέσαιμεν τοὺς δακτύλους, στερεωτέρα ὑποπίπτει ἡ πληγὴ, οὐ κατὰ τὸ πέρας τῆς διαστολῆς, ἀλλὰ ἀνωτέρω „(κατωτέρω Hds.) *τότε γινομένη.“* Vgl. VIII 938.

ων· ἀμυδρὸς δὲ ὁ ἐκλελυμένον τὸν τόνον ἔχων καὶ ἀσύστροφον τὴν πληγήν“ [1]). Aufserdem kannte er mehrere subtile Unterarten [2]) des schwachen Pulses, so den σφυγμὸς ἀβαρής oder ἀμαυρός, dessen Wesen darin besteht, dafs der Pulsschlag ohne Kraft und Schwere ist; davon unterschied er eine andere Pulsart, den σφυγμός βαρύς, bei welcher der Schlag ebenfalls kraftlos, aber schwer ist. Galen bezeichnet beide Pulsarten als Geschenke des Archigenes [3]): ihre Unterscheidung sei nur leeres Gerede, da sich die Schwere des Pulsschlages niemals nachweisen lasse. Ferner unterschied er den behinderten (παραπεποδισμένος) oder unterdrückten (πεπιεσμένος) Puls, bei dem sich die Schwere nicht äufserlich, sondern innerlich fühlbar macht, den gereizten (ἐξερι-

---

1) Gal. VIII 647. Die Bedeutung des Zusatzes ῥοιζώδης ὤν wird klar durch die zweite Definition. Darnach beruht der schwache Puls auf Kraftlosigkeit der Bewegung und auf Schwäche (ἀσύστροφον = ἀσθενῆ) des Schlages. Da sich beide Definitionen entsprechen, kann der Zusatz nur die Stärke des Pulsschlages bezeichnen. Vgl. Gal. 649 f. Die Definitionen bei Ps.-Galen XIX def. 213 p. 406, 5 gehen demnach auf Archigenes zurück: σφοδρός ἐστι σφυγμὸς ὁ τὴν κίνησιν εὔτονον ἔχων καὶ βιαίαν ποιούμενος τὴν πληγήν. ἀμυδρός ἐστιν ὁ ἔκλυτον ἔχων τὸν τόνον καὶ τὴν πληγὴν ποιούμενος ἀσθενῆ. μέσος ἐστὶν ὁ ἀναλογίαν τινὰ σώζων πρὸς ἑκάτερον τούτων.

2) Gal. VIII 651: ἡ μὲν οὖν ῥῆσις αὕτη τοῦ Ἀρχιγένους τόνδε τὸν τρόπον ἔχει·

„ἔστι δὲ κατὰ τὴν σφοδρότητα τοιαύταις καὶ ἄλλαις ἐντυγχάνειν
„διαφοραῖς, ἐν αἷς ἐκλελυμένη ἐμπίπτει ἡ πληγὴ καὶ ἀβαρής, ὃν
„ἀμαυρὸν σφυγμὸν ἤδη τινὲς ἐκάλεσαν. ἄλλη δὲ βαρεῖα μέν, ἔκ-
„λυτος ⟨δέ⟩· ταύτην ἀμυδροῦ σφυγμοῦ διαφορὰν θείη τις ἄν. ἡ
„δ' οὐκ ἔκλυτος μέν, ἀλλ' οἷον παραπεποδισμένη καὶ εἴσω ῥέπον
„τὸ βάρος ἔχουσα, πεπιεσμένη καὶ δεδυκυῖα, διαφορὰ κατὰ σφοδρό-
„τητα εἴη ἂν σφυγμοῦ. καὶ κατὰ τὸν σφοδρόν, ἡ μέν τις πληγὴ
„εἴη ἂν ἐξεριστική, ὑγρότερον ἐξωθοῦσα τὴν ἁφήν, οἵα ἀπὸ τροφῆς
„μάλιστα νεαρᾶς ἐγγίνεται, ἡ δὲ δύσθραυστός ἐστι μᾶλλον, οἷον
„διηγκωνισμένου (vgl. 662) τοῦ κινοῦντος, ἡ δ' ἐν πάθεσί (πείσεσι
„Hds.) τισι καὶ ἐπὶ τοῖς ἐν σαρκὶ πλεονασμοῖς φαίνεται.“

Vgl. VIII 628, wo dasselbe Excerpt verkürzt wiederkehrt.

3) Gal. VIII 659: ἐν δὲ τῷ περὶ τοῦ βαρέος τε καὶ ἀβαροῦς, ὡς αὐτὸς ὀνομάζει, λόγῳ, πρὸς τοῖς ἄλλοις ἔτι καὶ τοῦτο θαυμαστῶς οὕτως ἔγραψεν· „ὃν ἀμαυρὸν σφυγμὸν ἤδη τινὲς ἐκάλεσαν“ (vgl. vorhergehende Anmerkung) ... οὗτοι μὲν δὴ δύο σφυγμοί, βαρύς τε καὶ ἀβαρής, Ἀρχιγένεια δῶρα, μέχρι τοῦ λαληθῆναι προελθόντες οὐδεμίαν ἔχουσι διάγνωσιν.

στικός) Puls, der sich feucht anfühlt und sich besonders nach der Mahlzeit einstellt, den *διηγκωνισμένος*[1]), der eine Steigerung des starken Pulses darstellt. Auch den *ἰσχυρὸς σφυγμός* unterschied er nach dem Grad der Stärke des Pulsschlages vom *σφοδρός*[2]).

λόγος γ'. περὶ πληρότητος σφυγμοῦ[3]).

Diese Gattung befafst den vollen und den leeren Puls unter sich[4]). Beide Pulsarten, die nach dem einstimmigen Urteil des Archigenes und Galen[5]) dem Herophilos unbekannt waren, hatten den jüngeren Ärzten viel Kopfzerbrechen gemacht[6]): die einen suchten die Ursache derselben in dem Zustande der Arterienhaut (*κατὰ τὸ σῶμα τῆς ἀρτηρίας*)[7]) die andern in der *οὐσία*, welche die Arterie enthält, wobei sie bald auf das *ποσόν*, bald auf das *ποιόν*, bald auf beides den Hauptnachdruck legten. Archigenes[8]) entschied sich für die Ansicht derjenigen Ärzte, welche die *πληρότης* von der in den Arterien enthaltenen Flüssigkeit (*κατὰ τὸ ἔγχυμα τῆς ἀρτηρίας*) herleiteten. Der volle Puls ist nach seiner Definition daran kenntlich, dafs die Schlagader bei der Berührung mit Flüssigkeit vollgepfropft erscheint, während der leere Puls eine blasenartige Erhebung der Schlagader zeigt, die beim Druck auf die Arterie keinen Widerstand leistet[9]): „*ἔστι δὲ πλήρης σφυγμὸς ὁ ναστο-*

---

[1]) Gal. VIII 666. [2]) Gal. VIII 666.

[3]) Gal. VIII 578. 592.

[4]) Gal. VIII 591: *εἶτα πάλιν ἐξειλίξας τὸ βιβλίον ὀλίγον τὴν ἀρχὴν ἀνάγνωθι τοῦ περὶ τῆς πληρότητος λόγου τοιαύτην οὖσαν· „τῷ πλήρει σφυγμῷ καὶ τῷ κενῷ ἐστι κοινὸν γένος· τοῦτ' ἔσθ' ὅτε πληρότης καλεῖται“.* Vgl. 582.

[5]) Vgl. Gal. VIII 592. 959. [6]) Vgl. Gal. VIII 670.

[7]) Gal. VIII 575: *εὑρίσκω γὰρ τοὺς νεωτέρους ἰατρούς, τοὺς μέν, ὅταν ὁ τῆς ἀρτηρίας χιτὼν ὅπως ἔχει συστάσεως μηνῦσαι θελήσωσι, τῷ τε τοῦ πλήρους ὀνόματι καὶ τῷ τοῦ κενοῦ κατὰ τοῦτο χρωμένους, τοὺς δ' ὅταν τὴν ἐν τῇ κοιλότητι περιεχομένην οὐσίαν. καὶ ταύτης οἱ μὲν τὸ ποσὸν διὰ τῶν ὀνομάτων δηλοῦσθαι νομίζουσιν, οἱ δὲ τὸ ποιόν, οἱ δ' ἀμφότερα.*

[8]) Gal. VIII 509: *ἄλλο γένος ἦν σφυγμῶν ἐμφαῖνον, ὥς φασι* (sc. Archigenes) *τὸ τῆς ἀρτηρίας ἔγχυμα, μακροῦ δεόμενον, ὡς ἐμοὶ δοκεῖ, εἰς διάγνωσιν ἀκριβῆ λόγου.* Vgl. 944.

[9]) Gal. VIII 509. 941. Die Definitionen bei Ps.-Gal. XIX def. 209 p. 404,9 geben wieder die Ansicht des Archigenes wieder: „*πλήρης ἐστὶ σφυγμὸς ὁ διάμεστος πρὸς τὴν ἁφὴν ὑποπίπτων, ὥστε καὶ αὐτὸν μὲν τὸν χιτῶνα τῆς*

τέραν ἐπιδεικνὺς τὴν ἀρτηρίαν καὶ τὴν ὑπόπτωσιν αὐτῆς διασεσαγμένην ἐγχύλως· κενὸς δὲ ὁ πομφολυγώδη τὴν ἔγερσιν τῆς ἀρτηρίας ποιούμενος, ὥστε κατὰ τὸν ἐπιπιεσμὸν τῶν δακτύλων κενεμβάτησιν ὑποπίπτειν." Sein Lehrer Agathinos hatte die πληρότης von der Spannung (τόνος) des in den Arterien enthaltenen Pneuma hergeleitet und beide Pulsarten in folgender Weise definiert [1]): „παρακολουθεῖ γὰρ ἐν ταῖς ἐπισκέψεσι πληρότητος καὶ κενότητος σφυγμοῦ, τοῦ μὲν πλήρους τεταμένον καὶ ἐξερειστικὸν δι' ὅλου τὸ πνεῦμα παριστάντος, τοῦ δὲ κενοῦ διαῤῥέον καὶ ταῖς ἀντιβάσεσιν ἐναφανιζόμενον, ὡς ῥήξει τινὸς ὑδατίνης πομφόλυγος ἐοικέναι." Die Vergleichung dieser beiden Definitionen mit denen des Archigenes läfst deutlich die Abhängigkeit desselben von Agathinos erkennen: der Unterschied besteht darin, dafs Archigenes den Saft d. h. das Blut, Agathinos dagegen das Pneuma als den in der Schlagader enthaltenen Stoff ansah. In seiner Auffassung des Begriffs πληρότης ist sich Archigenes nicht consequent geblieben; bald versteht er darunter den in der Arterie enthaltenen Stoff, bald die Beschaffenheit der Arterienhäute und endlich die Spannung des Pneuma [2]). Wenn er z. B. als ein charakteristisches Merkmal des vollen Pulses die ohnmächtige Kraftwirkung der Arterienbewegung (τὸ καρῶδες τῆς δυνάμεως) ansieht, die ein kundiger Arzt ebenso leicht erkennen könne wie ein Weinkenner den vollen Wein, so weist das Wort καρῶδες, das eine Dyskrasie des Pneuma bezeichnet, darauf hin, dafs er in diesem

---

ἀρτηρίας ἐπισημότερον δοκεῖν γεγονέναι· μάλιστα δὲ τὸ ἐντὸς αὐτῆς μεστότερόν τε καὶ σωματωδέστερον καταλαμβάνεσθαι. κενός ἐστι σφυγμὸς, καθ' ὃν αὐτῆς τε τῆς ἀρτηρίας ἡ περιοχὴ παντάπασιν ἰσχνὴ καὶ πομφολυγώδης ἐστὶν καὶ τὸ ἔγχυμα ἀμαυρὸν καὶ ἐξίτηλον, ὥστε καὶ ἐάν τις πιέσῃ τοῖς δακτύλοις κενεμβατήσεως ἀντίληψιν ὑποπίπτειν. Μέσος ἐστὶ σφυγμὸς ὁ σύμμετρος μεταξὺ πλήρους τε καὶ κενοῦ μέσος καὶ ὃς κατὰ φύσιν ἐστί."

[1]) Gal. VIII 936.

[2]) Gal. VIII 575: Ἀρχιγένει δ' ὡς ἔοικεν, οὐκ ἀρκεῖ μόνον ταῦτα, προσεπεισάγει δ' ἡμῖν καὶ τὸ τῆς τοῦ πνεύματος δυνάμεως σημαινόμενον. 576: Ὅσον δ' εἰς τὰ προκείμενα χρηστὸν εἰρήσεται, τὸ μήθ' ὁρίζεσθαι πάντα ἀξιοῦν μήτε πολλὰ σημαινόμενα προειπόντα τὸν ὁρισμὸν ἕνα ποιεῖν, ὅπερ ἐπὶ τοῦ πλήρους σφυγμοῦ διημάρτηται τῷ Ἀρχιγένει. διὰ τοῦτο οὐδ αὐτὸς ὁ ὅρος αὐτοῦ σαφής ἐστιν, οὐδ' ἔχει συμβαλεῖν, εἴτε περὶ τοῦ σώματος τῆς ἀρτηρίας, εἴτε περὶ τῆς ἐν τῇ κοιλότητι περιεχομένης οὐσίας διαλέγεται. κινδυνεύει γὰρ ὀνόματος ὁρισμὸν, οὐ πράγματος ποιεῖσθαι. Vgl. 943 f.

Falle die πληρότης von der Kraftwirkung des Pneuma abhängig gemacht hat[1]).

λόγος δ'. περὶ τῆς σκλότητος σφυγμοῦ[2]).

Zu dieser Klasse rechnete Archigenes den harten und weichen Puls. Gal. VIII 592 (584): „ἔστι δὲ μαλακότητος καὶ σκληρότητος σφυγμοῦ κοινὸν γένος, ὃ τάχ' ἂν τριβείη καλεῖται σκληρότης." Beide Arten leitete er im Gegensatz zu den zeitgenössischen Ärzten[3]) von der Consistenz der Arterie (σύστασις ἢ διάλυσις τῆς ἀρτηρίας) her. Dieselbe Herleitung weisen die von Ps.-Galen XIX def.

---

[1]) Gal. VIII 944: τί δ' ἐν τῷ περὶ πληρότητος λόγῳ ποτὲ μὲν λέγειν αὐτοῖς ὀνόμασιν οὕτως·

„ὥστε καὶ εἴ τις τὸν πλήρη μὴ κατ' οὐσίαν, ἀλλὰ κατὰ δύναμιν θεωρεῖν βούλοιτο."

καὶ μετ' ὀλίγον·

„τάχα δὲ τὸ ἐν δυνάμει καρῶδες ἐπὶ τῶν τοιούτων τὸν πλήρη σφυγμὸν χαρακτηρίζει, ὀνόματα ὄντα τῆς δυσκρασίας τοῦ πνεύματος. καὶ ὃν τρόπον διαγευσάμενοι οἴνου τὸν πλήρη διαγινώσκουσιν οἱ οἰνογεῦσται, οὕτω καὶ οἱ σφυγμῶν ἔμπειροι τὸν πλήρη κατὰ τὸ καρῶδες τῆς δυνάμεως, κἂν μεσόκενος ᾖ, διαθεωροῦσιν." ....
„ὃν τρόπον δὲ καὶ ἐρίων ἡ σύστασις αὐτόθεν ἐστὶ ληπτή, καθ' ἣν κενὰ καὶ πλήρη λέγεται, καὶ οἴνου ποιότης οὐ προστάττουσα, ἀλλ' αὐτόθι παρακειμένη τῇ γλώττῃ διαγινώσκεται, καθ' ἣν τοὺς πλήρεις καὶ κενοὺς οἴνους διαχωρίζομεν καὶ τοῦ σώματος δ' αὐτοῦ κενοῦ καὶ πλήρους ἀντιλαμβανόμεθα, ἔν τε τῷ κατὰ φύσιν τι ἔχειν ἄλλο ἔν τε ταῖς παρὰ φύσιν διαθέσεσιν καὶ ἐπὶ φλεγμονῆς, οἰδήματος, ἐμφυσήματος, οὕτω καὶ τὰς ἀγυμνάστους σάρκας τῶν γεγυμνασμένων διακρίνομεν."

Vgl. Gal. VIII 678.

[2]) Gal. VIII 578. 592.

[3]) Gal. VIII 508: τὸ δὲ τέταρτον τῶν γενῶν τὸ κατὰ τὸ σῶμα τῆς ἀρτηρίας συνιστάμενον εἰς τρεῖς τέμνεται καὶ αὐτὸ διαφορὰς καὶ καλεῖται παρὰ μὲν τοῖς πλείστοις τῶν ἰατρῶν καὶ μάλιστα τοῖς νεωτέροις τῷ τοῦ πλήρους ὀνόματι καὶ τῷ τοῦ κενοῦ. τὸ γὰρ μέσον ἀμφοῖν ἀνώνυμον κἀνταῦθα. παρ' ἡμῖν δ' οὐχ οὕτως. ἀλλ' ὁ μὲν ἕτερος αὐτῶν σκληρὸς, ὁ δὲ ἕτερος μαλακὸς ὀνομάζεται καὶ δηλοῦσιν ἀμφότεροι τῆς ἀρτηρίας τὴν σύστασιν. εἰ δ' ὀρθότερον οὕτως ἢ ἐκείνως ὀνομάζειν, ὅτῳ καὶ τούτων μέλει, διὰ τῶν ἑξῆς μαθήσεται. Dafs Galen diese Berichtigung aus Archigenes entlehnt hat, ergiebt sich aus VIII 578: ἐξηγούμενος δὲ (sc. Archigenes) τί ποτ' ἐστὶ, τὴν κατὰ σύστασιν ἢ διάλυσιν τῆς ἀρτηρίας ἀντίληψιν εἶπεν, ἐξ ὧν δηλονότι τῶν ἁπλῶν αὐτὴν (sc. τὴν σκληρότητα) εἶναι βούλεται. Vgl. Ruf. 232.

210 p. 405, 1 erhaltenen Definitionen auf. Ich nehme sie deshalb unbedenklich für Archigenes in Anspruch: „*Σκληρός ἐστι σφυγμός, ἐφ' οὗ νευρώδης, ὡς ἂν εἴποι τις, καὶ ἀπόκροτος ἡ ἀρτηρία φαίνεται καὶ τὸ ἐνὸν πνεῦμα τεταμένον, ὥστε καὶ τὴν πληγὴν ἔχειν τι ἀποπληκτικόν. Μαλακὸς σφυγμός ἐστιν ὁ ὑπεναντίος τῷ σκληρῷ ἀνειμένην καὶ ἁπαλὴν ἔχων τὴν ἀρτηρίαν καὶ τὸ ἐνὸν πνεῦμα ἐκλελυμένον καὶ τὴν πληγὴν προσηνεστέραν. Μέσος σφυγμός ἐστιν ὁ μεταξὺ τοῦ σκληροῦ τε καὶ μαλακοῦ κατὰ φύσιν σύμμετρος*“ [1]). Da von Archigenes ausdrücklich bezeugt wird [2]), dafs er bei der Erklärung des Begriffs der *σκληρότης* auch die Beschaffenheit der Wärme der Arterie berücksichtigt hat, so glaube ich schliefsen zu dürfen, dafs er den warmen und kalten Puls zu dieser Klasse gerechnet hat. Ihre Definitionen stehen bei Ps.-Gal. XIX def. 212 p. 405, 18: *Θερμὸς σφυγμός ἐστιν, ὅτε ἡ ἀρτηρία τῶν πλησίων μερῶν θερμοτέρα ἅπτεται ὥσπερ ἐν ἑκτικῷ πυρετῷ. ψυχρὸς σφυγμός ἐστιν, ἐν ᾧ ἡ ἀτηρία ψυχροτέρα καταλαμβάνεται. Μέσος ἐστὶν, ὃς τὴν τοῦ ψυχροῦ τε καὶ θερμοῦ συμμετρίαν ἔχει.* Vermutlich gehören auch die von Ps.-Gal. XIX 211 p. 405, 9 erhaltenen Definitionen des feuchten und trockenen Pulses hierher. Das einzige, was wir noch aus diesem *λόγος* erfahren, ist, dafs Archigenes den harten Puls als ein untrügliches Kennzeichen aller Fieber betrachtet hat [3]).

λόγος ε'. περὶ τάχους καὶ πυκνότητος σφυγμοῦ [4]).

In diesem Abschnitt behandelte er den schnellen und langsamen, den häufigen und seltenen Puls [5]). Die beiden ersten Pulsarten leitete er von der Beschaffenheit der Arterienbewegung (*κατὰ τὸ ποιὸν τῆς κινήσεως*), die beiden letzten von dem Zeitmafs der Pause (*κατὰ τὸν χρόνον τῆς ἡσυχίας*) her [6]). Über ihre Ent-

---

1) Dafs die Beschaffenheit des Pneuma in der Definition des Archigenes ebenfalls Berücksichtigung fand, bezeugt Gal. VIII 693.

2) Gal. VIII 693.

3) Gal VII 310. 311. 686. Vgl. S. 00.

4) Gal. VIII 628: *Πάλιν δ' ἐν τῷ περὶ πυκνότητος καὶ τάχους ὡδί πως γράφει· „ὀλίγοι δέ τινες ἐμφαίνουσι φαινόμενοι διαφοράς“ καὶ κατὰ τὴν τελευτὴν τοῦ παντὸς λόγου· „ταχύτητος μὲν δὴ καὶ πυκνότητος διαφοραὶ αὗται.“* Vgl. 593.

5) Gal. VIII 593. 6) Ruf. 232.

stehung waren die Ärzte verschiedener Meinung, je nachdem sie zugaben, dafs die Zusammenziehung der Arterie fühlbar sei oder nicht[1]). Diese Frage nach der Fühlbarkeit der *συστολή* war ein Gegenstand des Streites in den verschiedenen Schulen gewesen: während Herophilos und die Herophileer sie fast ohne Ausnahme bejahten[2]), behaupteten die Empiriker[3]), dafs nur der Pulsschlag fühlbar sei, einige Erasistrateer endlich und nach ihnen einige Pneumatiker wie Agathinos leugneten die Fühlbarkeit der *συστολή*[4]). Archigenes schlofs sich der Ansicht des Herophilos an und behauptete sogar, dafs man selbst bei mageren Menschen die Bewegungen der Arterien an den fleischlosen Körperteilen deutlich erkennen könne[5]). Diejenigen, welche die Fühlbarkeit leugneten, unterschieden zwischen der Zeit der Bewegung, die sie mit dem Pulsschlag (*πληγή*) oder der Ausdehnung (*διαστολή*) identificierten und derjenigen der Ruhe (*ἡσυχία, διάλειμμα*). Von dem Zeitmafs der Bewegung machten sie den schnellen und langsamen, von dem der Ruhe den häufigen und seltenen Puls abhängig. Der schnelle Puls entsteht, wenn die Ausdehnung der Arterie kurze Zeit in Anspruch nimmt, der langsame, wenn sie zu ihrer Ausdehnung längere Zeit gebraucht, der häufige, wenn die Zeit der Pause kurz ist und umgekehrt[6]). Da von den Pneumatikern, soviel wir wissen, Agathinos zu den Vertretern dieser Ansicht gehörte, so ist es nicht unmöglich, dafs von ihm die entsprechenden Definitionen in Ps.-Galens *ὅροι* def. 214 p. 406, 10 (= Gal. VIII 511)[7]) entlehnt sind: „*Ταχὺς σφυγμός ἐστιν ὁ μὲν ἐν ὀλίγῳ χρόνῳ κινουμένης τῆς ἀρτηρίας γινόμενος. βραδύς ἐστι σφυγμὸς ὁ ἐν πολλῷ χρόνῳ κινουμένης τῆς ἀρτηρίας γινόμενος. μέσος ἐστὶ σύμμετρος ὁ ἐν συμμέτρῳ χρόνῳ κινουμένης τῆς ἀρτηρίας γινόμενος.* def. 215: „*Πυκνὸς σφυγμός ἐστιν ὁ δι' ὀλίγου χρόνου τῆς ἀρτηρίας διαστελλομένης γινόμενος. ἀραιός ἐστιν ὁ διὰ πολλοῦ χρόνου τῆς ἀρτηρίας διαστελλομένης γινόμενος. μέσος ἐστὶν ὁ μεταξὺ τοῦ πυκνοῦ τε καὶ ἀραιοῦ σύμμετρος.*“ Diejenigen Ärzte, welche die Fühlbar-

---

1) Gal. VIII 509.
2) Gal. VIII 787.
3) Gal. VIII 776.
4) Gal. VIII 771. 786. 787.
5) Gal. VIII 779.
6) Gal. VIII 511.
7) Galen bezeugt selbst am Schlufs von c. 6 p. 512, dafs er diese Definition entlehnt habe.

keit der *συστολή* zugaben, wie Herophilos und Archigenes, unterschieden bei jedem Puls vier Zeitmomente: Zusammenziehung, Ausdehnung und zwischen beiden jedesmal ein Moment der Ruhe. Die Entstehung des schnellen und langsamen Pulses erklärten sie aus dem Zeitmafs der Ausdehnung und Zusammenziehung, die Entstehung des häufigen und seltenen Pulses machten sie dagegen von dem Zeitmafs der beiden Ruhepausen nach der *διαστολή* und *συστολή* abhängig [1]). Wieder sind die entsprechenden Definitionen von Pseudogalen a. a. O. erhalten: ihre Zurückführung auf Archigenes scheint mir gesichert zu sein: *Ταχύς ἐστι σφυγμὸς ὁ σύντομον ἔχων τὴν διαστολὴν καὶ συστολήν. βραδύς ἐστι σφυγμὸς ὁ βραδεῖαν ἔχων τὴν διαστολήν τε καὶ τὴν συστολήν. μέσος ἐστὶν ὁ σύμμετρον ἔχων τὴν διαστολὴν καὶ συστολήν. Πυκνὸς σφυγμός ἐστιν, ὅτε βραχύς ἐστιν ὁ χρόνος μεταξὺ τῆς διαστολῆς καὶ συστολῆς. ἀραιός ἐστι σφυγμὸς, ὅτε ὁ τῆς ἡσυχίας χρόνος τῆς μεταξὺ διαστολῆς καὶ συστολῆς μέσης χρονίζει μακρός. μέσος ἐστὶν ὁ διὰ τοῦ συμμέτρου μεταξὺ χρόνου τῆς ἀρτηρίας διαστελλομένης γινόμενος.*

In der Erklärung der Entstehung des schnellen Pulses war Archigenes von Magnus abgewichen, der behauptet hatte, dafs der schnelle Puls durch die Kraft der Bewegung der Arterien hervorgebracht werde, der häufige durch die Schwäche ihrer Bewegung [2]).

---

[1]) Gal. VIII 512 f.

[2]) Gal. IX 8: *οὔτε γὰρ ὁ ταχύς, ὥς τισιν ἔδοξεν, οὔθ' ὁ μέγας οὔθ' ὁ πυκνὸς ἐκπυρουμένης ἀεὶ γίγνεται τῆς φύσεως, οὔθ' ὁ βραδὺς ἢ μικρὸς ἢ ἀραιὸς σβεννυμένης, ἀλλ' οἱ περὶ τούτων ἀμφισβητοῦντες ὁμοίως ἁμαρτάνουσιν Ἀρχιγένει πρὸς Μάγνον διαφερομένῳ περὶ τάχους σφυγμοῦ, ὡς οὐχ ὑπὸ ῥώμης μᾶλλον ἢ ἀῤῥωστίας γίνεται δυνάμεως.* Gal. IX 18: *ἄξιον οὖν ἐνταῦθα μέμψασθαι καὶ Ἀρχιγένει καὶ Μάγνῳ καὶ πολύ γε μειζόνως τῷ Ἀρχιγένει. ὁ μὲν γὰρ εἰ καὶ μὴ πᾶν τὸ ἀληθές, ἀλλὰ μέρος τι καλῶς κατεῖδεν, ὁ δ' Ἀρχιγένης δέον τὸ λεῖπον προσθεῖναι καὶ τὸ καλῶς ηὑρημένον ἀνατρέπειν πειρᾶται γράφων ὡδί· δίκαιον γὰρ αὐτὴν παραθέσθαι τὴν λέξιν· „ἐπὶ μὲν οὖν τῶν ἀρτιγενῶν μικρὸς παντελῶς ὁ σφυγμός ἐστι καὶ οὐ σφοδρὸς καὶ πυκνὸς ἄγαν καὶ ταχύς. Μάγνος δὲ οὐκ εἶναι ταχὺν αὐτόν φησι, δι' ὅλου συστῆσαι βουλόμενος τὸ μὴ οἰκεῖον ἀσθενείᾳ τὸν ταχὺν σφυγμὸν εἶναι, ἀλλὰ τὸν πυκνόν· ἔστι γὰρ καὶ τὰ τηλικαῦτα ἀσθενῆ.“ καὶ μικρὸν ὁ Ἀρχιγένης προελθὼν „ἐμοὶ μὲν οὐ κατὰ ἰσχὺν, φησί, τὸ τάχος δοκεῖ κεῖσθαι, ὅταν εὕρω ἐπὶ χολερικῶν καὶ ἐπὶ καρδιακῶν συνῃρημένην τὴν κίνησιν τῶν ἀρτηριῶν“.* Vgl. IX 21.

Archigenes vertrat die entgegengesetzte Ansicht[1]) und begründete sie damit, dafs bei der Cholera und Herzkrankheit, denen der schnelle Puls eigen sei, die Bewegung der Arterien geschwächt sei. Aus dieser Auffassung erklärt sich seine von Galen bestrittene Behauptung[2]), dafs der Puls der Neugeborenen schnell sei.

λόγος ϛ'. περὶ ῥυθμοῦ.

Ob Archigenes seine Theorie von Rhythmos des Pulses in diesem λόγος oder im letzten vorgetragen hat, läfst sich nicht mit Sicherheit ausmachen. Die Worte des Galen (VIII 659) scheinen darauf hinzudeuten, dafs dieser λόγος dem über die Gleichmäfsigkeit und Ordnung des Pulses voraufgegangen ist. Im allgemeinen macht ihm Galen den Vorwurf, dafs er in diesem λόγος zu wenig auf die diagnostischen Merkmale der verschiedenen zu dieser Klasse gehörenden Pulsarten geachtet habe; andererseits erkennt er an, dafs er die einzelnen Pulsarten ausführlich behandelt habe[3]). Der Rhythmos des Pulses wurde entweder von dem Verhältnis des Zeitmafses der Diastole mit nachfolgender Pause zu dem der Systole mit Pause oder von dem Zeitverhältnis der Diastole zur Systole oder endlich von dem der Diastole zu der ganzen übrigen Zeit abhängig gemacht[4]). Welche Ansicht Archigenes vertreten hat, mufs zweifelhaft bleiben. Da er diese ganze Theorie im Wesentlichen dem Herophilos entlehnt hat[5]), so ist es notwendig, auf dieselbe näher einzugehen, zumal über diesen Teil seiner Pulslehre so genügende Zeugnisse vorliegen, dafs eine Reconstruction möglich ist. Das Charakteristische derselben besteht darin, dafs er die rhythmischen Gesetze der Musik auf sie übertragen hat[6]). Bedenkt man, dafs kurz vor Herophilos von einem Schüler des Aristoteles, Aristoxenos von Tarent, die Theorie der Musik in mustergültiger, von allen Musikern des Altertums anerkannter Weise behandelt worden ist, so liegt die Vermutung nahe, dafs Herophilos das musikalische System desselben bei der Behandlung der Pulstheorie herangezogen

---

1) Gal. IX 19

2) Gal. IX 18. Dieselbe Ansicht bei Gal. VIII 464 und XIX 635.

3) Gal. VIII 659.

4) Gal. VIII 512. 909. 5) Gal. VIII 870 f.

6) Plin. h. n. XI 219. XXIX 6. Censorin d. n. c. XII p. 30, 17 (J.).

hat[1]). Bestätigt wird diese Vermutung durch die Übereinstimmung mit ihm im Inhalt und in der Terminologie. Die Theorie des Herophilos ist zu reconstruieren aus Gal. VIII 515. 871. 911. IX 278. 463. Dafs diese Partieen zusammengehören, folgt mit Notwendigkeit aus der Übereinstimmung des Inhalts[2]). Ihre Zurückführung auf Herophilos wird gesichert durch seine wiederholte Erwähnung. Die herophileische Definition von *ῥυθμός* steht bei Ps.-Soran de pulsibus[3]): „*Quid est rhythmos pulsus? Herophilus* (2 Hds.: Pórfilus, Porfilus pr. m. Profilus corr.): *rhythmos est motio in temporibus ordinationem habens definitam*", oder griechisch *ῥυθμός ἐστι κίνησις ἐν χρόνοις τάξιν ἔχουσα ὡρισμένην*[4]). Er verstand also unter Rhythmos des Pulses die Bewegung desselben nach einer bestimmten Ordnung von Zeitteilen. Wie in der Musik der rhythmosfähige Stoff sich in alle möglichen Zeitgröfsen bringen läfst, also sowohl eine eurhythmische als arrhythmische Gestalt annehmen kann[5]), so ist es beim Pulse mit dem Verhältnis von Diastole und Systole. An sich hat jeder Puls seinen Rhythmos, ist also *ἔῤῥυθμος*. Als solcher begreift er unter sich den *ἄῤῥυθμος* und *εὔρυθμος σφυγμός*[6]): *ἄῤῥυθμος* heifst jeder Puls, bei dem das normale rhythmische Verhältnis gestört ist. Er läfst sich wieder in drei Gruppen teilen: *παράρυθμος*, *ἑτερόρυθμος* und *ἔκρυθμος*. Da nach der Theorie des Herophilos jeder Altersstufe ein besonderer Puls eigen ist, so nannte er den Puls, bei dem das rhythmische

---

1) Gal. VIII 912.

2) Vgl. besonders Gal. VIII 515 und 911.

3) V. Rose, Anecdota gr. II 265.

4) Seine Definition ist also von seinem Schüler Bakcheios herübergenommen worden. Ps.-Gal. XIX def. 220 p. 408, 18: *Βακχεῖος ὁ Ἡροφίλειος εἶπε· ῥυθμός ἐστι κίνησις ἐν χρόνοις τάξιν ἔχουσα ⟨ὡρισμένην⟩.* Ähnlich der Herophileer Zenon. Vgl. Ps.-Gal. 409, 1. Bei Aristoxenos heifst es: *Ἀκόλουθον δέ ἐστι τοῖς εἰρημένοις καὶ αὐτῷ τῷ φαινομένῳ τὸ λέγειν, τὸν ῥυθμὸν γίνεσθαι, ὅταν ἡ τῶν χρόνων διαίρεσις τάξιν τινὰ λάβῃ ἀφωρισμένην.* Ich citiere nach Bartels Aristoxeni elementorum rhythmicorum fragmentum, Bonn 1854, p. 6, 4.

5) Vgl. Aristoxenos p. 7, 6: *Τὸ δὲ ῥυθμιζόμενόν ἐστι μὲν κοινόν πως ἀῤῥυθμίας τε καὶ ῥυθμοῦ· ἀμφότερα γὰρ πέφυκεν ἐπιδέχεσθαι τὸ ῥυθμιζόμενον τὰ συστήματα, τό τε εὔρυθμον καὶ τὸ ἄῤῥυθμον.*

6) Gal. VIII 515 = Ps.-Gal. XIX def. 221, 8 f. Die gemeinsame Quelle ist Archigenes, der wieder den Herophilos benützte: Gal. IX 470 f.

Verhältnis gewahrt erscheint, *εὔρυθμος*; im anderen Falle *ἀῤῥυθμός*. Zeigt der Puls das rhythmische Verhältnis der nachfolgenden Altersstufe, so nannte er ihn *παράρυθμος*; hat er den Rhythmos einer der beiden andern Lebensalter, so galt er als *ἑτερόρυθμος*; weist er keinen der den Lebensaltern eigenen Rhythmen auf, so wurde er als *ἔκρυθμος* bezeichnet. Jeder Puls zerfällt in zwei Hauptteile, Diastole und Systole, von denen er die Diastole als die Senkung, die Systole als die Hebung betrachtete und deren Verhältnis er nach der Zahl der *χρόνοι πρῶτοι* bestimmte[1]). Die Zeitabschnitte der Diastole und Systole stehen bei jedem Pulsschlage in einem bestimmten Verhältnis zum *χρόνος πρῶτος*, sie sind entweder ebenso grofs oder das zweifache, dreifache, vielfache desselben[2]). Er unterschied, wie Aristoxenos, zwei *λόγοι* des rhythmischen Pulses: 1. *λόγος ἴσος*, 2. *λόγος ἄνισος*[3]). Beim *λόγος ἴσος* ist die Zeitdauer der Diostole derjenigen der Systole gleich,

---

[1]) Gal. IX 463: *γέγραπται μὲν οὖν καὶ Ἡροφίλῳ τὰ κατὰ τοὺς χρόνους μετὰ τῆς διαστολῆς τε καὶ συστολῆς, ἕνεκα τῶν ἡλικιῶν εἰς ῥυθμοὺς ἀνάγοντι τὸν λόγον. ὥσπερ γὰρ ἐκείνους οἱ μουσικοὶ κατά τινας ὡρισμένας χρόνων τάξεις συνιστῶσι παραβάλλοντες ἀλλήλαις ἄρσιν καὶ θέσιν, οὕτως καὶ Ἡρόφιλος ἀνάλογον μὲν ἄρσει τὴν διαστολὴν ὑποθέμενος, ἀνάλογον δὲ θέσει τὴν συστολὴν τῆς ἀρτηρίας ἀρξάμενος ἀπὸ τοῦ νεογενοῦς παιδίου τὴν τήρησιν ἐποιήσατο* .... Gal. VIII 911.

[2]) Gal. VIII 913: *πῶς οὖν Ἡρόφιλος πρῶτόν τινα πρὸς αἴσθησιν ὑποτίθεται χρόνον, ᾧ τοὺς ἄλλους μετρῶν ἢ δυοῖν ἢ καὶ τριῶν ἢ καὶ πλειόνων εἶναι φάσκει, ἤτοι τελέων τε καὶ ὡς αὐτοὶ καλοῦσιν ἀπαραύξων ἢ καὶ ἀπηυξημένων ἐπ' ὀλίγον ἢ ἐπὶ πλεῖον ἢ ἐπὶ πλεῖστον;*

[3]) Gal. VIII 516: *ἁπάντων δὲ τῶν ῥυθμῶν οἱ μὲν ἐν ἴσῳ λόγῳ συνίστανται, οἱ δὲ ἐν ἀνίσῳ· ἐν ἴσῳ μέν, ὅταν ὁ τῆς διαστολῆς χρόνος ἴσος ὑπάρχῃ τῷ τῆς συστολῆς· ἐν ἀνίσῳ δέ, ὅταν θάτερος αὐτῶν ὑπερέχῃ. γίνεται δὲ τοῦτο ποτὲ μὲν ἐν ῥηταῖς, ποτὲ δὲ ἐν ἀῤῥήτοις ταῖς ὑπεροχαῖς· καὶ ἐν ῥηταῖς μὲν διχῶς ἢ ὡς ἐν πολλαπλασίῳ λόγῳ ἢ ὡς ἀριθμοῦ πρὸς ἀριθμόν, ὅσπερ καὶ ἐπιμόριος ὀνομάζεται. πολλαπλάσιος μὲν οὖν λόγος ἐστὶν ὁ διπλάσιος ἢ τριπλάσιος ἢ τετραπλάσιος ἤ τις τῶν ἑξῆς. ὡς ἀριθμοῦ δὲ πρὸς ἀριθμόν, ὅταν ἡλίκων ἡ διαστολὴ δυοῖν ᾖ χρόνων, τηλικούτων ἡ συστολή, πέντε ἢ ἑπτὰ ἢ ἐννέα ἢ ἕνδεκα· ἀῤῥήτοις δὲ τριχῶς μὲν καθόλου· ἢ γὰρ ὁ τῆς διαστολῆς χρόνος ἄῤῥητός ἐστιν ἢ ὁ τῆς συστολῆς ἢ ἀμφότεροι. κατὰ μέρος δὲ τούτων ἕκαστος ποτὲ μὲν ἐπ' ὀλίγον παρηυξημένους ἔχει τοὺς ἀῤῥήτους χρόνους, εἴτε πλείους εἶεν, εἴθ' εἷς ὁ πρῶτος, ποτὲ δὲ ἐπὶ πλέον, ποτὲ δὲ ἐπὶ πλεῖστον. ὅτι δὲ πρῶτον χρόνον οὐ πρὸς τὴν φύσιν αὐτήν, ἀλλὰ πρὸς αἴσθησιν ἀκούειν χρή, πρόδηλον. οὕτω γὰρ ἔχει καὶ παρὰ τοῖς μουσικοῖς.* Vgl. Aristoxenos 14, 4 ff.

beim *λόγος ἄνισος* ist ihr Zeitverhältnis ungleich. Diese Ungleichheit ist entweder rational (*ῥηταὶ ὑπεροχαί* = *ῥητοὶ χρόνοι* des Aristoxenos). Rational ist sie, wenn sich das Verhältnis der Zeitteile der Diastole und Systole durch ganze Zahlen als ein Vielfaches des *χρόνος πρῶτος* darstellen läfst, d. h. wenn der eine Bestandteil des Pulses das *διπλάσιον*, *τριπλάσιον*, *τετραπλάσιον* u. s. w. des andern ist oder wenn sich das Verhältnis durch ganze Zahlen, die nicht ein Vielfaches des zweiten Bestandteiles sind, darstellen läfst (*λόγος ἀριθμοῦ πρὸς ἀριθμόν*), z. B. wenn die Diastole aus 2 Zeiten, die Systole dagegen aus 5, 7, 9, 11 *χρόνοι πρῶτοι* besteht[1]). Irrational sind entweder nur die Diastole oder nur die Systole oder beide Bewegungsmomente zu gleicher Zeit. Irrational heifsen sie, wenn sie in einem nicht durch ganze Zahlen auszudrückenden Verhältnis zum *χρόνος πρῶτος* stehen. Herophilos bezeichnete sie als *χρόνοι ἀπηυξημένοι* (*παρηυξημένοι*) *ἐπ' ὀλίγον ἢ ἐπὶ πλεῖον ἢ ἐπὶ πλεῖστον*, die *χρόνοι ῥητοί* als *τέλειοι* oder *ἀπάραυξοι*. Ein Unterschied der herophileischen Theorie von der des Aristoxenos ist ihre gröfsere Reichhaltigkeit. Während Aristoxenos nur drei Arten von Metren unterschieden hatte: *τὸ γένος ἴσον*, *διπλάσιον* und *ἡμιόλιον* und jedes andere Verhältnis für arythmisch ausgegeben hatte, liefs Herophilos den *λόγος τριπλάσιος*, *τετραπλάσιος* u. s. w., sogar den *λόγος ἀριθμοῦ πρὸς ἀριθμόν* als rhythmisch gelten. Dagegen schlofs er sich darin wieder an Aristoxenos an, dafs er den dreizeitigen Puls als kürzesten betrachtete, also den denkbar kleinsten, den zweizeitigen nicht anerkannte[2]). Im engen Anschlufs an diese Theorie behandelte Hero-

---

[1]) Gal. VIII 913. 915 f.

[2]) Ruf. p. 224, 1: *Τῶν μὲν οὖν ἀρτιγενῶν παίδων ὁ σφυγμὸς ὑπάρχει βραχὺς παντελῶς καὶ οὐ διωρισμένος ἔν τε τῇ συστολῇ καὶ τῇ διαστολῇ. Τοῦτον τὸν σφυγμὸν Ἡρόφιλος ἄλογον συνεστάναι φησίν· ἄλογον δὲ καλεῖ σφυγμὸν τὸν μὴ ἔχοντα πρός τινα ἀναλογίαν· οὔτε γὰρ τὸν διπλάσιον οὔτε τὸν ἡμιόλιον οὔτε ἕτερόν τινα λόγον ἔχει οὗτος, ἀλλά ἐστι βραχὺς παντελῶς καὶ τῷ μεγέθει βελόνης κεντήματι ὁμοίως ἡμῖν ὑποπίπτει· διὸ καὶ πρῶτον αὐτὸν Ἡρόφιλος ἄλογον δεόντως εἶπεν.* Vgl. Gal. IX 464: *Ἡρόφιλος . . . ἀρξάμενος ἀπὸ τοῦ νεογενοῦς παιδίου τὴν τήρησιν ἐποιήσατο, πρῶτον χρόνον αἰσθητὸν ὑποθέμενος, ἐν ᾧ διαστελλομένην εὕρισκε τὴν ἀρτηρίαν, ἴσον δ' αὐτῇ καὶ τὸν τῆς συστολῆς εἶναί φησιν, οὐ πάνυ τι διοριζόμενος ὑπὲρ ἑκατέρας τῶν ἡσυχιῶν.*

philos den Puls der einzelnen Lebensalter[1]. Der Puls der Neugeborenen besteht nach seiner Meinung aus zwei kurzen Zeiten, entspricht also dem Pyrrhichius[2] und wurde von ihm *σφυγμὸς ἄλογος* genannt. Beim Puls der Jünglinge ist die Zeitdauer der Diastole das doppelte von derjenigen der Systole; es entspricet dem Trochäus. Den Puls des Mannes nannte er *σφυγμὸς διὰ ἴσου*, weil Diastole und Systole wie beim Spondäus in gleichem Verhältnis zu einander stehen[3]. Der Puls der Greise endlich besteht wie derjenige der Jünglinge aus drei Zeiten, aber mit dem Unterschiede, dafs auf die Systole zwei Zeiten entfallen; der Puls entspricht dem Jambus. Bei diesem Puls kann unter Umständen das abnorme Verhältnis eintreten, dafs die Diastole aus zwei *χρόνοι πρῶτοι*, die Systole dagegen aus zehn Zeitabschnitten besteht[4]. Der Puls der Kinder ist nach seiner Ansicht grofs genug, um in ihm ein rhythmisches Verhältnis zu erkennen; welches dies gewesen, er-

---

[1]) Ruf. 224 f. Gal. IX 463 f. 278. 499.

[2]) Ruf 224, 12: *ὁ μὲν γὰρ πρῶτος ἐπὶ τῶν ἀρτιγενῶν παίδων εὑρισκόμενος σφυγμὸς ῥυθμὸν λήψεται τὸν τοῦ βραχυσυλλάβου· καὶ γὰρ ἐν τῇ διαστολῇ καὶ τῇ συστολῇ βραχὺς ὑπάρχει καὶ διὰ τοῦτο δίχρονος νοεῖται.* Vgl. Gal. IX 464.

[3]) Ruf. 224, 15: *Ὁ δὲ τῶν πρὸς αὔξησιν ὄντων ἀναλογεῖ τῷ τε παρὰ ἐκείνοις* (sc. *γραμματικοῖς*) *ποδὶ τροχαίῳ· ἔστι δὲ οὗτος τρίχρονος, τὴν μὲν διαστολὴν ἐπὶ δύο χρόνους λαμβάνων, ἐπὶ ἕνα δὲ τὴν συστολήν. Ὁ δὲ τῶν ἀκμαζόντων ταῖς ἡλικίαις ἐν ἀμφοτέροις ἴσος ὑπάρχει ἔν τε τῇ διαστολῇ καὶ τῇ συστολῇ, συγκρινόμενος τῷ καλουμένῳ σπονδείῳ, ὃς τῶν δισυλλάβων ποδῶν μακρότατός ἐστιν· ἔστιν οὖν συγκείμενος ἐκ χρόνων τεσσάρων. Τοῦτον τὸν σφυγμὸν Ἡρόφιλος διὰ ἴσου καλεῖ. Ὁ δὲ τῶν παρακμαζόντων καὶ σχεδὸν ἤδη γερόντων καὶ αὐτὸς ἐκ τριῶν σύγκειται χρόνων, τὴν συστολὴν τῆς διαστολῆς διπλῆν παραλαμβάνων καὶ χρονιωτέραν.*

[4]) Gal. IX 278: *Ἑξῆς δ' ἐστὶν ἐπί γε τῇ τάξει τοῦ λόγου περὶ ῥυθμῶν διελθεῖν, ὑπὲρ ὧν Ἡροφίλῳ μὲν ἐπὶ πλέον εἴρηται τήρησίν τινα καὶ ἐμπειρίαν ἱστοροῦντι μᾶλλον ἢ λογικὴν μέθοδον ἐκδιδάσκοντι. Τοὺς γὰρ καθ' ἑκάστην ἡλικίαν ὡς τὸ πολὺ φαινομένους ῥυθμοὺς τῶν σφυγμῶν ἔγραψε, πρῶτον μὲν οὐδ' ἐφ' ὧν τινων φύσεων ἐτήρησεν αὐτοὺς οὐδὲν ἡμῖν εἰπών· εἶτ' ἐξ αὐτῶν ὧν διδάσκει δῆλον ὅτι συγκέχυταί τε καὶ ἀδιάρθρωτός ἐστι περὶ τὴν τῆς συστολῆς τε καὶ τῶν ἠρεμιῶν διάγνωσιν. εἴπερ γὰρ ἡγεῖταί ποτε δύνασθαι γενέσθαι συστολὴν ἐπὶ τῶν γεγηρακότων ἄχρι δὴ τῶν δέκα πρώτων χρόνων ἐκτεταμένην, εὔδηλός ἐστι τῆς ὄντως συστολῆς ἀναισθήτως ἔχων. αὕτη γὰρ ἐνίοτε μὲν ὀλιγοχρονιωτέρα τῆς διαστολῆς ἐστιν, ἐνίοτε δ' ἰσόχρονός ἐστιν, ὁτὲ δέ, ὡς ἐκεῖνος γράφει, πολυχρονιωτέρα μέν, οὐ μήν, ὡς οἴεται, πενταπλασίων, ἀλλὰ βραχεῖ τινι μείζων.* Vgl. IX 465.

fahren wir nicht[1]), er nannte ihn sogar εὐμεγέθης[2]). Mit dieser Beobachtung steht die Ansicht des Archigenes im Widerspruch, dafs der Puls der Kinder klein sei[3]). Inwieweit seine Beobachtung, dafs der Puls der Neugeborenen ganz klein, häufig und schnell[4]), der der ἀκμάζοντες grofs und derjenige der Greise klein sei[5]), von älterer Tradition beeinflufst ist, läfst sich nicht ausmachen. Dagegen scheint er in seiner Behandlung des Pulses in den verschiedenen Krankheiten, Jahreszeiten und Beschäftigungen wieder unter dem Einflufs herophileischer Doctrin zu stehen[6]).

λόγος ζ′. περὶ τάξεως τε καὶ ἀταξίας, ὁμαλότητος τε καὶ ἀνωμαλίας[7]).

Schon Herophilos hatte in seiner Pulslehre feste Theorieen über die Gleichmäfsigkeit und Ordnung des Pulses aufgestellt, ohne dafs sich genauer feststellen läfst, wie weit er in der Ausbildung derselben gegangen ist. Archigenes begann diesen λόγος mit einer Berufung auf Herophilos, der diese beiden Gruppen als besondere Arten den Gattungen der Gröfse, Schnelligkeit, Stärke und des Rhythmos gegenübergestellt hatte: *Τοῦ μὲν δὴ μὴ καινοτομεῖν πρῶτος Ἀρχιγένης μάρτυς, ὡδί πως γράφων κατὰ τὴν ἀρχὴν τοῦ περὶ τάξεως τε καὶ ἀταξίας, ὁμαλότητός τε καὶ ἀνωμαλίας γένους· „Ἡρόφιλος κατὰ γένος τὰς ἄλλας διαφορὰς τῶν σφυγμῶν ἐκθέμενος οὕτως· μέγεθος, τάχος, σφοδρότης, ῥυθμός, ἀσυζύγως κατ' εἶδος τάξεως ἐμνήσθη καὶ ἀταξίας, ὁμαλότητός τε καὶ ἀνωμαλίας*[8]). *ἐγκαλεῖται τοίνυν ὑπὸ τῶν μικραιτίων ὡς γένεσιν εἴδη ἀντιδιαστειλάμενος*“[9]). Seine Definitionen der *ἀνωμαλία* und *ἀταξία* sind uns von Galen[10]) erhalten: *„Ἀνωμαλία μὲν ἀνισότης σφυγμῶν κατά τινα τῶν παρεπομένων αὐτοῖς*

---

[1]) Gal. IX 453: *τὸν γοῦν τοῦ παιδὸς σφυγμὸν ὁ μὲν Ἡρόφιλος ἱκανὸν τῷ μεγέθει φησὶν ὑπάρχειν, ὁ δ' Ἀρχιγένης μικρόν.* Vgl. 493.

[2]) Gal. VIII 853: *ἴσως γὰρ καὶ ὁ τοῦ παιδὸς ὑπὲρ τὸν σύμμετρόν ἐστιν. Ἡρόφιλος γοῦν ποτὲ μὲν εὐμεγέθη τὸν σφυγμὸν τοῦτον ὀνομάζει. τί δή ποτ' οὖν, φησί τις, ὁ Ἀρχιγένης μικρὸν αὐτὸν εἶναί φησιν;* Vgl. 869 ff.

[3]) Gal. VIII 869 f. 853. IX 453.

[4]) Gal. IX 18. Vgl. VIII 464. XIX 635.

[5]) Gal. VIII 866. 869.

[6]) Gal. VIII 960.

[7]) Gal. VIII 592. 625. 659.

[8]) Gal. VIII 625.

[9]) Gal. VIII 592. Vgl. 956.

[10]) Gal. VIII 626.

διαφορῶν, ἀταξία δὲ ἀσυστασία χρονικὴ κατά τινα τῶν τοῦ σφυγμοῦ διαφορῶν." Da in der pneumatischen Schrift *ὅροι ἰατρικοί* beide Definitionen wiederkehren [1]), so glaube ich berechtigt zu sein, auch die beiden vom Verfasser dieser Schrift vorgetragenen Definitionen von *τάξις* und *ὁμαλότης* für ihn in Anspruch zu nehmen. Sie lauten [2]): „*Τάξις σφυγμοῦ ἐστιν σχέσις κατὰ μέγεθος ἢ σφοδρότητα ἢ ῥυθμὸν ἢ ἄλλην τινὰ διαφοράν. Ὁμαλότης σφυγμοῦ ἐστιν ἰσότης κατά τινας τῶν σφυγμῶν διαφοράς.*" Gleichmäfsigkeit und Ungleichmäfsigkeit des Pulses kann statt haben bei einem einzigen Pulse [3]) und in der Aufeinanderfolge mehrerer Pulse, Ordnung und Unordnung nur in der Aufeinanderfolge mehrerer Pulse, d. h. *κατὰ περιόδους*. Die Gleichmäfsigkeit und Ungleichmäfsigkeit in der Aufeinanderfolge mehrerer Pulse nannte er *ὁμαλότητες καὶ ἀνωμαλίαι συστηματικαί* [4]). Wenn der Puls fortgesetzt in der Weise schlägt, dafs die Eigenarten des ersten denen der folgenden in allen Stücken entsprechen, so entsteht der absolut gleichmäfsige Puls (*καθάπαξ ὁμαλός*): „*οὐδ' εἰρήκασιν οὐδ' ὑπὲρ τούτων, εἴγε δεῖ τὸν κατὰ πᾶσαν διαφορὰν ἴσον ὁμαλὸν λέγειν*" [5]) und „*ἡ μὲν γὰρ καθάπαξ καὶ ἀπολελυμένη πασῶν τῶν διαφορῶν ἰσότης ἐστὶν ὁμαλία* (*ἐστιν ἰσότης* Hds.)." Sind aber die Pulse in ihrer Aufeinanderfolge in allen Stücken einander ungleich, so wird daraus der absolut ungleichmäfsige Puls (*καθάπαξ ἀνώμαλος*): „*καὶ ἀνώμαλον μὲν σφυγμὸν τὸν καθάπαξ καὶ κατὰ μίαν διαφορὰν ἄνισον λεγόμενον*" [6]). Die Defini-

---

[1]) Ps.-Gal. XIX def. 217 p. 407, 16: *Ἀταξία σφυγμοῦ ἐστιν ἀκαταστασία τῆς κατὰ τοὺς σφυγμοὺς διαφορᾶς.* def. 219 p. 408, 7: *Ἀνωμαλία σφυγμοῦ ἐστιν ἀνισότης σφυγμῶν κατά τινας τῶν παρεπομένων αὐτοῖς διαφορῶν.*

[2]) Ps.-Gal. XIX def. 216 p. 407, 11. def. 218 p. 408, 3.

[3]) Gal. VIII 627: *ἑξῆς μὲν οὖν ἐστι πρόγραμμα τοιοῦτον· „τίς ἡ καθ' ἕνα σφυγμὸν ἀνωμαλία*". Gal. VIII 517. Die an dieser Stelle vorgetragene Theorie ist die des Archigenes.

[4]) Gal. VIII 518. 556. IX 279: *Διττὸν δ' αὐτῶν ἐστι τὸ γένος· ἔνιοι μὲν ἐν μιᾷ πληγῇ τὴν ἀνωμαλίαν λαμβάνοντες, ἄλλοι δ' ἐν ἀθροίσματι. καὶ καλεῖν ἔθος ἐστὶ τοῖς νεωτέροις ἰατροῖς* (sc. Archigenes und seine Schüler) *συστηματικὴν τὴν τοιαύτην ἀνωμαλίαν, ὅτι, οἶμαι, καὶ τὸ ἄθροισμα σύστημα προσαγορεύουσιν.*

[5]) Gal. VIII 626.

[6]) Gal. VIII 627. Aus demselben Zusammenhang stammen die folgenden Worte des Archigenes: „*ἔσθ' ὅτε δὲ τὰ μὲν ἄλλα διὰ τριῶν, ὡς εἶπον, ἀνα-*

tionen dieser beiden Arten würden also folgendermafsen lauten [1]: *Αἱ καθ' ἕνα σφυγμὸν ἅπασαι διαφοραὶ ταῖς ἐν τοῖς ἑξῆς ἴσαι καθ' ἕκαστον γένος ἔστωσαν, καθάπαξ ὁμαλὸς ὁ τοιοῦτος λεχθήσεται σφυγμός. ἀλλὰ πᾶσαι πάσαις ἄνισοι τυγχανέτωσαν οὖσαι, καθάπαξ ἀνώμαλος ὁ τοιοῦτος.* Wenn die folgenden Pulse dem ersten nur hinsichtlich einer oder mehrerer *διαφοραί* entsprechen, so entsteht der beziehungsweise gleichmäfsige oder ungleichmäfsige Puls (*πρός τι ὁμαλός* oder *ἀνώμαλος*): „*οἱ μέν γε τὴν ὁμαλότητα ἐπί τινων διαφορῶν ἤκουον μόνον, ἐγὼ δ' ἐπὶ πασῶν ἐφ' ὅσων καὶ τὴν τάξιν*“ [2]). Die einzelnen Arten dieses Pulses sind der *ὁμαλὸς σφυγμὸς κατὰ μέγεθος, κατὰ τάχος, κατὰ σφοδρότητα* u. s. w. oder *ὁμαλὸς κατὰ μέγεθος καὶ τάχος, κατὰ μέγεθος καὶ σφοδρότητα* u. s. w. u. s. w. Innerhalb des ungleichmäfsigen Pulses ist wieder ein Unterschied zu machen zwischen dem geordneten (*τεταγμένος*) und ungeordneten (*ἄτακτος σφυγμός*), je nachdem die Anomalien eine bestimmte Ordnung haben oder nicht. In gleicher Weise wie beim gleichmäfsig-ungleichmäfsigen Pulse unterschied er zwischen dem absolut und beziehungsweise geordneten und ungeordneten Pulse (*καθάπαξ τεταγμένος-ἄτακτος, πρός τι τεταγμένος-ἄτακτος σφυγμός*). Über diese Unterscheidung des Archigenes besitzen wir hinlänglich Zeugnisse bei Galen, welche die Vermutung zur Gewifsheit zu erheben gestatten, dafs die Darstellung, die Galen VIII 519 f. von dieser Klasse von Pulsen giebt, auf ihn zurückgeht: „*καὶ ὁ μὲν καθάπαξ τεταγμένος* (*καθὰ παρατεταγμένος* Hds.), *οὗτος καθ' ἡμᾶς ἔσται ἴσος μεγέθει, σφοδρότητι, τάχει, ῥυθμῷ καὶ εἴ τινι ἄλλῃ τοιαύτῃ διαφορᾷ σχέσιν ἔχων θεωρεῖται κατὰ πάσας· πρός τι δὲ ὁ κατὰ μίαν τινὰ τούτων διαφορὰν ἐν σχέσει θεωρούμενος ἢ κατὰ δύο ἢ κατὰ πλείονας*“ [3]), ferner: „*ἔσθ' ὅτε δὲ τὰ μὲν ἄλλα πάντα τεταγμένα ἐστὶν ἢ νὴ Δί' ὁμαλά· μία δέ τις δια-*

λογεῖ. ἡ σφοδρότης δὲ ὡς ἂν ἀμφημερινός ἐστιν, ὁμαλὴς οὖσα καὶ ἴση.“ *ἐφεξῆς* „*ἢ ἄλλη τις τῶν λοιπῶν διαφορῶν ἢ ἄλλη.*“ *τούτοις δὲ συνάπτων τὸν ἑξῆς λόγον ἐρεῖ·* „*ἀναλογούντων τῶν σφυγμῶν ὁμοῦ τε πάσαις ταῖς διαφοραῖς καί τινι ἢ τισιν.*“

1) Gal. VIII 519.

2) Gal. VIII 626.

3) Gal. VIII 626.

φορά, οἷον τὸ μέγεθος ἢ δύο ἢ πλείους, ἄτακτοι τελέως εἰσίν"[1]). Folgt z. B. auf drei hinsichtlich ihrer Gröfse völlig gleiche Pulsschläge ein vierter, welcher der Gröfse der vorhergehenden nicht entspricht, so ist dieser Puls *ἀνώμαλος κατὰ μέγεθος*. Wenn diese Anomalie in der Aufeinanderfolge von Pulsreihen regelmäfsig an vierter Stelle wiederkehrt, so haben wir andrerseits den *σφυγμὸς τεταγμένος κατὰ μέγεθος*. Findet bei dem ungleichmäfsigen Pulse eine gewisse Gleichmäfsigkeit der Veränderung statt, so sprach er von einer *ὁμαλὴ ἀνωμαλία*. Dazu rechnete er eine bestimmte Pulsart, den *σφυγμὸς μύουρος* oder *μυουρίζων* d. h. den spitz ablaufenden Puls, dessen Wesen darin besteht, dafs die einzelnen Pulsschläge sich in bestimmter Gleichmäfsigkeit verkleinern, bis schliefslich die Bewegung des Pulses ganz aufhört. Wenn die Bewegung nicht völlig aufhört, so kann eine doppelte Abstufung eintreten: entweder bleibt der Puls auf der Stufe der allmählich eingetretenen *μικρότης* oder er nimmt in derselben Weise, wie er vorher abgenommen hat, stetig wieder zu. Die letztere Art nannte er *σφυγμός μύουρος παλινδρομῶν*, die stetig abnehmende *σφυγμὸς μύουρος ἐκλείπων*[2]). Dafs diese Pulsart nicht erst von Galen erfunden ist, folgt aus dem unter dem Namen des Rufus gehenden Tractat *περὶ σφυγμῶν*, in dem ausdrücklich bezeugt wird, dafs der spitz zulaufende Puls zu den *ὑπὸ τῶν παλαιῶν ἀναγεγραμμένων σφυγμῶν*[3]) gehöre, es folgt aber auch aus Galens eigenen Worten[4]): *ἔστω τοίνυν ὁ μὲν δεύτερος σφυγμὸς τοῦ πρώτου βραχὺ μικρότερος, ὁ δὲ τρίτος τοῦ δευτέρου τοσούτῳ πάλιν, ἀλλὰ καὶ ὁ τέταρτος τοῦ τρίτου τῷ ἴσῳ, καὶ τοῦτ' ἄχρι πλείονος ἐφεξῆς γενέσθω, τοὺς τοιούτους σφυγμοὺς μυουρίζοντάς τε καὶ μυούρους καλοῦσιν* (sc. Archigenes) *ἀπὸ τῶν εἰς ὀξὺ τελευτώντων*

---

[1]) Gal. VIII 627. Aus dem Schlufs dieses *λόγος* sind uns die Worte erhalten: „*νοεῖσθαι γὰρ δεῖ, φησίν, ἃ ἔφην περὶ τάχους καὶ βραδύτητος ἐπὶ πάσης ἄλλης διαφορᾶς σφυγμοῦ.*"

[2]) Gal. VIII 523 f. IX 509. Ps.-Gal. XIX def. 230 p. 411, 16 f.

[3]) Ruf. p. 229, 8 f.: *λέγεταί τις σφυγμὸς μυουρίζων, οὗ πάλιν δύο διαφοραί· ὁ μὲν γὰρ προσπεσὼν μέγας τε καὶ σφοδρὸς, εἶτα τὰς ἑξῆς διαστολὰς σμικροτέρας λαμβάνων τελευταῖον πάλιν ὥσπερ καὶ πρότερον μέγας προσέπεσε καὶ σφοδρός. ὁ δὲ σμικρὸς προσπεσὼν καὶ τὰς ἑξῆς προσβολὰς μεγάλας ἀπεργασάμενος πάλιν καὶ οὗτος ὥσπερ πρότερον σμικρὸς προσέπεσεν.*

[4]) Gal. VIII 523 f.

σχημάτων τοὔνομα μεταφέροντες ..... τινὲς δ' αὐξάνονται πάλιν, οὓς μυούρους παλινδρομοῦντας καλοῦσι. Im Gegensatz zur *ὁμαλὴ ἀνωμαλία* gab es auch eine *ἀνώμαλος ἀνωμαλία*, die statt hat, sobald sich eine derartige Gleichmäfsigkeit der Veränderung überhaupt nicht nachweisen läfst oder nur bis zum dritten, vierten oder fünften Pulsschlage. Zu dieser Klasse rechnete er den gebrochenen Puls (*σφυγμὸς παρεμπίπτων*) und den aussetzenden (*σφυγμὸς διαλείπων*)[1]. Dafs beide Arten dem Archigenes bekannt waren, folgt aus Galen (IX 289): *Ἐναντίοι δ' εἰσὶ τοῖς εἰρημένοις σφυγμοῖς ἕτεροι δύο, τῷ μὲν ἀραιῷ πυκνός, τῷ διαλείποντι δ' ὁ παρεμπίπτων, οὓς Ἀρχιγένης ἔοικεν οἴεσθαι χαλεπωτέρους εἶναι τῶν προειρημένων.* Er hatte darnach die Ansicht vertreten, dafs der häufige und der gebrochene Puls gefährlicher seien als der seltene und der aussetzende Puls, weil der häufige bei der *συγκοπὴ* auftrete, der gebrochene bei der Peripneumonie und bisweilen bei Fiebern infolge von Verstopfung oder Quetschung der Arterien. Beim gebrochenen Puls bezieht sich die Ungleichmäfsigkeit auf die *πυκνότης* d. h. nach einer bestimmten Anzahl von gleichen Schlägen folgt einer, dem nur eine sehr kurze Pause voraufgeht, während der aussetzende Puls ungleichmäfsig ist *κατὰ ἀραιότητα καὶ μικρότητα* d. h. in der Aufeinanderfolge mehrerer gleicher Pulse stellt sich eine längere Ruhepause ein und die darauf folgende Ausdehnung erscheint kleiner als bei den vorhergehenden Pulsschlägen[2]. Die Zurückführung dieser beiden Erklärungen auf Archigenes wird bis zu einem gewissen Grade gewährleistet durch die Wiederkehr der ersten Erklärung bei Rufus *περὶ σφυγμῶν* (230, 7): *Λέγεται δὲ καὶ παρεμπίπτων σφυγμός, ὅταν πλείονας διαστολὰς καὶ συστολὰς ἀπεργασάμενος ἐάσῃ καὶ δευτέραν διαστολὴν πυκνοτέραν ἐπενέγκῃ*[3].

Ein eigenes Capitel dieses *λόγος* handelte von der Ungleichmäfsigkeit innerhalb eines einzigen Pulses. Die Überschrift lautete[4]: „*τίς ἡ καθ' ἕνα σφυγμὸν ἀνωμαλία.*" Die kurzen, abgerissenen Sätze, die Galen aus diesem Capitel erhalten hat[5]: „*εἰσὶ δ' αὐτῆς*

---

1) Gal. VIII 525. 2) Gal. VIII 525.

3) Vgl. Ps.-Gal. XIX def. 228. 229 p. 411, 7 f. Die Definitionen decken sich ebenfalls mit Archigenes.

4) Gal. VIII 627 f. 5) Gal. VIII 628.

πλείους διαφοραὶ, τῆς καθ' ἕνα δηλονότι σφυγμὸν ἀνωμαλίας". *εἶθ' ἑξῆς· „τὰ πολλὰ δὲ ταύταις ταῖς διαφοραῖς καὶ ταῖς κατὰ μέγεθος συντρέχουσιν ἀνωμαλίαις"*. *καὶ πάλιν ἐφεξῆς· „ἄλλη δ' ἐστὶ διαφορὰ κατὰ μέγεθος ἀνωμάλου ἑνὸς σφυγμοῦ"* besagen soviel, daſs Archigenes zu dieser Klasse verschiedene Pulsarten gerechnet hat. Bei Galen nimmt die Behandlung dieser Pulsgruppen ebenfalls ein eigenes Capitel ein [1]): *Ὑπόλοιπον δ' ἂν εἴη τῆς καθ' ἕνα σφυγμὸν ἀνωμαλίας εἰπεῖν τὰς διαφοράς*. Er unterscheidet, je nachdem sich die Ungleichmäſsigkeit in der Bewegung der Arterie (*κατὰ κίνησιν*) oder in ihrer Lage (*κατὰ θέσιν*) zeigt, verschiedene Arten; im ersteren Falle drei: *εἰσὶ δὲ τρεῖς μὲν αἱ πρῶται, ποτὲ μὲν ἡσυχίας διακοπτούσης τὴν κίνησιν τοῦ μορίου, ποτὲ συνεχοῦς μὲν φαινομένης αὐτῆς, οὐ μὴν ἰσοταχοῦς, ποτὲ δὲ ἐπανερχομένης*. Archigenes kannte diese Dreiteilung [2]): *ἀρκεῖν μοι δοκεῖ καὶ περὶ τούτων* (d. h. über die zweite Art) *τὰ τοσαῦτα. ἐπὶ γὰρ τὴν ἔτι λοιπὴν καὶ τρίτην διαφορὰν τῶν καθ' ἓν μόριον ἀνωμάλων σφυγμῶν ἐπάνιμεν αὖθις, οὓς Ἀρχιγένης μὲν ὡς ἕνα γράφει καὶ καλεῖ δίκροτον .... τοῦτο δ' οὐχ οἷόν τε κρῖναι καλῶς, εἰ μὴ πρότερον ἀκριβῶς μάθωμεν, οἷός ἐστιν ὁ σφυγμὸς οὗτος ὁ πρὸς Ἀρχιγένους δίκροτος κεκλημένος*. Kurz, alles scheint darauf hinzuweisen, daſs Galen die ganze Erörterung über die Ungleichmäſsigkeit innerhalb eines Pulses (*ἡ καθ' ἕνα σφυγμὸν ἀνωμαλία*) ihm entlehnt hat

Das Charakteristische des *δίκροτος σφυγμός*, d. h. des zweimal hintereinander schlagenden Pulses, besteht nach Archigenes darin, daſs unmittelbar auf eine reguläre Ausdehnung der Schlagader eine zweite von geringerem Umfange folgt, so daſs der Puls in Wirklichkeit zweimal schlägt, nur das zweite Mal schwächer. Er sah in diesem Puls eine *ἀνωμαλία καθ' ἕνα σφυγμόν* und verglich ihn mit dem doppelten Schlage des Hammers auf den Amboſs [3]): *δίκροτος οὖν τίς ἐστι σφυγμὸς κλονώδης, ὃν δὴ καὶ ⟨ἓν⟩ μόνον ᾤμην τό γε κατ' ἀρχὰς εἶναι πλήττοντα δὶς, ἐξαπατώμενος ὑφ' ὧν ἔλεγεν Ἀρχιγένης εἰκάζων αὐτὸν ταῖς τῆς σφύρας διπλαῖς*

---

[1]) Gal. VIII 526. [2]) Gal. VII 537

[3]) Gal. IX 306. Galen rühmt ihm nach, daſs er richtige Beobachtungen über diesen Puls angestellt, daſs er sich aber in der Erklärung geirrt habe. Trotzdem acceptierte er (VIII 540) seine Erklärung.

πρὸς τὸν ἄκμονα πληγαῖς. Die Wiederkehr dieser Vergleichung bei Gal. VIII 540: *ἔοικε γὰρ τὸ ἐπ' αὐτοῦ γιγνόμενον ταῖς τῆς σφύρας διπλαῖς πρὸς τὸν ἄκμονα πληγαῖς, τῆς μὲν προτέρας ἐκ πολλοῦ μὲν διαστήματος καταφερομένης καὶ σφοδρῶς παιούσης, τῆς δευτέρας δὲ οἷον ἀναπαλλομένης τῆς σφύρας ἀπὸ τοῦ ἄκμονος οὐκ ἐπὶ πολὺ καὶ αὖθις αὐτῷ προσπιπτούσης ἀῤῥωστότερόν τε ἢ πρόσθεν καὶ ἐξ ὀλίγης διαστάσεως* beweist wieder, dafs er sich im 1. Buch seiner Schrift *περὶ διαφορᾶς σφυγμῶν* aufs engste an Archigenes angeschlossen hat[1]). Die Definition des Archigenes scheint uns von dem Verfasser der Schrift *περὶ σφυγμῶν πρὸς Ἀντώνιον* erhalten zu sein; wenigstens deckt sie sich mit dem, was wir von ihm erfahren[2]): *ὁ δὲ δικροτίζων δὶς ἐν τῷ αὐτῷ κρούει τὴν πληγήν· τοῦτο δὲ γίνεται διὰ σκληρότητα τοῦ σώματος τῆς ἀρτηρίας· ἀνακρούοντος γὰρ καὶ παλινδρομοῦντος καὶ βίᾳ φερομένου τοῦ πνεύματος ἐπὶ δευτέραν ἔρχεται πληγὴν ὡς ἐπὶ ἄκμονα* (*ἀγκῶνα* Hds.) *σφῦρα* (*σφαῖρα* Hds.).

In diesen *λόγος* gehörte noch eine Reihe von Pulsarten, die sicher auch von Archigenes behandelt sind: der ameisenartige (*σφυγμὸς μυρμηκίζων*)[3]), der gemsenartig springende (*δορκαδίζων*)[4]), der regenwurmartige (*σκωληκίζων*)[5]) und der wellenartige (*κυματώδης*)[6]). Genaueres erfahren wir nur von seiner Erklärung des ameisenartigen Pulses. Er betrachtete ihn als zusammengesetzt aus dem kleinen, schwachen, häufigen und schnellen Pulse: „*σύνθετος δέ μοι δοκεῖ εἶναι ἐκ μικρότητος, ἀμυδρότητος, πυκνότητος, ἀναγκαίως δὲ καὶ ταχύτητος*"[7]). Die letzten Worte seiner Erklärung enthalten offenbar eine Spitze gegen Herophilos, der die Schnelligkeit als Charakteristikum dieser Pulsart ausdrücklich ge-

[1]) Vermutlich stammt auch die Polemik Galens (VIII 538) gegen diejenigen, welche die Ansicht vertraten, dafs der *δίκροτος* sich aus zwei Pulsen zusammensetze, aus Archigenes.

[2]) Gal. XIX 640. Vgl. Ps.-Gal. XIX def. 226 p. 410, 18. Ruf. *περὶ σφυγμῶν* p. 230.

[3]) Gal. VIII 827. IX 293. 453. Vgl. VIII 460. 553 f.

[4]) Gal. VIII 556. IX 80. 488. Vgl. Ps.-Gal. XIX 231 p. 412, 4. Ruf. 231, 1.

[5]) Gal. VIII 550.

[6]) Gal. VIII 549.

[7]) Gal. VIII 827.

leugnet hatte[1]). Seine Behauptung von der Schnelligkeit dieses Pulses hatte Archigenes mit der Thatsache zu bekräftigen gesucht, dafs bei Magenleiden, denen dieser Puls eigen sei, der Puls jederzeit Schnelligkeit zeige[2]).

Was uns weiter von Archigenes aus seiner Schrift *περὶ σφυγμῶν* erhalten ist, sind einzelne Bruchstücke, die sich nur schwer in den Rahmen des Ganzen einfügen lassen. Sie mögen hier nach der Reihenfolge der Pulsschriften des Galen ihren Platz finden:

1. Gal. VIII 469: *Σιτία πολλὰ μέν, ὥστε βαρῦναι τὴν δύναμιν, ἀνωμάλους τε καὶ ἀτάκτους τοὺς σφυγμοὺς ἐργάζεται. Ἀρχιγένης δέ φησιν ὠκυτέρους πλέον καὶ πυκνοτέρους.* Vgl. Gal. IX 150: *γράφοντος γὰρ Ἀρχιγένους οὕτω περὶ τῆς βαρυνούσης τὴν δύναμιν τροφῆς· „ἡ δὲ τῷ θλίβειν ἀμυδροτέρους καὶ μικροτέρους, ταχυτέρους τε πλέον ἢ πυκνοτέρους", ἡμεῖς οὐχ οὕτως κτλ.*

2. Gal. VIII 479: *Ὁ δὲ τῶν μαραινομένων οὐ καθ' ἓν εἶδος τρέπεται σφυγμός. χρὴ δὲ ἐφ' ὅσον ἐνδέχεται, διαφοραῖς ευδήλοις διορίσασθαι περὶ αὐτῶν. οἱ μὲν δὴ ταῖς μὴ λυθείσαις φλεγμοναῖς κατὰ βραχὺ συναπομαρανθέντες ἀμυδροὺς καὶ θάττονας καὶ πυκνοὺς ἄγαν καὶ μυούρους κατὰ μέγεθος ἐν μιᾷ πληγῇ τοὺς σφυγμοὺς ἴσχουσιν, οὓς Ἀρχιγένης ἐπινενευκότας τε καὶ περινενευκότας καλεῖ, σαφῶς δηλοῦν βουλόμενος τὸ κατὰ τὴν διαστολὴν βραχὺ μετὰ τῆς τῶν ἑκατέρωθεν περάτων οἷον ἐπινεύσεως· οὐ γὰρ ὡς ἀποκεκομμένων ἀθρόως, ἀλλ' ὡς ἐπικεκαμμένων τῶν ἑκατέρωθεν μερῶν εἰς βραχὺ συνέσταλται, μύουρος ὢν τῷ μεγέθει καθ' ἑκάτερα τὰ μέρη.* Vgl. IX 177 f.

3. Gal. VIII 486: *Ἀρχιγένης δέ φησι τὸν τῆς ἀρτηρίας τόπον ἰδίως ἐπ' αὐτῶν* (sc. *τῶν κατόχων*) *θερμότερον εὑρίσκεσθαι, καθάπερ τοῖς σπασθησομένοις μετὰ καταφορᾶς.* Vgl. IX 189.

4. Gal. VIII 779: *Τὸ δ' ὑπὸ τοῦ Ἀρχιγένους λεγόμενον, ὅτι καὶ τῶν ἰσχνῶν ἀνθρώπων αἱ ἐν τοῖς ἀσάρκοις μέρεσιν ἀρτηρίαι φαίνονται τῇ ὄψει διαστελλόμεναι καὶ συστελλόμεναι, πρὸς μὲν αἰδήμονας ἀνθρώπους ὀρθῶς λέγεται, πρὸς δὲ τούς, ὅταν αὐτοῖς δόξῃ, μηδὲ τῶν φαινομένων πεφροντικότας, οὐκ ὀρθῶς.* Vgl. 453.

---

[1]) Gal. IX 453. [2]) Gal. VIII 835.

5. Gal. IX 138: *Εἰ δ' Ἀρχιγένης μὲν πρὸς τοῖς εἰρημένοις καὶ πληρεστάτους φησὶ φαίνεσθαι τοὺς σφυγμούς, Ἀπολλωνίδης δὲ κενωτάτους, οὔ μοι δοκεῖ μηκύνειν ἔτι δεῖν ἡμᾶς περί γε τῶν τοιούτων, ἱκανῶς ἀποδεδειχότας ἐν ταῖς ἔμπροσθεν πραγματείαις ὡς μάτην τοῦτο τὸ γένος τῶν σφυγμῶν οἱ μεθ' Ἡρόφιλον ἐπεισήγαγον, ὥσπερ καὶ ἄλλα πολλά. καὶ θαυμαστὸν οὐδὲν ἐν πράγματι μηδόλως διαγινωσκομένῳ τἀναντία λέγειν Ἀρχιγένην τε καὶ Ἀπολλωνίδην· οὐ γὰρ αἰσθήσεως κοινῆς τὸ πάθος, ἀλλὰ φαντασμάτων ἰδίων ἑκάτερος ἔγραψεν.*

6. Gal. IX 324: *Εὑρίσκεται μέντοι τισὶ καὶ κατὰ τὴν τῆς διαπλάσεως ἰδιότητα, καθάπερ καὶ ὁ ἐπινενευκώς τε καὶ περινενευκὼς ὀνομαζόμενός ἐστιν, ὅ γε μὲν οὖν οὕτω τῆς ἀρτηρίας κατασκευασθείσης ὡς τὸ μέσον αὐτῆς μόνον ὑπὸ τῷ δέρματι τετάχθαι ψιλῷ, τὰ δ' ἑκατέρωθεν ἀθροώτερον ἐγκαταβαίνειν τῷ βάθει. γίνεται δὲ καὶ δι' ἀῤῥωστίαν δυνάμεως, ἀδυνατούσης ἐπαίρειν τὰ βαρύνοντα· καὶ ὅταν γε τὸ τοιοῦτον πάθος ἰσχυρότερον αὐτῇ γένηται, καμπήν τινα φαίνεται κατὰ τὸ ὕψος ἔχειν ὁ σφυγμὸς, οὐ κύκλου περιφέρειαν, ἥντινα καμπὴν οὐ κακῶς ὁ Ἀρχιγένης ὀνομάζει γωνίωσιν.* Vgl. fragm. 2.

3.

Diätetik und Therapie.

Das Hauptverdienst der pneumatischen Schule liegt auf dem Gebiet der Diätetik und Therapie. Die hohe Ausbildung dieser beiden Disciplinen ist daraus zu erklären, dafs die älteren Pneumatiker mehr Wert auf die Regelung der Diät und auf mechanische Hilfsmittel legten als auf medicamentöse Stoffe. Ihr therapeutisches Verfahren war naturgemäfs darauf gerichtet, die vorherrschende Qualität zu bekämpfen, die übermäfsige Wärme durch kühlende Mittel, die übermäfsige Kälte durch wärmende, die übermäfsige Feuchtigkeit durch trocknende und die übermäfsige Trockenheit durch anfeuchtende Mittel[1]). Bei der Bekämpfung der vorherrschenden Quatität leistete nach ihrer Meinung eine vernunftgemäfse Diät wesentliche Dienste. Dazu war eine genaue Kenntnis des Qualitätengehalts der einzelnen Nahrungsmittel, der

---

[1]) Gal. I 519.

atmosphärischen Luft, der verschiedenen Gegenden u. s. w. erforderlich: auf ihr beruhten die Vorschriften, die sie über die Lebensweise der beiden Geschlechter und über die Erziehung und Pflege des Menschen in den verschiedenen Lebensaltern gaben.

Athenaios hat in seiner Diätetik ausführlich über die verschiedenen Getreidearten, Weizen und Gerste und über die Brote gehandelt. Der Weizen ist deshalb am nahrhaftesten von allen Getreidearten[1]), weil er dem Körper die der Gesundheit dienenden Qualitäten, Wärme und Feuchtigkeit zuführt. Seine Wirkung ist aber verschieden je nach seiner Art, der Gegend, in der er wächst, der Beschaffenheit der Luft, der Jahreszeit und dem Alter. Er unterschied zwei Arten, die *πυροὶ σιτάνιοι* oder *ἀλευρῖται* und die *σεμιδαλῖταί*[2]). Die Unterscheidungsmerkmale sind dieselben wie bei Galen[3]): die erste Art ist leicht an Gewicht, locker und weifs; sie wird leicht verdaut, befördert die Transspiration und ist der Gesundheit förderlich, ohne dem Körper Kraft zu geben. Die zweite Art ist schwerer, fest und gelb, ferner schwer verdaulich und infolge des gröfseren Gehaltes an Nährstoffen verleiht sie dem Körper Kraft. Nach der Bodenbeschaffenheit unterschied er den Weizen, der auf trockenem und magerem Boden wächst, von dem, der auf fruchtbarem, fettem Boden steht. Der erstere ist leicht verdaulich, aber wenig nahrhaft, ebenso wie der Weizen, der auf ausgedörrtem Boden wächst und der weifs und locker wie der Sommerweizen wird. Der Weizen dagegen, der auf fettem Boden wächst, ist infolge der reichlichen Nahrung fest, schwer und nahrhaft; der nahrhafteste gedeiht in Gegenden, die dem Winde und der Sonne ausgesetzt sind.

Derselbe Unterschied zeigt sich beim Weizen, der in kalten

---

1) Orib. I 10 f.: *περὶ πυρῶν· ἐκ τῶν Ἀθηναίου ἐκ τοῦ α' λόγου.* Vgl. Gal. VI 480. Diosc. II 107 p. 233.

2) Diphilos von Siphnos und Philistion geben ebenfalls den *ἄρτοι σεμιδαλῖται* den Vorzug vor den *ἄρτοι ἀλευρῖται* (Athen. III 115 c f., aus Herakleides von Tarent). Aufserdem stimmt Philistion auch dario mit Atheoaios, dafs er den *ἄρτοι σεμιδαλῖται* eine kräftigende Wirkuog zuschreibt. Diosk. a. a. O. kennt dieselben beiden Arteo. Das bei Athenaios (III 115 f.) folgende Moesitheoscitat (aus seioer Schrift *περὶ ἐδεστῶν*) steht ausführlicher bei Gal. VI 513: die Vergleichung zeigt, wie Athenaios excerpiert.

3) Gal. VI 481 f.

und warmen Gegenden wächst. Der Weizen in kalten Gegenden ist feinteilig und ausgewachsen, derjenige, der in warmen Gegenden wächst, nimmt reichlichere und viel festere Nahrung auf, der Weizen auf sumpfigem Boden ist wenig nahrhaft und leichter, er verschlechtert das Blut und erwärmt den Körper nur mäfsig. Feuchter Boden bringt weniger nahrhaften und schwachen Weizen hervor und scheint ihn wegen des Überflusses an Feuchtigkeit in Unkraut umzuwandeln, der Weizen auf schattigem Boden endlich enthält mehr Hülsen als nützlich ist. Wechselt in den Jahreszeiten Kälte, Wärme, Feuchtigkeit und Trockenheit gleichmäfsig ab, so ist der Weizen voll und nahrhaft; wechseln sie dagegen ungleichmäfsig ab, so enthält er nur wenig Nährstoff und ist mager. Viel Regen bringt Mehltau an den Ähren hervor; in der Zeit, wo die Ähren auswachsen, sind übermäfsige Wärme, trockene Winde sowie lang anhaltender Sonnenbrand schädlich. Nach dem Alter unterschied er jungen, alten und mittleren Weizen; der junge ist saftiger, blähend und nahrhaft, der alte dagegen saftlos, trocken und wenig nahrhaft; in der Mitte zwischen beiden steht die dritte Art.

In diesen Zusammenhang gehört der kurze Abschnitt über die Brote[1]). Die dünnen Brote sind saftloser und weniger nahrhaft, weil ihr Nährstoff durch das Backen verdampft wie z. B. die *ἴτρια* und *λάγανα*. Ferner sind die stark und die zweimal gebackenen Brote weniger nahrhaft als die saftigen. Mit Philistion[2]) stimmt er in der Notiz überein, dafs die warmen und frischen Brote nahrhafter sind als die kalten und alten, weil die Wärme die Verdauung befördert.

Über die Gerste ist uns von ihm wenig erhalten[3]). Die Gerste, die keine Hülse hat, hält er für saftiger und nahrhafter und stellt sie dem Weizen am nächsten, darnach die Gerste mit zwei Körnerreihen.

---

[1]) Orib. I 24.

[2]) Athen. III 115d: *Φιλιστίων δ' ὁ Λοκρὸς τῶν χονδριτῶν τοὺς σεμιδαλίτας πρὸς ἰσχύν φησι μᾶλλον πεφυκέναι· μεθ' οὓς τοὺς χονδρίτας τίθησιν, εἶτα τοὺς ἀλευρίτας .. πάντες δ' οἱ θερμοὶ ἄρτοι τῶν ἐψυγμένων εὐοικονομητότεροι πολυτροφώτεροί τε καὶ εὐχυλότεροι, ἔτι δὲ πνευματικοὶ καὶ εὐανάδοτοι. οἱ δ' ἐψυγμένοι πλήσμιοι, δυσοικονόμητοι. οἱ δὲ τελείως παλαιοὶ καὶ κατεψυγμένοι ἀτροφώτεροι στατικοί τε κοιλίας καὶ κακόχυλοι.* Das Citat stammt vermutlich aus seinen *Ὀψαρτυτικά* (Ath. XII 516 c).

[3]) Orib. I 26.

Zum Filtrieren des Wassers bediente man sich in Alexandreia gewöhnlich einer porösen Steinart (σταχτοί) oder des Filters (ὑλιστήρ). Athenaios[1]) empfahl, die Brunnen am Meere oder an Seeen anzulegen und das Wasser, wenn es frei von Schmutz und Blutegeln erhalten werden soll, durch die Erde zu filtrieren. Zum Schutz soll man den Brunnen mit einer Brustwehr aus Stein oder Holz umgeben und den Boden in derselben Weise auslegen. Der Vorteil des filtrierten Wassers besteht darin, dafs es sehr dünn, rein und kalt ist.

Eines der wichtigsten Mittel zur Erhaltung der Gesundheit ist gute Luft. Athenaios gab genaue Vorschriften über die verschiedene Beschaffenheit derselben[2]). Er unterschied die Luft in der Sonne von der im Schatten und die Luft am Tage von der in der Nacht. In der Sonne ist sie wärmer und dünner, im Schatten dichter, am Tage weniger kalt und dünn, bei Nacht dagegen kalt und dicht. Da die warme und dünne Luft die Transspiration befördert, die kalte und dichte entgegengesetzt wirkt, so ist die Nacht für rheumatische Leiden, Fieber und Entzündungen unerträglich. Ferner unterschied er die Luft in der Stadt von der Luft auf dem Lande. In der Stadt, wo sie durch die Häuser begrenzt wird, ist sie wärmer und dichter; erwärmt wird sie durch den Einflufs des Sonnenlichtes, verdickt infolge des Mangels an Luftströmung. Zudem schwängert sie sich leicht mit Ausdünstungsstoffen mannigfaltiger Art, wie sie in schlecht ventilierten Städten unvermeidlich sind. In der Stadt erscheint der Körper voll und aufgetrieben, da der Verdauungsprocefs und die Bewegung der Säfte gehemmt sind; auf dem Lande dagegen ist die Luft dünn und rein; sie macht Appetit, befördert die Verdauung und den Umsatz der Säfte, ist nahrhaft und stärkt die Sinne.

Ebenso wie die Luft, kann die Gegend, in welcher der Mensch wohnt, je nach ihrer Beschaffenheit einen verschiedenen Einflufs auf den menschlichen Organismus ausüben[3]). Der Aufenthalt in hohen, gebirgigen Gegenden ist gesund, mit Ausnahme im Winter, wo die Bewohner unter der Kälte zu leiden haben. Das Gesunde solcher Gegenden liegt in der gröfseren Kälte und in der gröfseren durch

---

[1]) Orib. I 357.

[2]) Orib. II 291 = Gal. XVI 360. Vgl. Aet. III 162.

[3]) Athenaios bei Orib. II 302 = Gal. XVI 401. Vgl. Antyll bei Orib. II 301. Sabinos bei Orib. II 310.

die starke Luftströmung bedingten Reinheit der Luft. In Thälern ist der Aufenthalt weniger gesund wegen der Wärme der Luft, besonders im Sommer und wegen des Mangels an Luftströmung, zumal wenn die Gegend von hohen Bergen eingeschlossen ist: in diesem Falle wird die Luft infolge des Zurückstrahlens der Sonne von den Bergen zu sehr erwärmt. Bewaldete Gegenden sind weniger luftig und sonnig als unbewaldete; deshalb sind sie im Winter dunkel und kalt, im Sommer ist die Luftströmung gering und die Luft stickend heifs. Die Gegenden in der Nähe von mäfsig grofsen Flüssen besitzen eine sehr milde Temperatur, besonders wenn die Luft in ihnen recht trocken ist; die Nähe gröfserer Flüsse wirkt dagegen gesundheitsschädlich auf den menschlichen Organismus, weil die Luft infolge der Wasserverdünstungen feucht und des Morgens und Abends kalt ist, so dafs in diesen Gegenden dem menschlichen Körper Feuchtigkeit und Kälte zugeführt wird. Sumpfige, seeenreiche Gegenden sind aus verschiedenen Gründen ungesund; einmal erlangen die Früchte infolge der Einwirkung der Feuchtigkeit auf den umliegenden Boden nicht die erforderliche Reife, ferner ist die Luft in solchen Gegenden feucht und dick und wird durch die Ausdünstungsstoffe jeglicher Art, besonders durch die Produkte der Fäulnis verunreinigt. Auch sind sumpfige Gegenden meist waldreich, und durch den Reichtum an Bäumen wird die Luftströmung erschwert. Sodann ist die Nahrung in solchen Gegenden kalt und feucht, die Luft, besonders im Sommer, glühend heifs und die Temperatur zeigt rasche Schwankungen: des Morgens ist sie infolge der Ausdünstungen kalt, des Mittags warm und des Abends wieder kalt. Trockene Gegenden machen den Körper trocken, befördern seine Ausdünstung und führen ihm gute Säfte zu, besonders durch die Nahrung, die warm und trocken, gehörig ausgereift und leicht verdaulich ist. Die Gegenden im Binnenlande sind gesunder als die in der Nähe des Meeres und höher gelegene von günstigerem Einflufs auf den menschlichen Organismus als die niedriger gelegenen.

Von grofser Bedeutung für die Erhaltung der Gesundheit ist die Pflege des gesunden Menschen in den verschiedenen Lebensaltern. Die Pneumatiker unterschieden in hippokratischer Weise vier Lebensabschnitte: das Kindes-, Jünglings-, Mannes- und Greisenalter[1]).

---

[1]) Ps.-Gal. XIX def. 104 p. 374.

Jeder dieser vier Lebensabschnitte erfordert seine bestimmte erziehliche und diätetische Behandlung.

In den Vorschriften, die Athenaios für die Erziehung des Menschen gab, hat er den hohen Wert der Gymnastik, der physischen Erziehung des Menschen, ganz und voll anerkannt wie wenige Ärzte seiner Zeit; im übrigen klingen seine Grundsätze häufig an Plato an. Wie dieser betrachtete er als Endziel der Erziehung die harmonische Ausbildung des Körpers und der geistigen Fähigkeiten[1]). Er verlangte, dafs die Kinder ohne Zwang in kindlichen Vergnügungen aufwachsen, dafs ihre körperliche und geistige Ausbildung in gleicher Weise gefördert werde, indem sie an die Ruhe der Seele (ψυχικὴ ῥαϑυμία) und an körperliche Übungen gewöhnt werden. Er verbot, ihnen schwerverdauliche oder allzu reichliche Nahrung zu geben, weil dadurch die Verdauung gestört, das Wachstum verhindert und im Innern des Organismus leicht Entzündungen und Geschwüre hervorgerufen werden. Vom 6. oder 7. Lebensjahre an sollen sie den ersten Unterricht in der Elementarschule erhalten: der γραμματιστής soll freundlich und mild sein, und der Unterricht gewissermafsen spielend[2]) betrieben werden ohne jeden Zwang. Durch freundliches Zureden, Ermahnen und häufiges Loben soll der Lehrer auf die Schüler einwirken, weil dadurch der Eifer der Zöglinge angestachelt, und sie mit Lust und Freude an der Arbeit erfüllt werden: durch Strenge schüchtern sie die Schüler ein und nehmen ihnen die Lust am Lernen. Vom 12. Lebensjahre an sollen sie strenger wissenschaftlich in der Grammatik und in den mathematischen Fächern unterrichtet werden, wobei die körperliche Übung nicht vernachlässigt werden darf; er verlangte, dafs die Pädagogen und Schulvorsteher erfahrene Männer seien, damit sie ihren Zöglingen das richtige Mafs und die rechte Zeit der Nahrung, der körperlichen Übung, der Bäder, des Schlafes u. s. w. vorschreiben können. Im 14. Lebensjahre soll der Unterricht in der Philosophie und Medicin beginnen. Die medicinische Bildung[3]) forderte er deshalb, damit ein Jeder sein eigener Arzt sein könne, da es keine Zeit und

---

[1]) Athenaios bei Orib. III 161. Vgl. Aet. IV 29. Ps.-Soran ed. Dietz c. 92 p. 209.

[2]) Ebenso Plato im Staat p. 536. Jeder moderne Pädagoge wird freudig die vortrefflichen erzieherischen Vorschriften des Athenaios unterschreiben.

[3]) Ebenso Plut. de sanit. tuenda c. 24.

keine Beschäftigung gebe, wo wir dieser Kunst nicht bedürfen. Mit der geistigen Ausbildung soll die körperliche gleichen Schritt halten. Die gymnastischen Übungen soll man häufiger wiederholen, weil der Körper schon kräftiger ist und weil in diesem Alter der Geschlechtstrieb erwacht, damit durch die gleichmäfsige Anstrengung des Körpers und Geistes dieser Trieb unterdrückt werde, dessen frühzeitige und allzu häufige Befriedigung in gleicher Weise der Seele wie dem Körper schade.

Im Mannesalter soll die körperliche und geistige Ausbildung zum Abschlufs gebracht werden; er empfahl jede Art von körperlicher Übung, wobei thunlichste Rücksicht auf die Gewohnheiten eines Jeden zweckmäfsig sei, die Nahrung soll reichlich und nahrhaft sein. Die sinnlichen Begierden soll man in seiner Gewalt haben, weil der Körper nur bis zu einem gewissen Grade widerstandsfähig sei und weil das Übermafs selbst die kräftigsten Constitutionen aufreibe. Im abnehmenden Alter (*παρακμάζοντες*) soll die Anstrengung des Geistes und Körpers herabgemindert und die Nahrung allmählich beschränkt werden, da auf dieser Altersstufe bereits die dem Alter charakteristische Qualität der Kälte auftrete. Das Greisenalter endlich bedarf der sorgfältigsten Diät; in ihm schwinden allmählig die physischen und psychischen Kräfte, und der Körper fange an runzlig, dürr, locker und trocken zu werden. Ein schwacher und für äufsere Krankheitsursachen leicht empfänglicher Körper bedarf nur eines geringen Anstofses, um Schaden zu nehmen. Deshalb mufs man schon in der Jugend auf das Alter Rücksicht nehmen. Er verlangte, dafs man sich im Alter freundlich und hochherzig zeige, damit man nicht lästig falle, sondern damit man eine freundliche und sympathische Behandlung bei seinen Mitmenschen finde. Man soll nur den Verkehr von solchen Menschen suchen, die einem angenehm sind, sich in anmutigen Gegenden aufhalten, sich im übrigen möglichst viel Mufse verschaffen und sich mehr um sich selbst als um andere bekümmern. Am schönsten aber sei das Alter, das imstande ist, sich in die geistigen Erzeugnisse der Vergangenheit zu vertiefen.

Ebenso vortrefflich sind die Grundsätze, die er für die Lebensweise des Weibes aufgestellt hat[1]). Da das Weib nach seiner

---

[1]) Athenaios bei Orib. III 97.

Theorie ein Wesen von kalter und feuchter Natur ist, so mufs es eine warme und trockene Lebensweise führen, sich vor kalter und feuchter Luft, vor kalten und feuchten Gegenden hüten. Seine Nahrung soll mehr trocken als feucht sein; übrigens lehre das schon die Natur, da sie Flüssiges nur in geringer Quantität zu sich zu nehmen pflegen: Wein sollen sie wegen der Schwäche ihrer Natur nur wenig geniefsen. Dagegen empfahl er ihnen geistige und körperliche Übungen: die geistigen sollen in der Ausbildung der für die Wirtschaft erforderlichen Kenntnisse und in der Sorge für das Hauswesen bestehen, die körperlichen im Wollspinnen und in sonstigen häuslichen Arbeiten. Die Frauen, die selbst thätig sind, haben eine gute Gesundheit, gebären leichter als die, welche ein unthätiges, üppiges Leben führen. Ganz modern klingt es, wenn er den Frauen vorschreibt, das Backen selbst zu beaufsichtigen, selbst in der Wirtschaft Hand anzulegen, das für den Haushalt Erforderliche selbst zuzumessen und nachzusehen, ob alles an seinem Platze ist, selbst den Teig anzufeuchten und zu kneten und selbst die Betten zu machen, da körperliche Bewegung den Appetit des Weibes vermehre und ihm einen gesunden Teint verleihe.

Die Lebensweise in den einzelnen Jahreszeiten d. h. die Speisen und Getränke, welche in jeder Jahreszeit erlaubt oder verboten sind, hat er ebenfalls genau vorgeschrieben[1]). Im Winter werden Krankheiten durch die dieser Jahreszeit charakteristischen Qualitäten, durch Kälte und Feuchtigkeit hervorgerufen[2]). Daher kommt es vor allem darauf an, den Körper zu erwärmen: man suche warme, vor Wind und Wetter geschützte Gegenden auf und meide kalte, der frischen Luft ausgesetzte Wohnungen Man gebrauche wärmere Kleidungsstücke und schütze die Atmungsorgane. Die Nahrung mufs geeignet sein, den Körper zu erwärmen und die durch die Kälte verdickten Säfte aufzulösen. Zum Trinken empfahl er den mäfsigen Genufs von Wasser- und Weinmet, weifsem, schönduftendem alten Wein, d. h. von solchen Getränken, welche die Feuchtigkeit anziehen. Die Speisen müssen trocken sein, leicht verdaulich, gut gesäuert, gut durchgekocht, rein, mit einem

---

[1]) Athenaios bei Orib. III 182.

[2]) Man vergleiche hiermit die genauen Vorschriften, die Aretaios über die Diät der einzelnen Krankheiten giebt: sie sind echt pneumatisch.

Zusatz von Fenchel (μάραϑρον) und Ammei (ἄμμι). Von Gemüse geniefse man Kohl, Spargel, Lauch, gekochte Zwiebeln und gekochte Rettige. Von Fischen wähle man nur die aus, welche sich an Klippen aufhalten, als Fleisch Geflügel, Ziegen- und Schweinefleisch, ferner Suppen aus Pfeffer, Senf, Raukekohl (εὔζωμον), γάρον und Essig. Stärkere Körperbewegung, Anhalten des Atems, kräftige Abreibungen, besonders eigenhändige Abreibungen am Feuer sind empfehlenswert. Aufstehen soll man erst zu einer Zeit, wo die Luft wärmer geworden ist.

Im Frühling, in der feuchten und regnerischen Jahreszeit, suche man trockene Gegenden auf und nehme trockene Nahrung zu sich. Als Getränk empfahl er Honigwein, alten, dünnen, schönduftenden Weifswein ohne Zusatz von Meerwasser, aber nur in geringen Quantitäten und nur wenig mit Wasser vermischt. Besonders empfehlenswert sind körperliche Übungen, wobei man sich jedoch vor Ermüdung hüte, trockene Abreibungen und Abreibungen mit Öl, endlich, um die Feuchtigkeit des Regens und der Atmosphäre zu paralysieren, Bähungen mit erhitzten und trockenen Gegenständen.

Im Sommer meide man die übermäfsige Hitze; deshalb suche man luftige und kühle Wohnungen auf und feuchte und kühle Gegenden. Der Wein soll mit Wasser verdünnt und nicht allzu warm sein. Vor dem Essen trinke man süfsen mytilenäischen oder pamphylischen Wein, beim Essen ungemischten, nicht ganz herben, ausgegorenen Wein. Wasser ist gleichfalls zu empfehlen. Die Nahrung, von der eine geringe Quantität genügt, darf nicht allzu nahrhaft sein. Zweckmäfsig ist eine Promenade in schattiger Gegend, doch darf sie nicht zu anstrengend sein. Gymnastische Übungen wie Laufen, Ringen, Faustkampf sind zu vermeiden oder nur in geringem Umfange anzuwenden. Einreibungen mit Öl und kalte Waschungen sind zu empfehlen. Man erhebe sich früh, wenn die Luft noch kühl ist, und gehe spazieren; bei Tisch geniefse man leichte Speisen, damit sie bis zur Frühpromenade verdaut sind. Zum Getränk wähle man milden Wein oder Regen- oder Quellwasser; am zweckmäfsigsten ist es, Wasser zu trinken, daneben Milch, süfse, wenig nahrhafte Suppen und leicht verdauliche Breiarten.

Der Herbst ist die gefährlichste Jahreszeit; man hüte sich morgens und abends barfufs zu gehen oder unbedachtsam ins kalte

Wasser zu steigen. Nachts schlafe man nicht unter freiem Himmel und nehme sich vor den Winden in Acht, die von Flüssen und Seeen her wehen, weil sie den Körper nicht nur abkühlen, sondern auch durchnässen. Allzu nahrhafte, die Säfte verdickende Speisen und Getränke sind in dieser Jahreszeit zu vermeiden.

So genau wir über die diätetischen[1]) Maſsregeln des Athenaios unterrichtet sind, so wenig wissen wir von seiner Therapie[2]). Einem glücklichen Zufall haben wir es zu verdanken, daſs wir diese Lücke durch die therapeutischen Berichte, die uns bei Oribasius und Aetius von seinen Nachfolgern erhalten sind, auszufüllen imstande sind.

Bei der eklektischen Richtung der meisten Pneumatiker kann es uns nicht Wunder nehmen, daſs die therapeutischen Grundsätze der älteren Ärzte, insbesondere des Asklepiades, bei ihnen volle Anerkennung und Berücksichtigung fanden. Die aktiven und passiven[3]) Bewegungen, die Frictionen[4]), verschiedenartige Bäder[5]), Brechmittel[6]), Purgirmittel waren ihre Mittel, um Krankheiten zu verhüten und zu beseitigen. Über den Gebrauch des Weines[7]), des Bibergeils[8]), des Helleboros[9]), der verschiedenen Arten von Blutentziehungen[10]), über Senfpflaster und Pechmützen[11]) haben sie ausführlich gehandelt. Insbesondere hat die therapeutische Behandlung der Fieberkranken in dieser Schule eine umfängliche Litteratur hervorgerufen[12]).

[1]) Verweisen will ich noch auf die Vorschriften, die er über die Vorbereitung zur Zeugung gegeben hat: Orib. III 107: *παρασκευὴ πρὸς παιδοποιΐαν· ἐκ τῶν Ἀθηναίου.*

[2]) Zwei Recepte von ihm sind uns bei Galen erhalten: XIII 296. 847.

[3]) Herodot bei Orib. I 519. [4]) Herodot bei Orib. I 496.

[5]) Herodot bei Orib. II 386 f. Archigenes bei Aet. III 167 = Antyll bei Orib. II 383. Agathinos bei Orib. II 394.

[6]) Archigenes bei Orib. II 202.

[7]) Herodot bei Orib. I 406. [8]) Archigenes bei Gal. XII 337.

[9]) Agathinos bei Cael. Aurel. III 16. Er verfaſste eine eigene Schrift über die Nieswurz und empfahl sie unter anderem bei Beginn der Wassersucht. Vgl. auſserdem Herodot und Archigenes bei Orib. II 146 ff.

[10]) Herodot bei Orib. II 42. 62 f.

[11]) Archigenes bei Aet. III 180 = Antyll bei Orib. II 469. Aet. III 181 = Antyll bei Orib. II 410.

[12]) Vgl. Herodot bei Orib. I 417. II 42 u. öfter.

In den Vorschriften, welche die Pneumatiker über die passive Bewegung gaben, griffen sie auf die verschiedenen Arten zurück, die als Erfindung des Asklepiades[1]) galten: das Tragen in einer Sänfte (φορεῖον), in einem Sessel (καθέδρα), das Fahren in einem Handwagen (χειράμαξα), die Bewegung in schwebenden Betten (διὰ τοῦ κρεμαστοῦ κλινιδίου)[2]), das Fahren in einem Wagen (ἐν ζευκτοῖς), das Reiten (ἱππασία) und endlich das Fahren zu Schiff (διὰ πλοίων αἰώρα) und bestimmten genau das Mafs derselben für die Fieberkranken[3]). In ihrer Hochschätzung der Frictionen[4]) zeigt sich ebenfalls ihre Abhängigkeit von Asklepiades, der bekanntlich zuerst im Zusammenhang über den Gebrauch der Frictionen gehandelt hatte[5]). Herodot bediente sich der Frictionen des Körpers als Mittel gegen die Fieber zur Zeit der ἀκμή, kurz vor der παρακμή und bei einem Fieberanfall zu Beginn der παρακμή. Er vermied sie, wenn die Centralorgane entzündet sind, da es in diesem Falle unmöglich sei, das Fieber zu beseitigen, ferner wenn der Kranke an Atemnot leidet oder wenn am ganzen Körper oder an der Stirn oder am Hals Schweifsausbrüche stattfinden. Er empfahl bei jungen Leuten von kleiner Statur die Frictionen von vier, bei Erwachsenen von sechs Leuten in der Weise vornehmen zu lassen, dafs je zwei die Arme einreiben bis zu den Fingern, je zwei die Brust bis zu den Schamteilen und die letzten zwei endlich die Beine bis zu den Zehen. Zuerst soll das Reiben gelinder und mäfsig schnell sein, darnach schneller und stärker, zum Schlufs wieder milder. Bei jungen Leuten ist hundertmaliges Reiben hinreichend, bei Erwachsenen zweihundertmaliges, bei starken Leuten kann man die Zahl verdoppeln[6]). Verschafft das Reiben Erleichterung, hört das Fieber auf, stellt sich leichte Atmung und gute Gesichtsfarbe ein, läfst die Gröfse des Pulsschlages nicht nach und wird er nicht beschleunigt, schwillt das Fleisch an und rötet sich, so kann man die Zahl der Frictionen vermehren. Stellt

---

1) Vgl. Cels. II 15, 60. Asklepiades handelt darüber in seinen communia auxilia: Cels. II 14, 58.

2) Vgl. Plin. XXVI 8, 3. Antyll a. a. O. 513. Vgl. Daremberg zu Orib. I 661.

3) Herodot bei Orib. I 496. Antyll bei Orib. I 513.

4) Herodot bei Orib. I 496.

5) Cels. II 14, 58 ff. 6) Cels. a. a. O.

sich infolge der Einreibungen Schweifssecretion ein, so haben sie ihren Zweck erfüllt und man mufs sie wiederholen. Macht sich bei der ersten Friction keine Besserung bemerkbar, so fahre man trotzdem mit der Behandlung fort, die man als zweckmäfsig erkannt hat. Nach der Friction reiche man dem Kranken warmes Wasser und zur Zeit des Fiebernachlasses Nahrung, die zugleich warm und feucht sein soll. Im Winter nehme man die Friction in einem erwärmten Raume vor und mische dem Öl kohlensaures Natron (ἀφρόνιτρον) und Wein bei. Wenn die wiederholte Anwendung der Friction keine Besserung hervorbringt, so lasse man den Kranken ein Sitzbad nehmen und übergiefse ihn mit Öl, wodurch eine Art von Metasynkrise herbeigeführt wird. Die Frictionen sind einzustellen, wenn der Kranke die Berührung mit den Händen nicht vertragen kann oder wenn sich bei ihm während der Reibung eine stärkere innere Hitze einstellt. Wenn die Friction bei intermittierenden Fiebern ein heftiges continuierendes Fieber im Gefolge hat, so darf man sich dadurch nicht beunruhigen lassen, da es bald wieder verschwindet. Hat man die Friction zur Unzeit angewandt oder bedurfte der Kranke derselben nicht, so stellt sich ein starkes Fieber ein, das nicht weichen will, oder die Kranken werden träge und schläfrig, der Körper matt, die Respiration beschleunigt, der Puls klein, schwach und häufig, auch Krämpfe und Zittern treten auf.

Einen wichtigen Platz in der Therapie der Pneumatiker behaupten die Bäder, die sie in verschiedenen Formen empfahlen. Sand-[1]) und Sonnenbäder[2]) waren ihnen nicht unbekannt. Es war eine häufig ventilierte Streitfrage dieser Zeit, ob Warm- oder Kaltbäder zur Erhaltung der Gesundheit förderlicher seien[3]). Die pneumatische Schule entschied sich im Sinne des Asklepiades, der die kalten Bäder wieder zu Ehren gebracht hatte[4]), und dem in der Wertschätzung derselben sein Schüler Antonius Musa, der Leibarzt

---

[1]) Herodot bei Orib. II 403.

[2]) Herodot bei Orib. II 407.

[3]) Vgl. Daremberg zu Orib. II 880 f.

[4]) Cael. Aur. A. M. I 14: *laudat etiam in salutaribus praeceptis vitae varietatem atque vehementer utile dicit aquam bibere et frigida lavari, quam ψυχρολουσίαν appellant, et frigidam bibere.*

des Augustus[1]) und in der neronischen Zeit der Arzt Charmis aus Massilia gefolgt waren[2]). Agathinos[3]) und Herodot[4]), von denen uns Vorschriften über die Bäder erhalten sind, verwarfen zwar die warmen Bäder nicht ganz, stellten aber den Nutzen der kalten Bäder ungleich höher[5]). Die warmen Bäder wandten sie nur bei Entkräftung und Trägheit infolge von schlechter Verdauung an und bei solchen Kranken, die sich vor kalten Bädern fürchteten oder eine Abneigung gegen Salbungen hatten[6]). Der Vorteil der kalten Bäder besteht nach der Ansicht des Agathinos darin, dafs der Leib fest wird, die Gesichtsfarbe blühend, die Erscheinung männlicher und stärker, dafs reger Appetit, schnelle Verdauung, normale Thätigkeit der Sinneswerkzeuge sich einstellt, während diejenigen, welche warme Bäder gebrauchen, schwammiges Fleisch haben, blasse Gesichtsfarbe, schlechten Appetit und einen schlaffen Leib. Selbst bei Kindern hielt er den Gebrauch von kalten Bädern für vorteilhafter, wenn sie mit der nötigen Vorsicht angewendet werden; den Ammen machte er den Vorwurf, dafs sie die kleinen Kinder durch fortgesetze Warmbäder fast kochen. Man kann nach seiner Meinung zu jeder Jahreszeit ohne Gefährdung der Gesundheit mit kalten Bädern beginnen; soll aber ein Unterschied gemacht werden, so

---

[1]) Er hatte bekanntlich den Augustus bei einer gefährlichen Krankheit durch eine Kaltwasserkur geheilt: Plin. XIX 128. XXIX 6. Suet. Oct. 81 u. öfter.

[2]) Plin. N. h. XXIX 10: *Hi regebant fata, cum repente civitatem Charmis ex eadem Massilia invasit damnatis non solum prioribus medicis, verum et balneis, frigidaque etiam hibernis algorihus lavari persuasit. mersit aegros in lacus . . .*

[3]) Orib. II 394: *περὶ θερμολουσίας καὶ ψυχρολουσίας· ἐκ τῶν Ἀγαθίνου* Vgl. Plut. de sanit. tuenda c. 17.

[4]) Orib. II 386 ff.

[5]) Archigenes verwarf die warmen Bäder beim Schwindel (*σκότωμα*) gänzlich, weil sie grade die Eigenschaften besäfsen, welche die Krankheit hervorrufen (Aret. cur. m. ch. I 3, 307).

[6]) Orib. II 394 ff. Vgl. Herodot bei Orib. II 389, 10: *Ἐπεὶ δὲ πολλοὶ τῶν ἰδιωτῶν οἴονται τὰ θερμὰ τῶν ὑδάτων συμβάλλεσθαι πρὸς συντήρησιν ὑγείας, καὶ διὰ τοῦτο αὐτοῖς ἀναιδῶς καὶ ἀνεπιστάτως χρῶνται, ὡς εἰκὸς, ἐπὶ βλάβῃ, ἄξιον τῆς ψευδοῦς δόξης αὐτοὺς ἀποστῆσαι· χρήσθωσαν δὲ, εἰ παρείεν, τοῖς ὕδασιν ἀντὶ βαλανείων κοινῶν.*

empfahl er im Frühling[1]) den Anfang zu machen. Vor dem Bade soll man sich Bewegung verschaffen, aber nicht in übertriebener Weise; der Körper soll leicht und die Verdauung geregelt sein. Die geeignetste Zeit zum Baden ist die Zeit des Frühstücks[2]). Entkleiden soll man sich, wenn die Jahreszeit es gestattet, in der Sonne oder an einem geschützten Ort. Zeigt sich das Individuum beim Entkleiden gegen die Kälte empfindlich, so mufs es sich wieder ankleiden und sich erst Bewegung verschaffen, darnach die Haut mit rauher Leinwand reiben, sich salben und dann erst ins Wasser gehen. Das Wasser darf weder zu kalt noch zu warm sein; am meisten zu empfehlen ist das Seewasser, da es hinreichend kalt ist und infolge seines Salzgehaltes den Körper erwärmt[3]). Auf jeden Fall mufs es rein und durchsichtig sein, es darf weder Sumpfwasser noch stehendes Gewässer sein. Nach dem Essen sollen kalte Bäder nur dann genommen werden, wenn man infolge der Hitze oder infolge von aktiver Bewegung ein unwiderstehliches Verlangen nach ihnen hat. Das einzige, worauf man bei den kalten Bädern zu achten hat, ist, dafs kein Wasser in die Ohren kommt, weil es schädlich auf die Gehörgänge wirkt. Was die Zeitdauer der Bäder anlangt, so empfahlen[4]) sie dieselben anfangs einzuschränken und erst allmählich länger auszudehnen.

Auch Ölbäder[5]) und Bäder aus einer Mischung von Wasser und Öl (*ὑδρέλαιον*)[6]) wurden von ihnen angewandt. Die Ölbäder empfahlen sie bei chronischen, mit Frostanfällen verbundenen Fiebern, bei Entkräftung und bei den im Fieber auftretenden Sehnenschmerzen, zu jeder Zeit der Krankheit und in jedem Alter, insbesondere in vorgerücktem Alter. Beim Fieber liefsen sie dieselben zur Zeit der Abnahme, bei den Quartanfiebern zur Zeit des Anfalles nehmen. Den fünften Teil des Öls soll man mit Feuer erwärmen,

---

1) Vgl. Herodot bei Orib. II 389: *τῶν δὲ πλείστων ὑδάτων ἐν τόποις ἑλώδεσι καὶ περικαέσιν ὄντων καὶ διὰ τοῦτο ἐπινόσοις, καιρὸς ἐπιτήδειος ὁ περὶ τὸ ἔαρ καὶ τὸ φθινόπωρον . . .*

2) Vgl. Herod. bei Orib. II 389.

3) Ausführlicher hat Herodot über deu Nutzen und die Verwendung des Seewassers gebandelt bei Orib. II 466.

4) Herodot bei Orib. II 387.

5) Herodot bei Orib. II 466. Aet. III 169.

6) Herodot bei Orib. II 466.

nicht die ganze Masse, weil sie dadurch zu weiterem Gebrauch nicht mehr verwendbar wird. Die Wanne mufs der Gröfse des Kranken entsprechen und in einem zuglosen Raume aufgestellt, ihr Boden mit Schwämmen ausgelegt sein. Der Kranke soll zuerst eine Zeit lang ruhig in der Wanne daliegen, darnach mit den Händen das Öl hin und her bewegen, weil durch die Bewegung die Wärme gesteigert werde. Ist das Bad nicht warm genug, so giefse man wärmeres Öl hinzu; währenddessen mufs der Kranke den Kopf im Öl halten, sich aber einen weichen Schwamm vor die Ohren drücken. Die Zeitdauer dieser Bäder richtet sich nach der jedesmaligen Krankheit: beim Starrfrost, Fieber, Asthma oder bei schlechter Verdauung lasse man den Kranken solange im Ölbade, bis sich Feuchtigkeit an der Stirn zeigt. Bei denen, die wegen heftiger Schmerzen, Krämpfe und Harnverhaltung ein Ölbad nehmen, richte man sich aufser nach dem Kräftezustand nach der Zu- und Abnahme der Krankheitssymptome. Nach dem Bade reibe man den Kranken zuerst mit Schwämmen, die in warmem Wasser ausgedrückt sind, darnach mit leinenen Tüchern, das Gesicht mit milchlauem Wasser oder, wenn der Kranke erschöpft ist, mit kaltem. Dann bringe man den Kranken so schnell wie möglich in einen Raum mit reiner und gut temporierter Luft.

Die Mineralquellen teilten sie nach ihren Bestandteilen in verschiedene Arten ein, in natron-, salz-, alaun-, erdharz-, schwefel-, eisen- und kupfervitriolhaltige[1]). Die gemeinsame Wirkung derselben besteht nach ihrer Ansicht in der Austrocknung, einige von ihnen haben auch erhitzende und die alaunhaltigen, die salzigen und die Kupfervitriolwasser auch noch astringierende Kraft. Die Mineralwasser wurden von ihnen gegen chronische Krankheiten empfohlen, insbesondere gegen solche, die auf Kälte und Feuchtigkeit beruhen. Die vorteilhafte Wirkung der einzelnen Arten wurde von ihnen bis ins einzelnste angegeben.

Die eminente Kraft, welche in dem Wein schlummert, ist von ihnen voll und ganz erkannt worden. Klar und scharf gaben sie die Indicationen für seine Verwendung an. Bei denen, die infolge von Phrenitis in Synkope verfallen, sah Archigenes in dem Wein

---

[1]) Archigenes bei Aet. III 167 = Antyll bei Orib. II 383. Vgl. S. 110 f. Herodot bei Orib. II 386 f.

die einzige Rettung [1]). Er nährt schnell, verbreitet sich überall hin bis in die äufsersten Teile des Körpers, fügt dem τόνος neuen τόνος zu, erweckt das πνεῦμα aus seinem Torpor, mäfsigt durch Erwärmung die Kälte, verdichtet die Feuchtigkeit und hindert das Hervorbrechen und Herausfliefsen der Säfte. Dazu kommt, dafs er lieblich und angenehm riecht und viel zur Wiederherstellung der Kräfte beiträgt. Herodot verwandte den Wein in zwei Fällen [2]): zur Beseitigung des Fiebers, also in acuten Krankheiten und um die Synkrise der Grundkörper zu verhüten. Im ersteren Falle liefs er dem Arzte freie Wahl, im letzteren Falle hielt er zur Kräftigung des Kranken den Gebrauch desselben für notwendig. Das geeignetste Alter ist das Mannesalter; Frauen ist der Wein nicht in gleicher Weise zu empfehlen [3]).

Von den Jahreszeiten sind der Frühling und der Sommer die geeignetsten. Die Constitution des Kranken mufs feucht sein und nicht zu warm, die Fieber kurz, nicht von andern Krankheitserscheinungen begleitet, beim Abnehmen des Fiebers ist er wirksamer als zu Beginn der Abnahme. Dagegen ist die οἰνοδοσία unzulässig bei Verhärtung und Entzündung [4]) der mittleren Organe, bei trockenen Constitutionen und bei solchen Kranken, bei denen die Perspiration erschwert ist, bei continuierenden Fiebern und bei Nervenkranken.

Man gebe den Wein auf nüchternen Magen, indem man fünf Teile warmen Wassers zusetzt; ist er stark, so setze man vier Teile zu. Seine Wirkung wird geschwächt, wenn man ihn filtriert. Das erste Mal reiche man dem Kranken eine schwache Mischung, im übrigen richte man sich nach der Gewohnheit des Patienten und nach der Wirkung der Mischung. Denen, die ihn vor dem Essen trinken und viel vertragen können, gebe man sechs Kotylen; diejenigen, welche an das Vomieren vor dem Essen gewöhnt sind und eine starke Constitution haben, können die doppelte Quantität trinken und darnach vomieren, wodurch die scharfe und schleimige

---

[1]) Aret. cur. ac. m. I 1 p. 199. [2]) Orib. I 406 ff.

[3]) Vgl. Athenaios bei Orib. III, 97.

[4]) Aret. cur. ac. m. II 3 p. 259 hält ebenfalls den Genufs von Wein bei Entzündungen für gefährlich, weil er in solchen Fällen die Schmerzen vermehrt, während er bei fehlender Entzündung die Natur kräftigt.

Feuchtigkeit aus dem Magen entfernt wird. Man kann ihn auch während und nach der Mahlzeit trinken, aber nicht später als zwei Stunden nach Beendigung des Mahles; stellt sich dann Durst ein, so trinke man Wasser. Schwachen Constitutionen und solchen Kranken, die nicht daran gewöhnt sind, Wein auf nüchternem Magen zu trinken, reiche man denselben in Verbindung mit Speise [1]), indem man Brotstücke in Wein, der mit warmem Wasser verdünnt ist, erweicht: in derselben Weise reiche man ihn Greisen, Kindern und Frauen. Denjenigen, die ans Weintrinken nicht gewöhnt sind, gebe man wenig Wein während der Mahlzeit; vorher und nachher lasse man Wasser trinken. Der Kranke soll nicht mehr als drei Kotylen und nicht weniger als eine Kotyle tagsüber trinken. Bei allen Kranken, die mit Wein behandelt werden, soll man am zweiten Tage Wasser geben oder, wenn sie auf Wein bestehen, nur eine geringe Quantität; auch soll man die Nahrungsquantität vermindern.

Die Erscheinungen, welche der richtige Gebrauch des Weins im Gefolge hat, sind nach Herodot [2]) folgende: Röte des Gesichts, gute Farbe, warme Schweifssecretionen am ganzen Körper, Unbenommenheit des Kopfes, Beweglichkeit der Gliedmafsen, Heiterkeit, Feuchtigkeit der Augen, nach dem Genufs guter Appetit und Aufstofsen und nach der Mahlzeit mäfsiger Durst, kurz anhaltende Schweifssecretionen, Urinabsonderungen und blühendes Aussehen des Körpers. Schlechte Zeichen dagegen sind schlechte Gesichtsfarbe, Trockenheit des ganzen Körpers oder der meisten Körperteile, kalte Schweifsabsonderungen verbunden mit einer gewissen Schwere im Kopf, mifsmutige Stimmung, Gleichgültigkeit gegen die Nahrung, unlöschbarer Durst, Brennen in den Eingeweiden, Urinverhaltung und Frequenz des Pulses. Stellt sich in diesem Falle Erbrechen ein, so verordnete er unverzüglich zu vomieren: ist das Vomieren mit Beschwerden verbunden. so empfahl er Wasser und Ruhe. Wenn sich infolge dieser Behandlung Fieber mit Erbrechen einstellt, so kommt es darauf an, ob der Anfall von langer oder von kurzer Dauer ist: im ersteren Falle verordnete er nach dem Anfall ein wenig Nahrung zu nehmen, im letzteren Falle dasselbe aber erst nach dem Schlaf, der sich nach dem zweiten Anfall eingestellt hat. Fehlt das Erbrechen, so mufs man den dritten Tag

---

1) Aret. cur. ac. m. II 3 p. 262. 2) Orib. I 411.

abwarten und in der Zwischenzeit reichlich Wasser zu trinken geben.

Man hüte sich, den Wein gierig und im Übermafs zu trinken, weil die Kranken dadurch den Appetit verlieren und unfähig werden, etwas zu essen und zu trinken [1]). Den Herzkranken empfahl Archigenes [2]) von griechischen Weinen besonders den von Chios, Lesbos und die andern dünnen Inselweine; unter den italienischen denjenigen von Surrent oder Fundi oder Falerii oder Signia; sehr alten oder noch ganz jungen Wein riet er in diesem Falle zu vermeiden. Bei denjenigen Herzkranken, welche bereits kalt zu werden anfangen, ist der Wein die letzte Rettung: man reiche ihn in Verbindung mit Speise, aber in Absätzen, damit der Kranke sich von der durch das Essen hervorgebrachten Ermattung erholen kann.

Ebenso ausführlich wie die verschiedenen Arten von Getränken behandelte Herodot die für Fieberkranke wichtige Frage, zu welcher Zeit des Anfalls man ihnen zu trinken geben soll [3]). Ist das Fieber eine Folge von Unmäfsigkeit oder ist es durch den Genufs verdorbener Nahrung hervorgerufen oder dadurch, dafs man zu Beginn des Fieberanfalles Nahrung zu sich genommen hat, so liefs er vomieren, empfahl aber vorher warmes Wasser zu trinken, sogar zweimal, wenn es gilt, den verdorbenen Stoff gänzlich zu beseitigen oder ihn mit dem neuen zu vermischen [4]). Kleinen Kindern ist das Trinken von warmem Wasser bei Beginn des Fieberanfalles zu empfehlen, besonders wenn sie Verlangen darnach haben. In solchen Fällen, wo der Kranke anfangs jeden Trank verabscheut, was gewöhnlich bei gefährlichen Anfällen eintritt, darf man ihm den Trunk nicht vorenthalten, sobald sich das Verlangen einstellt. Während der Zunahme des Fiebers gebe man zu trinken, wenn der Kranke vom unerträglichsten Durst gequält wird infolge einer besonderen Eigentümlichkeit seiner Krankheit, was man daran erkennt, dafs der Durst in keinem Verhältnis zu der Gröfse des Fiebers steht; ferner wenn bestimmte Symptome periodenweise regelmäfsig wiederkehren: wenn sich im Magen eine Menge von Galle angesammelt hat, und der Kranke sie unter Schmerzen von sich giebt,

---

[1]) Aret. cur. ac. m. II 3 p. 261.

[2]) Aret. a. a. O. p. 262.

[3]) Herodot bei Orib. I 417

[4]) Vgl. Cels. III 6.

ohne dafs ihm diese Entleerung Erleichterung verschafft, wenn die Extremitäten sich kalt anfühlen, und der Kranke blafs und ängstlich ist, endlich wenn er das Liegen nicht vertragen kann und von brennendem Durst geplagt wird. Ist die Zunahme des Fiebers von langer Dauer, während die ἀκμή nur kurze Zeit währt, so ist die Zeit der ἐπίδοσις am geeignetsten zum Trinken. Schwache Leute soll man durch Speise und Trank gegen die Anfälle schützen. Stellen sich Schlingbeschwerden ein infolge von übermäfsiger Trockenheit des Ösophagus, so mufs man beständig zu trinken geben. Bei Erstickungsanfällen reiche man warmes Wasser auch vor der ἀκμή. Bei Mangel an Appetit gebe man, besonders wenn der Mund ausgetrocknet ist, beständig Wasser, ferner reiche man denen schnell Wasser, bei welchen Heifshunger in Verbindung mit Entkräftung auftritt.

Kaltes Wasser reiche man zu Beginn des Anfalles solchen Kranken, die an Blutflufs leiden; bei der Zunahme des Fiebers da, wo man aus irgend einem Anlafs kein warmes Wasser geben darf. Beim Brennfieber empfahlen sie den reichlichen Genufs von kaltem Wasser oder geschmolzenem Eiswasser oder von solchem Wasser, das die natürliche Temperatur der Milch hat, und zwar zur Zeit der ἀκμή des Fiebers [1]).

Die Anwendung von Brechmitteln, die seit den Zeiten des Hippokrates [2]) von den Ärzten zu diätetischen und therapeutischen Zwecken empfohlen worden waren, hatte in der Kaiserzeit derart überhand genommen, dafs sie vielfach der Schlemmerei dienten, um den Magen zu möglichst starkem Essen zu befähigen [3]): man betrachtete sogar diejenigen Mahlzeiten, welche den Zweck hatten, das Vomieren zu befördern, als Fest [4]). Es ist deshalb begreiflich, dafs ein so radikaler Arzt wie Asklepiades den diätetischen Gebrauch der Brechmittel gänzlich verwerfen konnte [5]), während Celsus [6]) und die Quelle des Plutarch ihre Verwendung auf bestimmte Fälle beschränkten, aber immer unter der Voraussetzung, dafs sie mit Mafs

---

1) Herodot bei Orib. I 417. 2) Vgl. Daremberg Orib. II 830.
3) Cels. I 3, 18. Seneca ad. Helv. 10, 3. Plut. de sanit. tuenda c. 22.
4) Archigenes bei Orib. II 147.
5) In seiner Schrift de tuenda sanitate. Cels. I 3, 18. Plin. XXVI 17.
6) Cels. a. a. O.

und nicht ohne Not angewandt werden. So erachtete Celsus das Vomieren für notwendig bei allen gallenreichen Constitutionen, bei denjenigen Krankheiten, welche durch die Galle hervorgerufen werden und bei allen chronischen Krankheiten, insbesondere bei der Epilepsie und beim Wahnsinn [1]). Dieselbe vermittelnde Stellung wie Celsus nahmen die Pneumatiker in dieser Frage ein. So sehr sie [2]) gegen das gewohnheitsmäfsige Vomieren eiferten, so entschieden vertraten sie die Anschauung, dafs der zwei- bis dreimalige Gebrauch von Brechmitteln im Laufe eines Monats durchaus gesundheitsförderlich sei. Die Schädlichkeit des gewohnheitsmäfsigen Vomierens schlossen sie aus den Folgeerscheinungen, die Archigenes [3]) genau angegeben hat: Abmagerung und Erschlaffung des Körpers, melancholische Stimmung, Atembeschwerden, schlechte Verdauung, übermäfsiger Appetit, derartige Schwächung des Magens, dafs er die zugeführte Nahrung sogleich wieder von sich giebt oder dafs man sie mit Hilfe einer Sonde aus dem Magen entfernen mufs, Fäulnis der geringen Speisereste, die im Magen verbleiben, unregelmäfsiger, mit Beschwerden verbundener Stuhlgang. Je nach der erforderlichen Stärke des Vomierens unterschieden sie verschiedene Arten: das Brechen auf nüchternem Magen, nach dem Genufs von Speisen (*ἔμετος ἀπὸ δείπνου* oder *ἀπὸ σιτίων*) [4]), von Rettigen (*ἔμετος ἀπὸ ῥαφανίδων*) [5]) und nach dem Genufs von Nieswurz [6]). Das Vomieren hat den Zweck, den Krankheitsstoff (die unverdauten Speisen oder die sich im Magen ansammelnden Säfte) aus dem Magen zu entfernen, die dicken Magensäfte zu verdünnen, den Magen auf kräftigere Vomitive vorzubereiten oder auf ihn metasynkritisch einzuwirken. So verordnete Archigenes die Anwendung von Brechmitteln bei den vom Magen ausgehenden epileptischen Anfällen [7]), bei der Darmverschlingung [8]) und beim morbus coeliacus [9]) zur

---

[1]) Cels. II 13, 58.

[2]) Orib. II 202. Archigenes erklärte sogar ein solches Verfahren (Orib. II 203) eines anständigen, nüchternen Mannes für unwürdig.

[3]) Orib. a. a. O. Vgl. Cels. I 3, 18.

[4]) Orib. II 146. 202. [5]) Orib. II 152.

[6]) *Ἑλλεβορισμός* Aret. cur. chr. m. II 13, 346.

[7]) Aret. cur. ac. m I 5, 217. Aet. VI 13.

[8]) Aret. cur. ac. II 5, 272. Aet. IX 28.

[9]) Aret. cur. chr. m. II 7, 337.

Beseitigung der verdorbenen Speisen, beim Schwindel zur Verdünnung oder Entfernung des Schleimes und zur Vorbereitung auf den Helleboros [1]), bei der Elephantiasis [2]) lediglich, um den Magen anzuregen. Das Brechen suchten sie im allgemeinen entweder durch äufsere Reizmittel, so durch Kitzeln des Gaumens mit Federn, die mit Irissalbe bestrichen waren [3]), durch Bestreichen der Mandeln mit Irissalbe [4]) oder durch gelinde Brechmittel wie Wasser [5]), Honigwasser [6]) und Öl [7]) hervorzurufen und liefsen den Kranken dabei seinen Körper vornübergeneigt halten [8]). Bis ins einzelnste wurden von Archigenes [9]) die Speisen vorgeschrieben, welche das Vomieren befördern [10]). Im allgemeinen sollen diejenigen, welche sich auf den Genufs des Helleboros vorbereiten, mehr Nahrung zu sich nehmen als gewöhnlich, dabei aber eine übermäfsige Spannung des Magens zu vermeiden suchen, weil sonst leicht eine Schwäche im Magen zurückbleibt. Die Nahrungsmittel dürfen weder allzu leicht verdaulich noch blähend sein, damit der untere Teil des Darmes möglichst leer bleibt, und der obere Teil sie ohne grofse Mühe auszusondern imstande ist. Man vermeide zunächst alle scharfen, süfsen und fetten Stoffe: die erste Nahrung sei weich wie Brot und Obstbrei, das Fleisch darf nicht schwer verdaulich sein, sondern mäfsig fett und saftig, von den Hülsenfrüchten wähle man die scharfen aus wie Zwiebeln, Rettige, Lauch, von den Speisen mäfsig astringierende und geröstete wie Honigzwieback und als Dessert Feigen, Rosinen, Nüsse, Granatäpfel. Dazwischen trinke man zu wiederholten Malen leichten, milden Wein, bisweilen auch süfsen und Honigwein. Dagegen vermeide man den Genufs von Oliven, besonders von den in Salzlauge eingemachten [11]) und von Linsen. Wenn Jemand leicht vomiert, so genügt ein Gemisch aus Gerstenschleim und süfsem

---

1) Aret. cur. chr. m. I 3, 303. 2) Aret. cur. chr. m. II 13, 342.
3) Aret. cur. ac. m. I 5, 217. Aet. VI 13. Orib. II 151.
4) Aret. a. a. O. 5) Aret. cur. chr. II 7, 337.
6) Aret. a. a. O. 7) Aret. cur. ac. II 5, 272.
8) Archigenes bei Orib. II 151. Aret. cur. ac. I 5, 217.
9) Orib. II 147.
10) Diese Vorschriften tragen denselben Charakter wie die Diätvorschriften des Aretaios.
11) Über die Bedeutung von *κολυμβάδες* vgl. Dar. zu Orib. I 609. Vgl. Cels. II 24: *oleae aceto intinctae.* Puschmann zu Alex. v. Tr. II 464 A. 1.

Wein oder Honigwein während der Mahlzeit. Sind kräftige Brechmittel erforderlich, so verordne man Sesam und Narzissenzwiebeln[1]) in Gerstenschleim, eingesalzenes Fleisch mit Essig und Öl und mit rohem oder gekochtem Gemüse.

Wirksamer ist das Brechen mit Hilfe von Rettigen[2]). Man esse etwas mehr als ein Pfund, aber nicht mehr als 1½ Pfund. Die Rettige müssen scharf und weich sein. Sind sie süfslich, so verwende man aufser ihrem Fleisch auch die Schale und die weichsten Teile der Blätter. Man lege sich im Essen Beschränkung auf, dagegen trinke man vorher Wasser, eröffne einen Tag vor dem Vomieren den Magen durch die gewöhnlichen Mittel, selbst mit Hilfe eines Klystiers und gehe in der Sonne spazieren, im Sommer in luftiger Gegend zur Mittagszeit. Die Rettige vermische man mit Honig und setze dieser Mischung Salz hinzu und Essigmeth. Den Essigmeth kann man auch rein trinken bis zu 1½ Cotylen. Von den Essigarten verwende man den Meerzwiebelessig, von den Honigarten den, der nach Thymian schmeckt. Nach dem Genufs des Essigmeths soll der Kranke kurze Zeit ruhen, sich die Füfse einreiben, einen kurzen Spaziergang auf gewundenem Pfade machen, darnach sich niedersetzen und vomieren. Nach diesem Akt spüle man sich den Mund, gurgele mit Honigwasser und einfachem Wasser, schlafe ein wenig, gehe spazieren, bade sich und nehme Nahrung zu sich.

Das wirksamste Brechmittel ist die Nieswurz, deren Verwendung in der Therapie der Pneumatiker eine hervorragende Rolle spielt[3]). Beide Arten wurden in gleicher Weise von ihnen als Vomitiv verwandt. Die weifse wirkt nach ihrer Meinung mehr auf den oberen, die schwarze mehr auf den unteren Teil des Darmes; ohne den Körper allzu sehr anzugreifen, galt ihnen die weifse Nieswurz als das letzte Heilmittel bei allen chronischen Krankheiten[4]): sie besitzt die Kraft, die Atemnot zu beseitigen, dem Kranken eine gesunde Farbe und einen vollen Körper zu verschaffen[5]). Wegen

---

[1]) Aret. cur. ac. I 5, 218. [2]) Archigenes bei Orib. II 152 f.

[3]) Daremberg zu Orib. II 800. Vgl. S. 62.

[4]) Cels. II 13: *At ubi longi valentesque morbi sine febre sunt, ut comitialis, ut insania, veratro quoque albo utendum est.*

[5]) Aret. cur. chr. II 13, 346. Aet. VI 50.

ihrer heftigen Wirkung empfahlen sie den Kranken allmählich auf den Genufs dieses Mittels durch den ἔμειος ἀπὸ σιτίων und ἀπο ῥαφανίδων vorzubereiten, um den Magen an das Brechen zu gewöhnen und den in ihm befindlichen Schleim zu verdünnen [1]). Die beste Helleborosart ist nach Herodot [2]) die von Anticyra, nach Archigenes [3]) die vom Oeta, die galatische und sicilische stehen ihr an Wirksamkeit nach. Über die Unterscheidungsmerkmale dieser drei Arten hat Archigenes ausführlich gehandelt [4]): die Zweige der sicilischen Nieswurz sind gerade, hart, holzig, dünner und weniger locker als die der andern beiden Arten. Die galatische ist dicker, leicht gerunzelt, porös, weifs und von dem Aussehen des νάρθηξ. Die Nieswurz vom Oeta ist weniger weifs als die galatische, ihre Zweige sind weniger gerade und dünn, aber sehr porös. Ihr Fleisch ist weifs und hat den süfsesten Geschmack; es reizt die Zunge nicht sogleich, sondern erst allmählich und veranlafst einen anhaltenden Speichelflufs. Man mufs sie anfeuchten, bevor man das Fleisch von der Rinde loslöst; beim Gebrauch mufs sie äufserlich rein und im Innern ganz weifs sein. Die galatische Art reizt die Zunge sofort und führt einen reichlichen Speichelflufs herbei, der aber sogleich wieder nachläfst. Die sicilische veranlafst nur einen geringen Speichelflufs, der unmerklich schwindet: man verwende sie in trockenem Zustande. Die Zweige zerschneide man nicht mit der Scheere, sondern mit einem Messer zwei- oder dreimal der Länge nach, je nach der Dicke derselben, und ebenso der Breite nach, so dafs die einzelnen Stücke die Gröfse von Gerstengraupen erhalten [5]). Man schneide sie nicht zu klein, da die feingeschnittenen eine stärkere Wirkung haben. Die gröfste Dosis soll zwei Drachmen [6]) betragen, die kleinste 8 Obolen, die mittlere 10 Obolen. Eine geringere Dosis verursacht gröfsere Beschwerden beim Brechen, eine gröfsere geringere Beschwerden, aber ein stärkeres Vomieren. Man

---

[1]) Aret. cur. cbr. I 3, 303. Archigenes bei Orib. II 146 f.

[2]) Orib. II 165.

[3]) Orib. II 155. Vgl. Plin. XXV 49 f. Diosk. IV 149.

[4]) Orib. a. a. O.

[5]) Vgl. Rufus bei Orib. II 144. Aret. cur. cbr. I 3, 304.

[6]) Ebenso Themison nach Plin. XXV 58: *Themison binas non amplius drachmas datavit, sequentes et quaternas dedere claro Herophili praeconio, qui helleborum fortissimi ducis similitudini aequabat.*

vergesse nicht den Helleboros vor dem Gebrauch zu trocknen, weil der frische zu leicht Erstickungsanfälle hervorruft. Den Geisteskranken[1]) soll man den Helleboros, weil sie einen unbegründeten Argwohn gegen ihn haben, heimlich beibringen, indem man ihn in einem Mehlbrei oder in einem Kuchen, auch wohl in einer Zwiebel, die man einer Suppe oder einem Mehlbrei oder einem Linsendecoct zusetzt, dem Kranken reicht. In diesem Falle soll die Dosis vier Drachmen betragen, weil die Wirkung des Helleboros schwächer ist. Man kann den Helleboros auch in Pillenform oder als *ἔκλειγμα* reichen[2]). Die Zubereitung desselben geschieht in der Weise[3]), dafs man ein Pfund Helleboros mit sechs Cotylen Wasser vermischt und drei Tage lang auf einem mäfsigen Feuer kochen läfst, bis der dritte Teil des Wassers verdunstet ist, darnach den Helleboros ausdrückt, dieser Abkochung zwei Cotylen Honig zusetzt und die Mischung so lange

---

[1]) Herodot bei Orib. II 164: *Ἐπὶ δὲ τῶν μαινομένων καὶ μηδενὶ τρόπῳ ληψομένων αὐτὸν τῷ πρὸς πᾶσαν τροφὴν ὑπόπτως ἔχειν ἡ διὰ τούτου δόσις ἀρίστη· καὶ γὰρ εἰ μὴ διακόψειε τελέως τὴν νόσον, ἐμείωσε μέντοι, ὥστε πολλάκις καὶ βουλομένοις ἐκ δευτέρου δοθῆναι. Προσφερέσθω δὲ διὰ ὑδρομέλιτος διεθὲν μετὰ πολλοῦ τοῦ χόνδρου· δυνατὸν δὲ καὶ σὺν φακῷ καὶ σὺν πέμμασι διδόναι.* Vgl. Archigenes bei Orib. II 159 f., der dieselben Vorschriften, nur ausführlicher giebt. Man merkt bei beiden den Einfluſs ihres Lehrers Agathinos, der über den Helleboros gehandelt hatte (Orib. II 158).

[2]) Archigenes bei Orib. II 159. 163.

[3]) Archigenes (Orib. II 161) und Herodot (Orib. II 163) stimmen wieder im Wesentlichen:

Archigenes:	Herodot:
Εἰ δὲ μή, ἐκλείγματι αὐτῷ χρηστέον· σκευάζεται δὲ οὕτως· ἐλλεβόρου λίτραν δεῖ λαβεῖν ἐξειλεγμένου, καὶ βρέξαι εἰς ὕδατος ξέστας ἓξ ἐπὶ ἡμέρας τρεῖς, εἶτα ἑψῆσαι, μέχρις ἂν ἀπολειφθεῖεν ξέσται τρεῖς· μετὰ δὲ ταῦτα ἐκθλίψαντα σπουδαίως τὰ ῥαβδία ἐκβάλλειν, τρεῖς δὲ λίτρας μίξαντα μέλιτος τῷ λοιπῷ ὕδατι ἕψειν, μέχρι σύστασις ἐκλεικτοῦ γένηται καὶ ἀποθέμενον ἐν ὑέλῳ ἢ ἀργύρῳ τηρεῖν σπουδαίως, ὅπως μὴ διαπνευσθῇ. Διδόναι δὲ ἐξ αὐτοῦ τῷ παρεσκευασμένῳ μύστρου συμμέτρου πλῆθος.	*Ἔστι δὲ ἀκινδυνοτάτη χρῆσις παρὰ ἡμῖν ἡ διὰ τοῦ ἑψηθέντος ἐλλεβόρου· τὸν δὲ τρόπον τῆς σκευασίας ἔχει τοιόνδε· ἐλλεβόρου λίτραν ἀποβρεχομένην ὕδατος κοτύλαις ἓξ ἐπὶ τρεῖς ἡμέρας μεταφέψομεν ἐπὶ πυρὸς μαλακοῦ μέχρι τοῦ ἀναλωθῆναι τοῦ ὕδατος τὸ τρίτον, εἶτα τὸν ἐλλέβορον ἀποθλίψαντες εἰς τὸ ἀφέψημα κοτύλας δύο μέλιτος βαλόντες πάλιν ἕψομεν μέχρι τοῦ ἀμόλυντον γενέσθαι. Δίδομεν δὲ τοῖς μὲν μὴ πολλῆς δεομένοις καθάρσεως κοχλιάρια δύο, τοῖς δὲ εὐτόνοις μύστρου πλῆθος.*

kochen läfst, bis sie keinen Schmutz mehr absetzt. Sie verordneten von dieser Mischung gewöhnlich zwei Löffel. Herodot[1]) empfahl diese Art der Zubereitung, wenn es gilt, leichte Erkrankungen, die durch andre Mittel langsamer beseitigt werden, schnell zu bekämpfen. Archigenes verwandte dies ἔκλειγμα auch als Klystier[2]). Am wirksamsten ist der Helleboros, wenn man ihn rein giebt[3]); weder der Sommer noch der Winter ist zu seiner Anwendung die günstigste Zeit, am besten giebt man ihn im Frühling und im Herbst[4]). Archigenes empfahl die Anwendung der Nieswurz beim chronischen Schwindel[5]), bei der Melancholie[6]), bei der Epilepsie[7]), Cephalaia[8]), Gicht[9]) und Elephantiasis[10]).

Gefährlich bei der Anwendung dieses Vomitivs sind die Erstickungsanfälle, die dadurch hervorgerufen werden, dafs sich der Schleim im Munde festsetzt[11]). Die Symptome sind geringer Speichelflufs, heftiger Brechreiz, ohne dafs etwas erbrochen wird, Anschwellung des Gesichts, Hervortreten der Augen und Atemnot; bei einigen ist die Zunge hervorgestreckt, die Zähne sind aufeinander geprefst, Schweifssecretionen treten auf und schliefslich beginnt der Kranke zu delirieren. In diesem Falle riet Herodot, ohne Verzug den Kranken durch Einführung einer mit Myrrhenöl bestrichenen Feder zum Vomieren zu zwingen. Er berichtet, dafs er in einem Falle mit einem keilförmigen Instrument den Mund des von einem Erstickungsanfall heimgesuchten geöffnet und mit der Hand die Schleimmasse aus dem Munde entfernt habe.

---

1) Orib. II 164.

2) Orib. II 162. Schon Pleistonikos bereitete aus dem Helleboros eine Art Seifenzäpfchen, das er, um Erbrechen zu erregen, in den Mastdarm steckte (Orib. II 143 = Diosk. IV 148, 629), während Phylotimos ihn in Rettigen gab, um seine Wirkung zu mildern (Orib. II 144 = Plin. XXV 59. Aret. cur. chr. II 7, 338. Aet. III 120), Dieuches als Cataplasma verwandte.

3) Orib. II 164.

4) Aret. cur. chr. II 13, 342. Cels. II 13. Plin. XXV 59. Aet. III 125.

5) Aret. cur. chr. I 3, 303. Vgl. Plin. XXV 60.

6) Aret. cur. chr. I 5, 320. Cels. III 18.

7) Aet. VI 50. Vgl. Cels. III 23.

8) Aet. VI 50. Aret. cur. chr. I 2, 302.

9) Aret. cur. chr. II 12, 339.

10) Aret. cur. chr. II 13, 346.

11) Herodot bei Orib. II 181.

Da das Blut dem menschlichen Körper zugleich Pneuma und Wärme zuführt, so hängt nicht zum mindesten von seiner Beschaffenheit das Wohlbefinden des Menschen ab. Demnach ergab sich den Pneumatikern als wichtiger therapeutischer Grundsatz, dem Überflufs und der Verderbnis desselben durch Blutentziehungen zu steuern[1]). Dazu bedienten sie sich der gebräuchlichen Mittel der Venaesektion, der Schröpfköpfe, der Scarification, der Blutegel und der Arteriotomie[2]).

In der Wertschätzung der Venaesektion waren sich die Anhänger dieser Schule nicht einig. Während Herodot und Archigenes ihr grofsen Nutzen zuschrieben, warnte Apollonios[3]) vor wiederholten Blutentziehungen im Laufe eines Jahres, weil zugleich mit dem Blut dem Körper zuviel Pneuma entzogen werde und das Allgemeinbefinden darunter leide. Er beschränkte daher die Venaesektion auf die schwersten und gefährlichsten Krankheiten, bei denen eine reichliche Blutentziehung erforderlich sei. Die Venaesektion hat nach ihrer Theorie den Zweck, Entzündungen zu bekämpfen und zu mäfsigen[4]) und die dadurch herbeigeführte Erstickungsgefahr zu beseitigen[5]). Sie wurde von ihnen an verschiedenen Venen vorgenommen, an denjenigen der Ellenbeuge[6]), der Arme[7]), der Knöchel[8]), der geraden Stirnvene[9]), der Vene zwischen dem kleinen und dem Ringfinger der linken Hand[10]), der Zunge[11]) und an den zu beiden Seiten der Nase am Augenwinkel liegenden Venen[12]). In fast allen Krankheiten, acuten wie chronischen, wurde sie vor-

---

[1]) Herodot bei Orib. II 64.

[2]) Ps.-Gal. ὅροι XIX def. 463 p. 458, 5. Vgl. Aret. cur. chr. I 2, 295. Archigenes empfahl die Arteriotomie bei allen Kopfkrankheiten.

[3]) Orib. II 64. Vgl. Gal. XI 322.

[4]) Aret. cur. ac. I 7, 224. I 10, 232. II 5, 271.

[5]) Aret. cur. ac. I 8, 229.

[6]) Aret. cur. ac. I 1, 188. 209 und öfter. Bisweilen soll man die Venaesektion an der der Krankheit entgegengesetzten Seite vornehmen: Aet. VIII 68. Aret. cur. ac. I 10, 232.

[7]) Aret. cur. ac. II 1, 243. [8]) Aret. cur. ac. II 10, 286.

[9]) Aret. cur. chr. I 1, 294. I 3, 303.

[10]) Aret. cur. ac. II 2, 248. Aet. VIII 62, wo Archigenes beim Blutauswurf diese Art der Blutentziehung für den Fall empfahl, dafs die Blutung aus der Milz entsteht. Vgl. Aret. a. a. O.

[11]) Aret. cur. ac. I 7, 225. [12]) Aret. cur. chr. I 3, 303.

genommen, insbesondere aber in denjenigen, welche in der schlechten Beschaffenheit oder dem Überflufs an Blut ihre Ursache haben.

Das Alter[1]) und der Kräftezustand des Kranken gab ihrer Meinung nach den Mafsstab für seine Anwendung ab[2]). Den Kräftezustand beurteilten sie nicht so sehr nach dem äufseren Ansehen als nach der Beschaffenheit der Blutgefäfse: polyämische Individuen ertragen die Blutentziehung im allgemeinen leichter als blutarme[3]). So beschränkte Archigenes beim Blutauswurf die Venaesection auf vollblütige Leute[4]), während er sie in der Melancholie sogar bei blutarmen Individuen für zweckmäfsig erachtete, weil diese Krankheit in der schlechten Mischung der Säfte ihren Grund hat[5]). Mit grofser Vorsicht bestimmten sie in jeder Krankheit die Quantität des zu entleerenden Blutes[6]), wobei sie auf die grofse Gefahr aufmerksam machten, welche mit einer übermäfsigen Blutentziehung verbunden ist, da ja das Blut nach ihrer Auffassung der eingepflanzten Wärme zur Nahrung dient[7]). Bei einer Reihe von Krankheiten, insbesondere bei den chronischen, warnten sie davor, mit einem Male eine gröfsere Blutmenge zu entziehen, um die Kräfte des Patienten nicht allzusehr zu schwächen[8]) und empfahlen, lieber den Aderlafs zu wiederholen[9]), damit sich in der Zwischenzeit die Kräfte wieder ersetzen können[10]). So vorsichtig sie demnach im Allgemeinen die Venaesection behandelten, so energisch traten sie in solchen Fällen, wo eine gefährliche Entzündung oder Erstickung droht, für eine möglichst reichliche Blutentziehung ein, die sie sogar bis zur Ohnmacht fortsetzten[11]). Von Herodot sind uns genauere Vorschriften über die Anwendung des Aderlasses im Fieber erhalten[12]). Im Allgemeinen befolgten die Pneumatiker den Grundsatz, bei vollsäftigen Constitutionen im Fieber den Aderlafs anzuwenden, bei Individuen mit schlechten Säften dagegen ein Abführmittel[13]). Bei Fiebern von gutartigem Charakter zogen sie

[1]) Aret. cur. ac. II 8, 281.
[2]) Aret. cur. ac. II 3, 258.
[3]) Aret. cur. ac. I 1, 188. I 2, 201.
[4]) Aret. cur. ac. II 2, 247.
[5]) Aret. cur. chr. I 5, 316.
[6]) Aret. cur. ac. I 1, 209.
[7]) Aet. XIII 121.
[8]) Aret. cur. chr. I 1, 294.
[9]) Aret. cur. ac. I 10, 232.
[10]) Aret. cur. ac. II 7, 278.
[11]) Aret. cur. ac. I 7, 224. II 5, 271. II 11, 289.
[12]) Orib II 42. Vgl. Cels. II 10.
[13]) Archigenes bei Aet. VI 50.

den Aderlafs vor, wenn keine der Qualitäten im Übermafs vorhanden war oder wenn die Wärme überwog, die Abführmittel, wenn die Feuchtigkeit vorherrschte[1]). Herodot verwarf den Aderlafs im ersten Stadium des Fiebers, aufser wenn mit dem Fieber Krankheitserscheinungen verbunden waren, die einen sofortigen Eingriff des Arztes erfordern, wie Atemnot, Krampf oder grofse Schmerzen. Er empfahl vielmehr den Zeitpunkt abzuwarten, wo das Fieber nachgelassen hat, weil die Blutentziehung Kraft erfordert und zur Zeit des Fieberanfalles die Kräfte des Kranken geschwächt sind. Sind die Pausen zwischen den Fieberanfällen lang, so warte man den Zeitpunkt ab, wo das Fieber völlig nachgelassen hat; sind sie kurz, so lasse man zu Beginn des Nachlasses zur Ader und reiche nach dem Aderlafs dem Kranken Nahrung. Es wäre aber unrichtig, wenn man den Zeitpunkt, wo man dem Fieberkranken Nahrung reichen kann, mit dem des Aderlasses identificieren wollte, da man den Aderlafs bisweilen während des Fiebers mit Nutzen anwenden kann, dagegen niemals während des Fiebers Nahrung reichen darf. Bei den continuierenden Fiebern hat man zu unterscheiden, ob sie ununterbrochen mit derselben Stärke auftreten (*πυρετοὶ σύνοχοι*) oder ob bei ihnen Abnahme und Zunahme zu merken ist (*πυρετοὶ συνεχεῖς*). Im ersteren Falle lasse man zur Ader zu der Zeit, wo man dem Kranken Nahrung reicht und zwar kurz vorher, im letzteren Falle nehme man den Aderlafs nicht zu der Zeit des Anfalls vor, sondern zu der Zeit, wo das Fieber sich gleich ist.

Als weiteres Blutentziehungsmittel wandten sie die Schröpfköpfe an. Apollonios ging in ihrer Wertschätzung soweit, dafs er die Scarification der Venaesection vorzog[2]), weil durch sie dem Körper weniger Blut entzogen werde. Ihre Wirkung besteht nach Herodot[4]) darin, dafs sie die verdorbenen Säfte vermindern[3]), Schmerzen lindern[5]), Entzündungen verringern[6]), die Ansammlung von Gasen verhüten, Appetit erzeugen, den Magen kräftigen, den Krankheitsstoff an die Oberfläche bringen, den Blutflufs hemmen, Fluxionen trocknen[7]), die Stockung der Menstruation[8]) sowie den

---

1) Archigenes bei Orib. II 270.
2) Apollonios bei Orib. II 66.
3) Orib. II 62.
4) Vgl. Apollonios bei Orib. II 68.
5) Vgl. Apollonios a. a. O.
6) Vgl. Aret. cur. ac. I 1, 196.
7) Vgl. Apollonios bei Orib. II 67.
8) Vgl. Apollonios bei Orib. II 66.

Schüttelfrost und die periodisch wiederkehrenden Erkrankungen beseitigen, endlich Schlaf erzeugen. Sie unterschieden, wie noch heutzutage geschieht, zwei Arten von Schröpfköpfen: trockene und blutige [1]) und verwandten sie in den meisten Krankheiten [2]). Sie wurden auf die verschiedensten Körperteile appliciert: auf den Scheitel [3]), in das Genick [4]), zwischen die Schulterblätter [5]), auf die Brust [6]), auf den Rücken und die Präcordien [7]), je nach dem Sitz der Entzündung oder der Säfteanomalie. Wie bei der Venaesection bestimmten sie die Quantität des zu entleerenden Blutes nach dem Kräftezustand und unter Umständen nach der Heftigkeit der Entzündung [8]). Sie zogen die scarificierten Schröpfköpfe dem Aderlafs vor, wenn der Zustand der Kräfte die Vornahme eines solchen nicht gestattet [9]), andrerseits aber eine Blutentziehung durchaus notwendig ist [10]), oder wenn die Krankheit in einem einzelnen Körperteil ihren Sitz hat [11]). Bisweilen legten sie einen oder zwei Tage vor der Application der Schröpfköpfe Cataplasmen auf den leidenden Teil, um ihn dadurch zu erschlaffen und einen reichlicheren Blutflufs zu bewirken [12]) oder applicierten vor dem blutigen einen trockenen Schröpfkopf [13]). Sie warnten davor, die Schröpfköpfe längere Zeit an einer Stelle zu belassen, weil dadurch Schmerzen hervorgerufen werden und die Gefahr entsteht, dafs sich Blasen bilden [14]). Bei denjenigen Krankheiten, welche auf der Ansammlung schädlicher Stoffe beruhen, wandten sie, um den Körper von denselben zu befreien, Cataplasmata, Einreibungen des Gesäfses, Stuhlzäpfchen, Klystiere und Abführmittel an. Die Cataplasmata legten sie gewöhnlich auf den Unterleib bis zum Bauchnabel, bisweilen auf den ganzen Bauch [15]). Archigenes empfahl als Cataplasma bei gutartigen Fiebern eine Abkochung von ¾ Trespenmehl (*αἴρινον ἄλευρον*) und ¼ Daphne Gnidium (*κνέωρον*). Für die Einreibungen verwandte

---

1) Aret. cur. ac. I 1, 196 f.
2) Vgl. Apollonios bei Orib. II 66 f.
3) Aret. cur. ac. I 2, 214. chr. I 1, 294.
4) Aret. cur. ac. I 4, 214.
5) Aret. cur. ac. I 4, 214.
6) Aret. cur. ac. I 8, 229.
7) Aret. cur. ac. I 1, 244.
8) Aret. cur. ac. I 1, 196. Apollonios bei Orib. II 65.
9) Aret. cur. ac. II 3, 259.
10) Aret. cur. ac. II 3, 259.
11) Aret. cur. ac. II 8, 281.
12) Aret. cur. ac. II 3, 259.
13) Aret. cur. ac. I 4, 204.
14) Aret. cur. ac. II 4, 269.
15) Archigenes bei Orib. II 270.

er eine Mischung von Wolfsmilchsaft (τιθυμάλλου ὀπός)[1]) mit dem Saft von Erdscheibe (κυκλάμινος), Elaterum und Honig oder Tausendgüldenkraut (κενταύριον) mit Honig und Natron[2]) oder Raute mit Opoponax und Terpentinharz[3]). Als Mischung für die Stuhlzäpfchen kehren verschiedene Recepte wieder wie Samen von Raute, Natron, Kümmel und Honig[4]) oder Erdscheibe mit Salzwasser angefeuchtet[5]). In der Phrenitis wandte Archigenes Stuhlzäpfchen an, um dadurch den Krankheitsstoff vom Kopfe abzuleiten und die in der Brust und dem Bauche angehäuften Gase zu entfernen[6]), ein Klystier dagegen erst dann, wenn seit mehreren Tagen kein Stuhlgang erfolgt ist. Bei den Klystieren machte er einen Unterschied zwischen κλυστῆρες ἁπαλοί und δριμεῖς[7]), je nachdem sie schwachwirkende oder scharfe Substanzen enthalten. Ist ein gelindes Klystier am Platz, so empfahl er Leinöl, eine Abkochung von Bockshornklee (τῆλις) und von Malvenwurzel[8]). Schärfere Klystiere bestehen aus Natron, Euphorbiumharz, dem Coloquinthenfleisch, einer Abkochung der Blätter von Centaurium in Öl oder Wasser[9]) oder Honig, Raute, Terpentinharz, Salz und einer Abkochung von Ysop[10]) oder, wenn es gilt, auch die entfernter liegenden Stoffe zu beseitigen, aus λινόζωστις und einer Abkochung von Coloquinthen[11]). Von allen Purgirmitteln sind die wirksamsten die beiden Arten des Helleboros[12]), von denen der weifse mehr auf den oberen, der schwarze mehr auf den unteren Teil des Darmes wirkt. Durch den schwarzen Helleboros wird schwarze Galle abgeführt, wenn man von ihm zwei Drachmen in Honigmeth oder eine Mischung mit Thymianblättern dem Kranken reicht[13]); daher ist er das beste Mittel gegen Melancholie. Zur Abführung der dünn- und dickflüssigen Galle empfahl Archigenes die Coloquinthenpille[14]). Er verordnete für gewöhnlich eine Dosis von 24 haselnufsgrofsen Pillen, bei wiederholter Anwendung von 18 Pillen. Der Schleim wird am

---

1) Vgl. Puschmann, Alex. v. Tr. II 143.
2) Aet. IX 28.
3) Aet. VI 38.
4) Aet. IX 28.
5) Orib. II 270.
6) Aret. cur. ac. I 1, 196.
7) Archigenes bei Orib. II 204.
8) Aret. cur. ac. II 7, 278.
9) Aret. cur. ac. I 4, 211.
10) Aret. cur. ac. m. I 4, 214.
11) Archigenes bei Orib. II 271.
12) Aret. cur. chr. m. II 13, 346.
13) Aret. cur. chr. m. I 5, 317.
14) Archigenes bei Orib. II 272.

besten durch Blätter oder Samen von Daphne Gnidium entfernt[1]. Schleim und Galle zugleich durch die Hiera, von der es eine eigene Zubereitung des Archigenes[2]) gab und die er in den meisten Krankheiten verordnete, weil sie nicht nur den Kot entleert, sondern auch am besten die Krankheitsstoffe vom Kopf ableitet[3]) und erwärmend auf Eingeweide und Unterleib wirkt[4]). Endlich will ich noch erwähnen, dafs das Bibergeil, das zu den Lieblingsmitteln dieses Arztes gehörte[5]), ebenfalls in Klystierform von ihm appliciert wurde.

---

[1]) Aret. cur. chr. I 4, 311. [2]) Vgl. S. 36.
[3]) Aret. cur. chr. I 1, 294. [4]) Aret. cur. ac. I 6, 224.
[5]) Archigenes schrieb ein ganzes Buch über das Bibergeil: Gal. XII 337.

I. Sachregister.

II. Stellenregister.

(Die verbesserten Stellen sind mit einem Stern versehen.)

Nachwort.

Die Absicht, welche der Titel der vorliegenden Schrift verkündet, hat sie nur in beschränktem Sinne erreicht. Die Darstellung der pneumatischen Chirurgie, die einer Geschichte der Chirurgie im Altertum gleichkäme, erfordert ein Buch für sich ebenso wie die Behandlung der pneumatischen Pharmakologie, die in der Reconstruction der pharmakologischen Schriften des Archigenes gipfeln würde. Ich habe deshalb beides von meiner Darstellung ausgeschlossen.

Einem Herzensbedürfnis genüge ich, indem ich meinem hochverehrten Lehrer, Herrn Professor von Wilamowitz-Moellendorff, für seine wertvollen Beigaben zu dieser Schrift öffentlich danke.

Rom, am Palilienfeste 1895.

Max Wellmann.

Inhaltsverzeichnis.